GESUNDHEITSSYSTEMFORSCHUNG

Herausgegeben von W. van Eimeren und B. Horisberger

Rudolf Steckel

Die Evaluation von EDV-Systemen im Krankenhaus

Aufbau, Ziele, Auswirkungen und Beurteilung
von EDV-gestützten Krankenhausinformationssystemen

Mit 43 Abbildungen

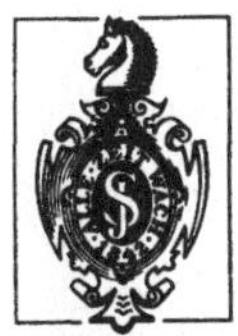

Springer-Verlag Berlin Heidelberg New York
London Paris Tokyo

Mag. Dr., Univ.-Ass. Rudolf Steckel

Institut für Revisions-, Treuhand- und Rechnungswesen
Innrain 52, A-6020 Innsbruck

ISBN-13: 978-3-540-18428-7   e-ISBN-13: 978-3-642-83242-0
DOI: 10.1007/978-3-642-83242-0

CIP-Kurztitelaufnahme der Deutschen Bibliothek
Steckel, Rudolf: Die Evaluation von EDV-Systemen im Krankenhaus : Aufbau, Ziele, Auswir-
kungen u. Beurteilung von EDV-gestützten Krankenhausinformationssystemen / Rudolf Steckel. –
Berlin – Heidelberg ; New York ; London ; Paris ; Tokyo : Springer, 1988
(Gesundheitssystemforschung)
ISBN 3-540-18428-7 (Berlin ...)
ISBN 0-387-18428-7 (New York ...)

Die Wiedergabe von Gebrauchsnamen, Handelsnamen, Warenbezeichnungen usw. in diesem
Werk berechtigt auch ohne besondere Kennzeichnung nicht zu der Annahme, daß solche Namen
im Sinne der Warenzeichen- und Markenschutz-Gesetzgebung als frei zu betrachten wären und
daher von jedermann benutzt werden dürften.

Produkthaftung: Für Angaben über Dosierungsanweisungen und Applikationsformen kann vom
Verlag keine Gewähr übernommen werden. Derartige Angaben müssen vom jeweiligen Anwender im Einzelfall anhand anderer Literaturstellen auf ihre Richtigkeit überprüft werden.

Druck- und Bindearbeiten: Druckhaus Beltz, Hemsbach/Bergstr.
2119/3145-543210

Die Suche nach Chancen, die aus dem Einsatz neuer technischer Informationsunterstützungsmittel erwachsen können, stößt häufig auf eine aprioristische Technologiekritik, wenn sie bei Bereichen anlangt, bei denen der Mensch (Humanfaktor) im Mittelpunkt steht. Zu diesen Bereichen zählt insbesonders das Krankenhauswesen. Diese Arbeit soll eine Betrachtung der positiven und negativen Aspekte eines mit neuer Informationstechnologie unterstützten Krankenhauses sein und damit zu einem Abbau überzogener Vorbehalte und Erwartungen beitragen.

Für den Zugang zum Krankenhauswesen als wissenschaftlichem Betätigungsfeld und die Anregung zur Verfassung dieser Arbeit danke ich Herrn o. Univ.-Prof. Dkfm. Dr. Hans Lexa.

Ebenso gilt mein Dank Herrn o. Univ.-Prof. Dkfm. Dr. Rudolf Bratschitsch.

Ein weiteres Dankeschön gilt allen Mitarbeitern am Institut für Revisions-, Treuhand- und Rechnungswesen der Universität Innsbruck.

Für den geduldigen Verzicht auf viele gemeinsame Stunden danke ich meiner Frau Gabriele.

Die Drucklegung dieser Arbeit wurde vom Österreichischen Bundesministerium für Wissenschaft und Forschung unterstützt.

INHALTSVERZEICHNIS

ABKÜRZUNGSVERZEICHNIS

AB	Arbeitsgruppe
ADV	Automatisierte Datenverarbeitung
AKtG	Aktiengesetz
ASCII	American Standard Code for Information Interchange
AW-Software	Anwendersoftware
Abb.	Abbildung
BAO	Bundesabgabenordnung
BGBl	Bundesgesetzblatt
BPFlV	Bundespflegsatzverordnung
BRD	Bundesrepublik Deutschland
BfuP	Betriebswirtschaftliche Forschung und Praxis
COM	Computer Output on Microfilm
CPU	Central Processing Unit
DB	Datenbanksystem
DBGBl	Deutsches Bundesgesetzblatt
DBMS	Datenbankmanagementsystem
DDL	Data Definition Language
DML	Data Manipulation Language
DRG	Diagnosis Related Groups
DSG	Datenschutzgesetz
EBCDIC	Extended Binary Coded Decimals Interchange Code
EDV	Elektronische Datenverarbeitung
EStG	Einkommensteuergesetz
EZL	Einzelleistungen
FINK	Finanzbuchhaltung im Krankenhaus
GMDS	Gesellschaft für medizinische Datenverarbeitung und Statistik
GV.NW	Gemeindeverordnung Nordrhein/Westfalen
GVBL	Gemeindeverodnungsblatt
Ges.m.b.H.	Gesellschaft mit beschränkter Haftung

HWB	Handwörterbuch
HdWW	Handwörterbuch der Wirtschaftswissenschaft
Hfl.	Holländische Gulden
Hrsg.	Herausgeber
IFIP	International Federation for Information Processing
KHBV	Krankenhaus-Buchführungsverordnung
KHG	Krankenhausgesetz
KIS	Krankenhausinformationssystem
KKS	Krankenhauskommunikationssystem
KOLK	Kostenrechnung im Krankenhaus
KVR	Kostenrechnungsverordnung
KöstG	Körperschaftssteuergesetz
LGK	Landesskrankenhausgesetz
MAIK	Materialwirtschaft im Krankenhaus
Ögz	Österreichische Gemeindezeitung
Prog.	Programm
SVD	Schweizerische Vereinigung für Datenverarbeitung
TP	Teleprocessing
UR	utilisation review
USA	United States of America
UStG	Umsatzsteuergestz
V	Variante
VESKA	Vereinigung Schweizer Krankenhäuser
ZfB	Zeitschrift für Betriebswirtschaft
Zfbf	Zeitschrift für betriebswirtschaftliche Forschung
ZIS (Leiden)	Krankenhausinformationssytem (Leiden)

1. Problemstellung und Zielsetzung

Vor dem Hintergrund einer ständig steigenden Komplexität des Leistungsprozesses einerseits und der Kostenentwicklung im Krankenhaus andererseits wird der Bedarf nach Information sowohl im ärztlich/pflegerischen Bereich als auch im Bereich des Krankenhausmanagements laufend größer.

Um diesem Informationsbedarf gerecht zu werden, wurden und werden in vielen Krankenhäusern Versuche zur Entwicklung sogenannter "Krankenhausinformationssysteme" unternommen. Mit der Entwicklung der elektronischen Datenverarbeitung entstand die Möglichkeit, große Datenmengen in relativ kurzer Zeit zu verarbeiten, zu Informationen aufzubereiten und diese an den verschiedensten Stellen des Krankenhauses zur Verfügung zu stellen. Beweggründe, die zu einer Installation von EDV-gestützten Informationssystemen geführt haben, waren neben der Möglichkeit einer verbesserten Informationsbereitstellung und damit einer besseren Patientenversorgung vor allem Wirtschaftlichkeitsüberlegungen (Kosteneinsparungen, effizienteres Ressourcenmanagement, Unterstützung des Krankenhausmanagements).

Die Frage, inwieweit Krankenhausinformationssysteme die in sie gesetzten Erwartungen tatsächlich erfüllt haben bzw. erfüllen können, wurde bisher nur in Einzelfällen gestellt und unter Berücksichtigung weniger Aspekte untersucht. Die Gründe für die Nichtdurchführung diesbezüglicher Evaluationen mögen u.a.

- in den Kosten einer solchen Evaluation,

- in den mangelnden Kenntnissen über solche Systeme bei nicht an der Entwicklung von Krankenhausinformationssystemen beteiligten Personen

- oder im raschen Fortschritt im Hard- und Softwarebereich während der Entwicklungsphase des jeweiligen Krankenhausinformationssystems

liegen.

Mit der vorliegenden Arbeit werden folgende Ziele verfolgt: Ausgehend von den Zielen und Aufgaben im Krankenhaus soll die Frage geklärt werden, welche Ziele mit einem EDV-gestützten Informationssystem verfolgt werden. Darauf aufbauend sollen die Aufgaben, die sich für ein Informationssystem im Krankenhaus ergeben, aufgezeigt werden. In weiterer Folge gilt es dann, die Auswirkungen des EDV-Systems auf das Krankenhaus herauszuarbeiten, wobei insbesondere

Überlegungen zur Unterstützung der krankenhausbetrieblichen Zielerreichung und zur Wirkung des Systems auf die im Krankenhaus Tätigen Berücksichtigung finden sollen. Schließlich soll eine grundsätzliche Methodik zur Evaluierung von Krankenhausinformationssystemen entwickelt werden.

Für diese Arbeit ergeben sich somit die folgenden Fragestellungen:

- Welche Ziele und Aufgaben (abgeleitet aus den Krankenhauszielen und -aufgaben unter Berücksichtigung der Organisation im Krankenhaus) hat ein Krankenhausinformationssystem?

- Welche hard- und softwaremäßigen Gestaltungsmöglichkeiten sind für ein Krankenhausinformationssystem gegeben und wie sind diese zu beurteilen?

- Welche Auswirkungen hat ein Krankenhausinformationssystem auf den Humanfaktor (Ärzte, Pflegepersonal, usw.) im Krankenhaus?

- Welche Auswirkungen ergeben sich auf die Zielerreichung im Krankenhaus (insb. auf die Patientenversorgung und Wirtschaftlichkeit)?

- Welche Schlüsse können aus Evaluationen gezogen werden (z.B. Übertragbarkeit des Systems auf andere Krankenhäuser, Anregungen für die Entwicklung zukünftiger Krankenhausinformationssysteme, usw.)?

- Wie kann eine problemadäquate Evaluation durchgeführt werden?

2. Ziele und Aufgaben des Krankenhauses als Grundlage für die Evaluation eines Krankenhausinformationssystems

Aussagen über den Ablauf eines Unternehmensprozesses können nur dann getroffen werden, wenn die Ziele, an denen die Entscheidungsträger im Unternehmen ihre Handlungen ausrichten bzw. ausrichten sollten, bekannt sind.

Bei Betrachtung des Zielsystems von Krankenhäusern[1] müssen gesundheitspolitische und betriebswirtschaftliche Überlegungen angestellt werden. D.h. neben den Aspekten einer Führung im Krankenhaus nach betriebswirtschaftlichen Gesichtspunkten ist auch die gesundheitspolitische Forderung nach Bedarfsdeckung mitzuberücksichtigen.

Die Zwecksetzung, die zur Errichtung eines Krankenhauses geführt hat, kann je nach Träger des Krankenhauses unterschiedlich sein.[2][3] Die Motive reichen vom Prinzip der Daseinsfürsorge über humanitäre und caritative Motive bis hin zum Krankenhaus als privatwirtschaftlichem Dienstleistungsbetrieb.[4]

2.1. Ziele des Krankenhaus

2.1.1. Hauptziele

Krankenhäuser sind ihrer Zwecksetzung entsprechend Einrichtungen, die der Feststellung, Heilung oder Linderung von Krankheiten, Leiden oder Körperschäden im Wege ärztlicher oder pflegerischer Leistungen dienen (inkl. Geburtshilfe).[5] Das Betriebsgeschehen im Krankenhaus ist

---

1) Zum Begriff Krankenhaus und Krankenhaus als Betrieb vgl. insbesonders: Bratschitsch, R., Das Krankenhaus als Betrieb, Ein Beitrag zur betriebswirtschaftlichen Problematik der Gemeinwirtschaft, in: Kroeber-Riel, W., Meyer, C.W. (Hrsg.), Wissenschaftliche Betriebsführung und Betriebswirtschaftslehre, Festschrift zum 75. Geburtstag von Schnutenhaus, K., Berlin 1969, S. 120 ff.
2) Vgl. Axtner, W., Krankenhausmanagement: Empfehlungen zu Zielen, Rechtsform und Organisation, Information und Führung auf der Grundlage einer empirischen Untersuchung, Baden Baden 1978, S. 21 ff.
3) Vgl. Kampe, D.M., Kracht, P.J., Unternehmen Krankenhaus (III); Von der Verwaltung zum Management, in: Blick durch die Wirtschaft, 25. 3. 1985, S. 3.
4) Vgl. Eichhorn, S., Krankenhausbetriebslehre, Theorie und Praxis des Krankenhausbetriebes, Bd. II, 3. überarbeitete und erweiterte Auflage, Stuttgart 1976, S. 23.
5) Vgl. Frömming, N., Management im Krankenhaus aus verhaltenswissenschaftlicher Sicht, Baden Baden 1977, S. 86.

somit primär auf die Erbringung von Leistungen, die der Wiederherstellung, Aufrechterhaltung und Verbesserung des Gesundheitszustandes der Bevölkerung dienen, ausgerichtet. Als Hauptziel des Krankenhausbetriebes kann die "Deckung des Bedarfs der Bevölkerung an Krankenhausleistungen"[6] angesehen werden. Die Deckung des Bedarfs an Krankenhausleistungen ist dabei in qualitativer und quantitativer Hinsicht zu sehen.[7] Im Gegensatz zu erwerbswirtschaftlich-privatwirtschaftlichen Unternehmen tritt bei Krankenhäusern die Gegenleistung für erbrachte Leistungen in den Hintergrund.[8] Es kann somit von einem Zielsystem mit Dominanz der Leistungskonzeption gesprochen werden. Bezieht man die kleine Gruppe der erwerbswirtschaftlich orientierten Krankenhäuser in die Betrachtung mit ein, dann ist neben dem Sachziel (Deckung des Bedarfs an Gesundheitsleistungen) das Nominalziel (Gewinnstreben) zu berücksichtigen. Im Zielsystem tritt somit i.d.R. die Leistungskonzeption hinter die Erfolgskonzeption (Gewinndominanz) zurück.

2.1.2. Nebenziele

Neben dem vorgegebenen Ziel der Bedarfsdeckung ist vor allem das Streben nach Wirtschaftlichkeit als Element des Zielsystems eines Krankenhauses zu nennen. Auf den ersten Blick scheint es für die Aufrechterhaltung der Leistungsprozesse im Krankenhaus nicht notwendig, daß der Krankenhausbetrieb nach dem ökonomischen Prinzip geführt wird. Solange das Krankenhaus in seiner Substanz nicht gemindert wird, d.h. solange Unwirtschaftlichkeit durch erhaltene Mittel von außen abgedeckt wird, ist bei einer isolierten Betrachtung des Systems Krankenhaus eine Betriebsführung nach ökonomischen Gesichtspunkten nicht erforderlich. Bezieht man die Öffentlichkeit in die Betrachtung mit ein und berücksichtigt damit die Kollektivorientierung des Krankenhauses, so führt die Nichtbeachtung des Wirtschaftlichkeitsprinzips zu einer Verschwendung von Ressourcen und somit zu einer Belastung für die Allgemeinheit.[9]

Die Einführung des ökonomischen Prinzips ist insofern eine unerläßliche Voraussetzung für eine rationale Betriebsführung.[10] Das ökonomische Prinzip kann entweder Nebenziel oder strenge

---

6) Vgl. Eichhorn, S., Betriebswirtschaftliche Ansätze zu einer Theorie des Krankenhauses, in: ZfB 1979, S. 175.
7) Vgl. Adam, D., Krankenhausmanagement im Konfliktfeld zwischen medizinischen und wirtschaftlichen Zielen. Eine Studie über Möglichkeiten zur Verbesserung der Strukturorganisation und des Entscheidungsprozesses in Krankenhäusern, Wiesbaden 1972, S. 37 ff.
8) Vgl. Beuck, H., Diederich, H., öffentliche Produktion; I: Volkswirtschaftliche und betriebswirtschaftliche Probleme, in: Albers, W., . (Hrsg.), HddW, Bd. 5, Stuttgart 1981, S. 431 ff.
9) Vgl. Adam, D., Krankenhausmanagement im Konfliktfeld zwischen medizinischen und wirtschaftlichen Zielen, a.a.O., S. 45.
10) Vgl. ebenda, S. 45.

Nebenbedingung sein. Das Wirtschaftlichkeitsprinzip ist dabei wie folgt zu sehen. Ein vorgegebenes Niveau an Krankenhausleistungen (in qualitativer und quantitativer Hinsicht) ist unter Minimierung der Kosten zu realisieren.

Als weiteres Nebenziel ist die Erhaltung der leistungsmäßigen Substanz (ev. auch die Ausweitung derselben) zu bezeichnen.[11] Substanzerhaltung soll hier bedeuten, daß das Krankenhaus einen einmal erreichten qualitativen und quantitativen Standard halten und ihn an den jeweiligen Stand der Forschung und Entwicklung anpassen (verbessern) kann.[12] Die Anpassung erfordert eine laufende Umschichtung der Einrichtung des Krankenhauses und der verwendeten Sachgüter sowie eine den Anforderungen entsprechende Aus- und Weiterbildung der im Krankenhaus Tätigen.

Weitere Nebenziele sind z.B. die Ausbildung von Ärzten und Pflegepersonal, die medizinische Forschung, die Imagepflege des Krankenhauses und die Berücksichtigung von Mitarbeiterinteressen.[13]

2.1.3. Abgeleitete Ziele

Aus den definierten Haupt- und Nebenzielen sind durch das Krankenhausmanagement diejenigen Ziele zu formulieren (abzuleiten), an denen Handlungsalternativen gemessen werden können.[14]

Es sind die Zieldimension und das Ausmaß der Zielerreichung zu definieren.

Inwieweit das so entstandene Zielsystem dann wirklich die betrieblichen Entscheidungen und den Ablauf des Betriebsgeschehens determiniert, hängt von den Beziehungen der Ziele untereinander (komplementär, konkurrierend oder indifferent) sowie den subjektiven Einstellungen der Ent-

---

11) Hier spielt vor allem die Trägerschaft eine Rolle. Das Krankenhaus kann Kostendeckungs- oder Zuschußbetrieb sein.

12) Vgl. Hildebrand, R., Einführung - Gegenstand und Aufgaben des Krankenhausmanagements, in: Hildebrand, R. (Hrsg.), Handbuch Krankenhausmanagement, Bd. I, Kapitel 1, München 1982, S. 72 f.

13) Vgl. Eichhorn, S., Krankenhausbetriebslehre, Theorie und Praxis des Krankenhausbetriebes, Bd. II, a.a.O., S. 24 ff. Vgl. Hildebrand, R., Einführung - Gegenstand und Aufgaben des Krankenhausmanagements, a.a.O., S. 72 ff.

14) Zur Ableitung der Ziele vgl. insbesonders Eichhorn, S., Krankenhausbetriebslehre, Theorie und Praxis des Krankenhausbetriebes, Bd. II, a.a.O., S. 25 ff.

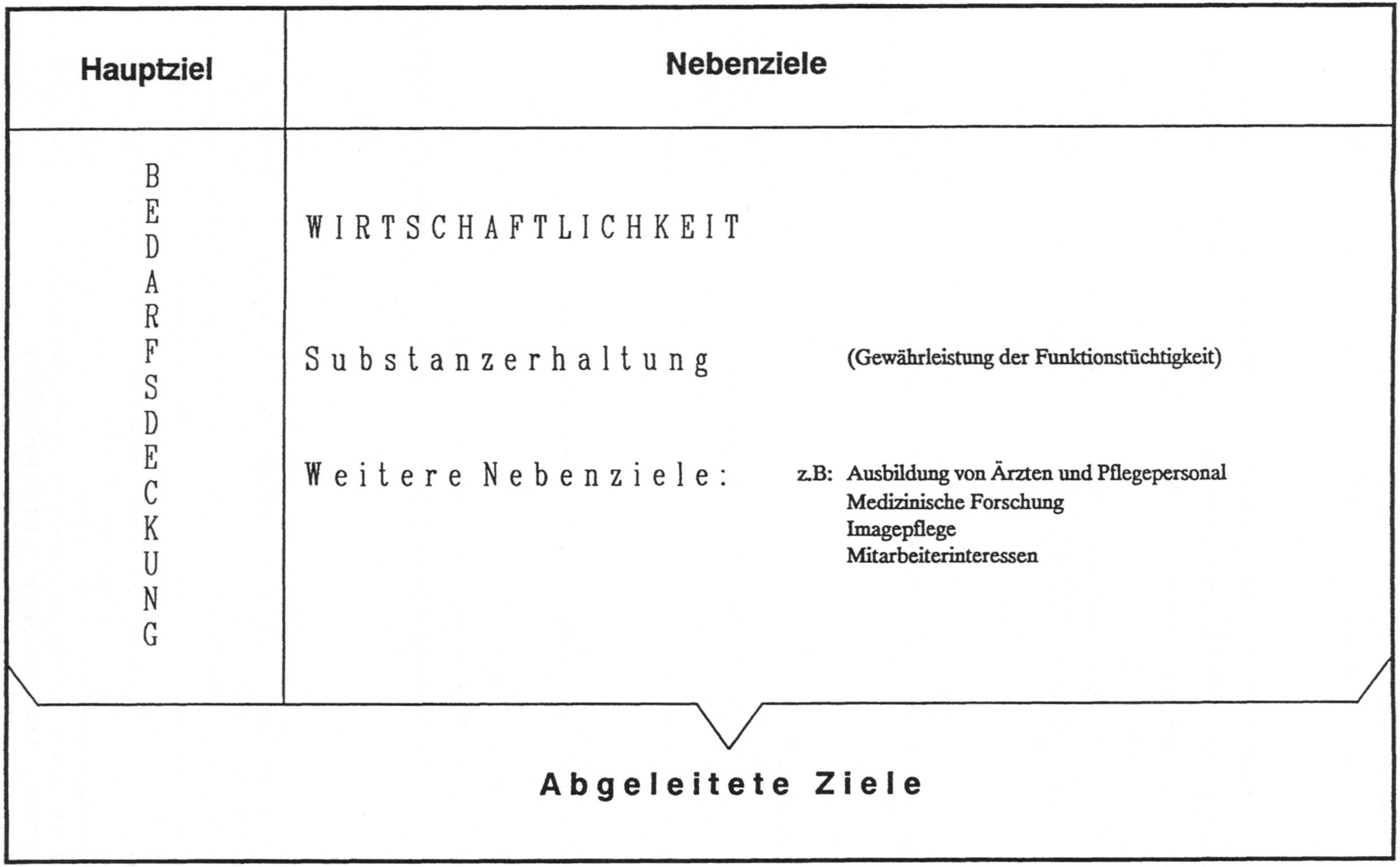

Abb. 1: Das Zielsystem eines nicht gewinnorientierten Krankenhauses

scheidungsträger und der durch die Entscheidung Betroffenen ab.[15] Der grundlegende Aufbau des Zielsystems eines nicht gewinnorientierten Krankenhauses ist in Abb. 1 dargestellt.

2.1.4. Individualziele

Neben der allgemeinen Aufgabe des Krankenhauses, Gesundheitsleistungen zu erbringen, beeinflussen individuelle Zielvorstellungen der im Krankenhaus Tätigen die Betriebsführung des Krankenhauses. Die Gesamtheit der Ziele im Krankenhaus ergibt sich somit aus den Zielen "für" das Krankenhaus, die aus der Zwecksetzung des Krankenhauses resultieren, und individuellen Nutzen- und Wertvorstellungen.

Zwischen "den" Krankenhauszielen und den Individualzielen besteht in der Regel ein Rückkopplungseffekt. D.h., daß einerseits Individualziele in das Zielsystem des Krankenhauses miteingehen, andererseits aber auch Ziele des Krankenhauses zu Individualzielen werden können.[16]

Die Übernahme von Zielen des Krankenhauses als Individualziele dürfte heute aber doch eher selten sein. Viel öfter wird es zu Konflikten zwischen Individualzielen und Zielen des Krankenhauses kommen. Das Ergebnis des Zielbildungsprozesses ist dann abhängig von den Machtstrukturen in der Krankenhausführung. Dies führt wiederum zu der Gefahr, daß das Zielsystem des Krankenhauses einerseits der Kollektivorientierung des Krankenhauses nicht voll gerecht wird, und daß andererseits durch eine Verfestigung überkommener Machtstrukturen die individuellen Ziele einiger Gruppen im Krankenhaus unterdrückt werden.[17]

Ein Abbau der Dominanz der Ziele einzelner Gruppen im Krankenhaus und die Erhöhung der Führungseffizienz im Sinne einer Kollektivorientierung ist nur durch langfristig wirkende Maßnahmen zur Veränderung der Rollenerwartungen und der Individualziele der Organisationsmitglieder möglich.

Dieser Zusammenhang gilt vor allem für die leitenden Krankenhausärzte, deren Rollenerwartung, Handlungsmotive und Individualziele gegenwärtig eindeutig den Führungsprozeß im Krankenhaus beherrschen. Diese Rollenerwartungen, Handlungsmotive und Individualziele stehen aber

---

15) Vgl. Heinen, E., Ziele und Zielsysteme in der Unternehmung, in: Albers, W., ... (Hrsg.), HdWW, Bd. 7, Stuttgart 1981, S. 619.
16) Dies tritt z.B. bei Ordensschwestern auf, die Ziele des Krankenhauses zu ihren Individualzielen machen.
17) Vgl. Adam, D., Krankenhausmanagement im Konfliktfeld zwischen medizinischen und wirtschaftlichen Zielen, a.a.O., S. 24 f.

hinsichtlich der Machtstruktur und der Beachtung des ökonomischen Prinzips durchaus nicht immer im Einklang mit der Kollektivorientierung des Krankenhauses.[18]

Betrachtet man die Möglichkeit der einzelnen Gruppen im Krankenhaus Einfluß auf die Zielsetzung zu nehmen, so ergibt sich folgendes Bild:[19]

Die Ärzte sind nicht nur in der Lage ihre sozialen Bedürfnisse zu befriedigen, sondern vermögen auch einen Teil ihrer egoistischen Bedürfnisse wie Streben nach Anerkennung, Status und Selbstachtung zu sättigen. Leitende Ärzte können Macht, Prestige und ein hohes Maß an Unabhängigkeit als Individualziele anstreben und verwirklichen.

Dem Pflegepersonal wird aufgrund der herrschenden Machtstrukturen die Befriedigung egoistischer Bedürfnisse wie Streben nach Anerkennung, Prestige oder gar Macht in aller Regel nicht möglich sein.

Streben nach Macht, Anerkennung, Status, Prestige oder Unabhängigkeit sind gegenwärtig auch für das administrative Personal unrealistische Rollenerwartungen.

Das Zielsystem des Krankenhauses ist somit ein Gemisch aus Zielen, die sich aus der Zwecksetzung (Sachaufgabe) der Krankenhäuser ergeben, und individuellen Zielen, die aus den Bedürfnissen der im Krankenhaus tätigen Gruppen resultieren.

2.2. Aufgaben im Krankenhaus

Ausgehend von den Zielen des Krankenhauses lassen sich eine Vielzahl von im Krankenhaus zu erfüllenden Aufgaben herleiten. Hier soll nur eine Grundsystematik der Aufgaben dargestellt werden, die für das später zu behandelnde Informationssystem von Bedeutung ist.[20]

Zu unterscheiden ist zwischen Aufgabenbereichen, die sehr ähnlich denjenigen in den meisten anderen Unternehmen sind, und solchen, die sich aus den Eigenheiten des Krankenhausbetriebes ergeben. Zu den ersteren gehören vor allem Aufgaben im administrativen Bereich des Krankenhauses. Aufgaben in den Bereichen Rechnungswesen, Personalwesen, Beschaffung und Lagerhaltung sind in ihren Grundzügen sehr ähnlich denjenigen anderer Unternehmen. Eigenheiten

---

18) Vgl. Adam, D., Krankenhausmanagement im Konfliktfeld zwischen medizinischen und wirtschaftlichen Zielen, a.a.O., S. 25 f. 2)
19) Vgl. Frömming, N., Management im Krankenhaus aus verhaltenswissenschaftlicher Sicht, a.a.O., S. 81.
20) Vgl. u.a.: Skrzipek, M., Management im Krankenhaus, in: öGZ, 2/1985, S. 2 ff.

ergeben sich hier nur insofern, als die spezifisch gesundheitspolitische Zielsetzung einem wirtschaftlichen Denken und Handeln gewisse Grenzen setzt.[21]

Spezifische Aufgaben ergeben sich im zweiten Bereich des Krankenhausgeschehens, dem ärztlich/pflegerischen Bereich.

2.2.1. Aufgaben im administrativen Bereich

Dem administrativen Bereich kommt die Aufgabe des Ressourcenmanagements im Krankenhaus zu. Der gesamte Bereich nimmt somit eine Servicefunktion für den ärztlich/pflegerischen (medizinischen) Bereich des Krankenhauses wahr.

Der Betriebsprozeß im Krankenhaus ist um den Patienten (die Patientenversorgung) herum aufgebaut. Der Verwaltungsbereich hat daher grundsätzlich die zur Erbringung der Patientenversorgung benötigten Finanz-, Personal- und Sachmittel zur Verfügung zu stellen. Dabei kommt insbesonders dem Rechnungswesen, aber auch der Personalwirtschaft eine bereichsüberlagernde Aufgabe im Rahmen der Informationsbereitstellung und -übermittlung zu.

2.2.2. Aufgaben im eigentlichen Leistungsbereich

Die Kernaufgabe des Leistungsbereichs ist die Patientenbehandlung. Die Patientenversorgung umfaßt sämtliche Tätigkeiten, die der Befriedigung der Grundbedürfnisse, dem Behandlungsbedürfnis sowie der psychischen und sozialen Betreuung des Patienten dienen.[22][23]

Neben diesen direkt den Patienten betreffenden Tätigkeiten gibt es noch eine Vielzahl von administrativen Tätigkeiten, die sich auf den Leistungsbereich beziehen und nicht von administrativem Personal sondern vom Pflegepersonal bzw. Funktionspersonal (Personal in medizinischen Leistungstellen das nicht zur Gruppe der Ärzte bzw. Schwestern gehört) wahrgenommen werden (z.B. Leistungsanforderung, Medikamentenanforderung, Führen von Fieberkurvenblättern).

---

21) Vgl. Axtner, W., Krankenhausmanagement, Empfehlungen zu Zielen, Rechtsform, Organisation, Information und Führung auf der Grundlage einer empirischen Untersuchung, a.a.O., S. 26.
22) Vgl. Hildebrand, R., Einführung - Gegenstand und Aufgaben des Krankenhausmanagements, a.a.O., S. 23 ff.
23) Vgl. Eichhorn, S., Krankenhausbetriebslehre, Theorie und Praxis des Krankenhausbetriebes, Bd. I, 3. überarbeitete und erweiterte Auflage, Stuttgart 1975, S. 33.

Schließlich gehören hierher auch gewisse hauswirtschaftliche Tätigkeiten (z.B. Hygiene im Patientenbereich).

2.2.3. Forschungsaufgaben

Die laufende Durchführung von Forschung ist eine wichtige Aufgabe im Gesundheitswesen. Medizinische Forschung wird in verschiedensten Institutionen durchgeführt. Im Bereich der Krankenhäuser sind insbesonders die Universitätskliniken mit der Forschung beauftragt.[24]

Die Aufgabenstellung reicht hier von der Nosographie[25], über die Krankheitsursachenforschung, der Entwicklung von Diagnose- und Therapieverfahren bis hin zur Entwicklung prophylaktischer Verfahren.

Die hier erfüllten Aufgaben haben einen starken Einfluß auf den Leistungsbereich des Krankenhauses, insbesondere die ambulante und stationäre Patientenversorgung.

2.2.4. Aus- und Weiterbildungsaufgaben

Die Bildungsaufgabe im ärztlich/pflegerischen Bereich eines Krankenhauses unterscheidet sich von der Ausbildung in anderen Betrieben dadurch, daß nicht nur Personal für den eigenen Betrieb aus- und weitergebildet wird, sondern primär eine Bildungsaufgabe im Rahmen des gesamten Gesundheitssystems wahrgenommen wird.[26]

Die Aus- und Weiterbildung umfaßt alle Tätigkeiten, die zur wissenschaftlichen und nichtwissenschaftlichen Aus- und Fortbildung des medizinischen Personals erforderlich ist. Wichtigste Aufgaben sind die Vermittlung von Wissen sowie die Planung, Kontrolle und Anpassung der Lehrziele, des Lehrinhaltes und der Lernerfolge.

---

24) Vgl. Eichhorn, S., Krankenhausbetriebslehre, Theorie und Praxis des Krankenhausbetriebes, Bd. I, a.a.O., S. 33.
25) Nosographie ist die typisierende Beschreibung, Benennung und Definition von Krankheiten.
26) Vgl. Axtner, W., Krankenhausmanagement, Empfehlungen zu Zielen, Rechtsform, Organisation, Information und Führung auf der Grundlage einer empirischen Untersuchung, a.a.O., S. 27 f. 3.

3. Organisation im Krankenhaus

Um Aussagen über Informationsprozesse in einem Unternehmen treffen zu können, ist es wichtig, die Organisationsstruktur zu betrachten. Unter Organisation soll die integrative Strukturierung von Ganzheiten verstanden werden.[27] Das Ergebnis dieser Strukturierung ist die Aufbau- und Ablauforganisation des Krankenhausbetriebes. Bei der Betrachtung der Organisation soll daher von diesen beiden Aspekten ausgegangen werden.

3.1. Die Aufbauorganisation des Krankenhauses

Die Betrachtung der Aufbauorganisation soll an Hand der Strukturmerkmale funktionale Gliederung, Leitungssystem und Kommunikationssystem durchgeführt werden. Dabei ist zu beachten, daß zwischen den gewählten Strukturmerkmalen die folgenden Beziehungen bestehen.

Durch die funktionale Gliederung wird der Aufgabenbereich und der Verantwortungsbereich einzelner Entscheidungsträger umrissen.

Das Leitungssystem ist die Grundlage dafür, die getroffenen Entscheidungen gemeinsam mit anderen Personen zur Ausführung zu bringen.

Das Kommunikationssystem schließlich soll die Daten, Nachrichten, Informationen in bestimmte Bahnen lenken und gewährleisten, daß die zuständigen Entscheidungsträger die Informationen erhalten, die für ihre Entscheidungen und Kontrollen notwendig sind.[28]

3.1.1. Die funktionale Gliederung

Jedes Krankenhaus kann in funktionale Bereiche untergliedert werden. Die am häufigsten anzutreffende Unterteilung unterscheidet den medizinischen Funktionsbereich (Untersuchung, Behandlung und Pflege)[29] und den Verwaltungs-/Versorgungsbereich.[30] Die einzelnen Bereiche

---

27) Vgl. Kosiol, E., Ablauforganisation, Grundprobleme der, in: Grochla, E. (Hrsg.), HWB der Organisation, zweite, völlig neu gestaltete Auflage, Stuttgart 1980, Sp.1. Vgl. Hoffmann, F., Organisation, Begriff der, in: Grochla, E. (Hrsg.) HWB der Organisation, zweite, völlig neu gestaltete Auflage, Stuttgart 1980, Sp.1432.

28) Vgl. Hax, H., Optimierung von Organisationsstrukturen, in: Grochla, E. (Hrsg.), HWB der Organisation, Stuttgart 1969, Sp. 1083 ff.

29) Vgl. DIN Deutsches Institut für Normung e.V. 13 080, 1987.

30) Vgl. Kathan N., Wirtschaftlichkeitsanalyse im öffentlichen Krankenhaus, Dissertation, Innsbruck 1987, S. 20 ff.

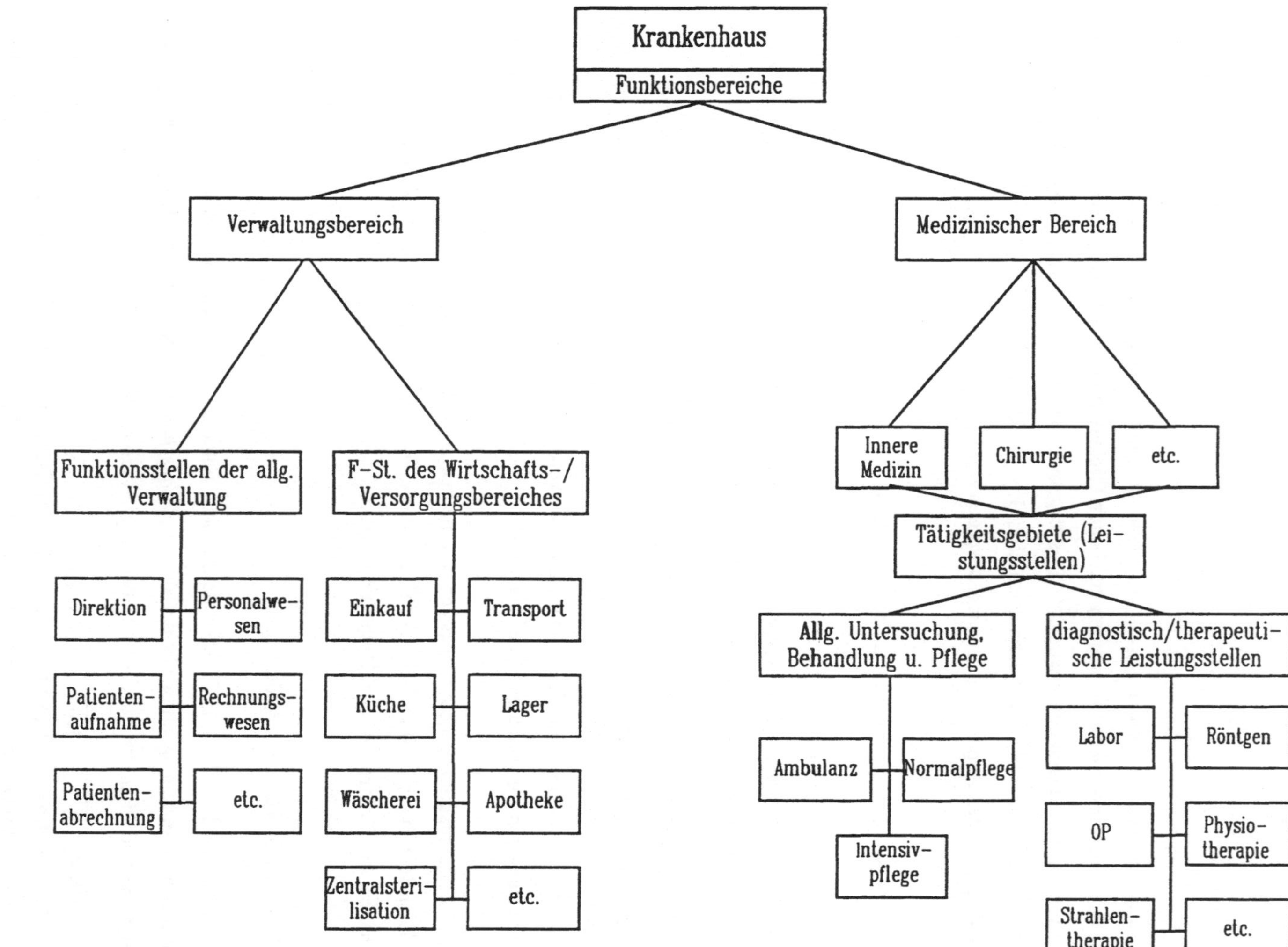

Abb. 2: Aufgabengliederung im Krankenhaus

können dann wieder weiter untergliedert werden in Funktionsstellen (Endoskopie, Pathologie, Intensivmedizin, Dokumentation usw.). Die kleinstmögliche Gliederungseinheit ist auch im Krankenhaus die Stelle (Teilstelle). Jede dieser Organisationseinheiten ist mit bestimmten Aufgaben, Kompetenzen und Verantwortung ausgestattet. Es ergibt sich somit für jede Stelle ein eigener ganz spezifischer Informationsbedarf.

Innerhalb des Verwaltungs- und Versorgungsfunktionsbereiches erfolgt die Aufgabenzuordnung z.B. nach folgenden Funktionsstellen

- Funktionsstellen der Versorgung: (Einkauf, Lagerhaltung, Transport, Wäscherei, Küche, Apotheke, Zentralsterilisation usw.).

- Funktionsstellen der allgemeinen Verwaltung: (Direktion, Personalwesen, Rechnungswesen, Patientenabrechnung, Patientenaufnahme, usw.)

Im medizinischen Bereich (Untersuchung, Behandlung und Pflege) erfolgt meist eine Gliederung nach medizinischen Fachdisziplinen (z.B. Innere Medizin, Chirurgie, Neurologie usw.). Der medizinische Bereich kann dann weiter unterteilt werden in z.B.:

- Funktionsstellen der allgemeinen Untersuchung, Behandlung und Pflege (Ambulanzbereich, Stationsbereich).

- Therapeutische und diagnostische Funktionsstellen (Labor, Röntgen, OP, Physikalische Therapie, Strahlentherapie usw.).

Die Zuordnung von Aufgaben kann dabei nach dem Prinzip der Zentralisation oder der Dezentralisation erfolgen. So ist z.B. die Gliederung des Pflegebereiches nach Intensiv-, Normal-, Langzeit- und Kurzzeitpflege vom Gedanken der Zentralisation getragen.[31]

3.1.2. Das Leitungssystem

Das Leitungssystem im Krankenhaus steht in enger Verbindung mit der Funktionsgliederung bzw. Abteilungsgliederung des Krankenhauses. Eine funktionierende Organisation setzt voraus, daß eine Verstetigung von Vorgängen eintritt. Hierzu bedarf es Weisungen und einer Folgepflicht. Leitungssystem bedeutet, daß ein System von Weisungsbefugnissen gegeben ist. "Weisungsbefugnisse entstehen dadurch, daß für Empfänger von Weisungen die explizite Verhaltensnorm aufge-

---

31) Vgl. Eichhorn, S., Krankenhausbetriebslehre, Theorie und Praxis des Krankenhausbetriebes, Bd. II, a.a.O., S. 38.

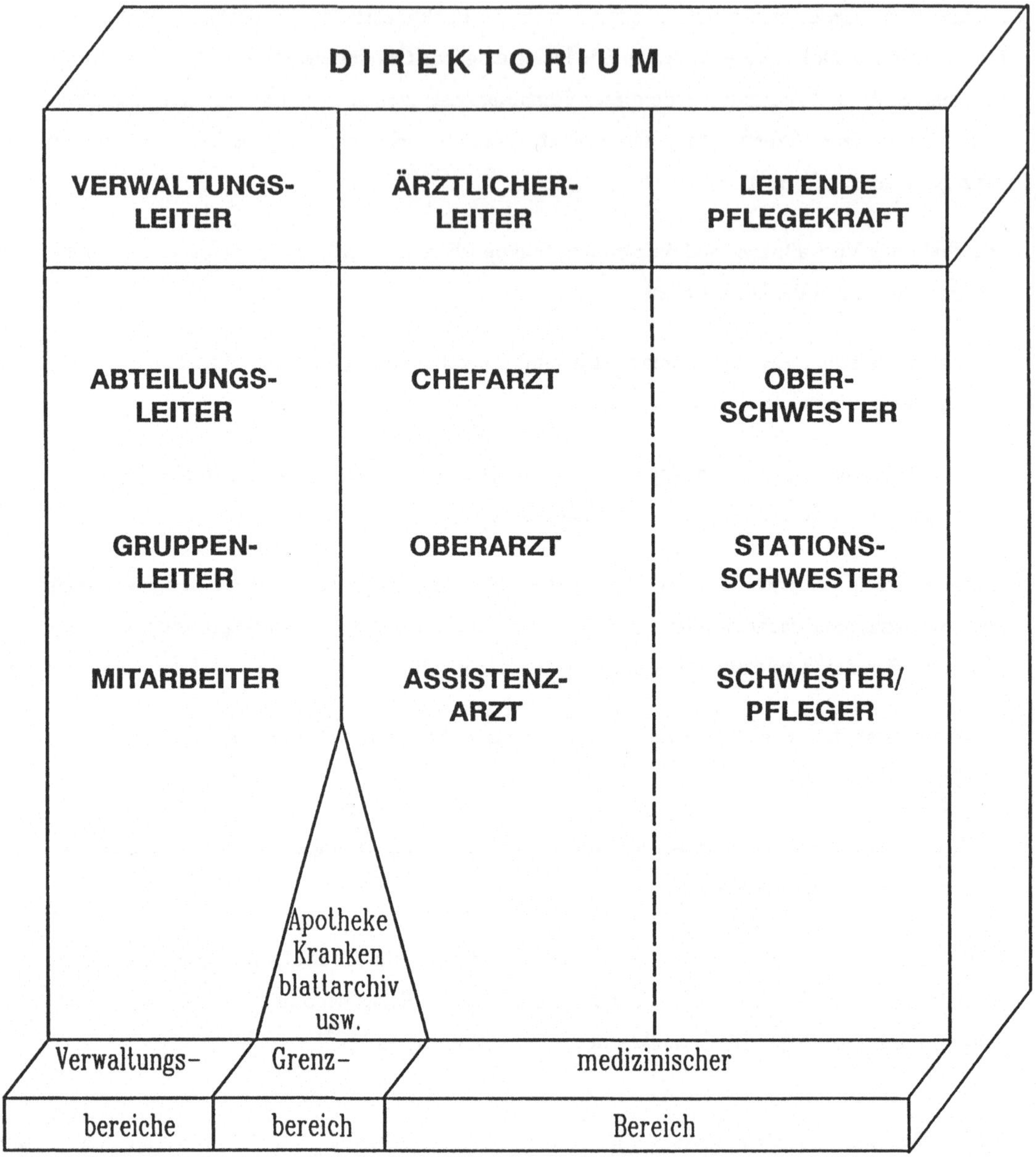

Abb. 3: Funktionale Gliederung und Leitungssystem im Krankenhaus

stellt wird, daß sie bestimmte Weisungen zu befolgen haben."[32] Die "traditionelle" Leitungsstruktur des Krankenhauses folgt der Berufsgruppen- oder Standesgruppengliederung. Der Verwaltungsdirektor, der ärztliche Direktor und die leitende Pflegekraft bilden im allemeinen das Krankenhausdirektorium. Zu berücksichtigen sind weiters noch die Kompetenzen der Trägerschaft (bei öffentlichen Krankenhäusern).

Der Zusammenhang zwischen funktionaler Gliederung und Leitungssystem ist in Abbildung 3 dargestellt.

Im Krankenhaus besteht in der Regel ein Gemisch aus Einlinien- und Mehrliniensystem.

Bei öffentlichen Krankenhäusern sieht das System beispielsweise wie folgt aus:[33][34]

Oberstes Leitungsorgan ist der Krankenhausträger. Der Verwaltungsbereich ist dem Träger sowohl fachlich als auch persönlich direkt unterstellt. Der ärztliche Bereich ist nur in sehr beschränktem Maß fachlich einem Krankenhausausschuß unterstellt. Eine persönliche Unterstellung unter den Krankenhausträger kann nicht als gegeben angenommen werden. Innerhalb des ärztlichen und des Verwaltungsbereichs besteht eine ziemlich eindeutige Linienstruktur. Die Struktur des pflegerischen Bereiches ist etwas schwieriger zu erfassen. Hier besteht offensichtlich ein Mehrliniensystem, das sich einerseits aus der Weisungsbefugnis der Pflegeleitung (Hierarchie innerhalb des pflegerischen Bereiches) und zum anderen aus der zumindest de-facto-Weisungsbefugnis der Ärzte zusammensetzt.

3.1.3. Das Kommunikationssystem

In engem Zusammenhang mit dem Leitungssystem des Krankenhauses ist das Kommunikationssystem zu sehen. Definiert man Kommunikation als die Übertragung von Daten, Nachrichten oder Informationen, so ist das Kommunikationssystem die Gesamtheit aller sachlichen und personellen Elemente, die der Übertragung von Daten, Nachrichten oder Informationen dienen, sowie der Vorschriften über die Kommunikation. Diese betreffen sowohl die Form als auch die

---

32) Vgl. Hax, H., Optimierung von Organisationsstrukturen, a.a.O., Sp. 1085.
33) Die dargestellte Organisationsstruktur ist eine in der Realität anzutreffende Struktur. Sie stellt keine Idealstruktur dar. Zu anderen Organisationsstrukturen vgl. u.a.: Axtner, W., Krankenhausmanagement, Empfehlungen zu Zielen, Rechtsform, Organisation, Information und Führung auf der Grundlage einer empirischen Untersuchung, a.a.O., S. 117 ff; Keldenich, K., Krankenhausstruktur, in: Zeitschrift für Organisation, Heft 3, 1975, S. 5 ff.
34) Neben den aus dem Leitungssystem abgeleiteten Weisungsbeziehungen bestehen im Krankenhaus auch Führungsbeziehungen, die nicht aus der formalen Leitungsstruktur resultieren (Fachpromotor).

Technik der Kommunikation, als auch die einzuhaltenden Kommunikationswege. Hinzu kommen Vorschriften, zu welchem Zeitpunkt, unter welchen Voraussetzungen und mit welchem Inhalt Daten, Nachrichten oder Informationen zu übermitteln sind.[35]

Der starke Zusammenhang mit der Leitungsstruktur des Krankenhauses bedeutet jedoch nicht, daß die Kommunikationswege immer an die hierarchischen Dienstwege gebunden sind.

3.2. Die Ablauforganisation des Krankenhauses

Die Ablauforganisation ist auf die raum-zeitliche Strukturierung der zur Aufgabenerfüllung erforderlichen Arbeitsprozesse gerichtet. Die Ablauforganisation setzt sich daher aus den folgenden Komponenten zusammen:

- Die personelle Komponente (Aufgabenverteilung)[36]

  Diese Komponente betrifft die Zuordnung der Aufgaben bzw. der Arbeitsobjekte (Patienten und Sachgüter) zum jeweiligen Arbeitssubjekt (Arzt, Pflegepersonal, Verwaltungspersonal).

- Die zeitliche Komponente[37]

  Sie umfaßt die Reihenfolge der Arbeitsstellen, die Zeitdauer der Arbeitsgänge, die Termine und schließlich die Reihenfolge der Arbeitsobjekte (z.B. Gestaltung der Verweildauer).

- Die räumliche Komponente[38]

  Im Rahmen der räumlichen Ablauforganisation geht es um die Lokalisierung der zu erfüllenden Aufgaben und der dazu notwendigen Transportvorgänge (z.B. die Zusammenfassung von Versorgungsdiensten in Zentraleinrichtungen).

---

35) Vgl. Laux, H., Organisation, II. Aufbau und Ablauf, in: Albers, W., ... (Hrsg.), HdWW, Bd. 6, Stuttgart 1981, S. 20.
36) Vgl. Kosiol, E., Ablauforganisation, Grundprobleme der, a.a.O., Sp. 6.
37) Vgl. Ellinger, T., Haupt, R., Ablauforganisation, zeitliche Aspekte der, in: Grochla, E., HWB der Organisation, zweite, völlig neu gestaltete Auflage, Stuttgart 1980, Sp. 23.
38) Vgl. Kern, W., Ablauforganisation, räumliche Aspekte der, in: Grochla E., HWB der Organisation, zweite, völlig neu gestaltete Auflage, Stuttgart 1980, Sp. 9 ff.

4. Das Informationssystem des Krankenhauses

4.1. Begriffsabgrenzungen

4.1.1. Die Information

Die Information bildet den Kern eines Informationssystems. Es gilt daher diesen Begriff zu definieren. Eine einheitliche Verwendung dieses Begriffes ist in der betriebswirtschaftlichen Literatur nicht gegeben. Allerdings besteht in der neueren betriebswirtschaftlichen Literatur eine weitgehende Übereinstimmung dahingehend, daß die "Information" im Zusammenhang mit einer Zweckorientierung zu sehen ist. So versteht zum Beispiel Szyperski[39] unter "Information" Aussagen, "die den Erkenntnis- bzw. Wissensstand eines Subjektes (Informationssubjekt oder Informationsbenutzer) über ein Objekt (Informationsgegenstand) in einer gegebenen Situation und Umwelt zur Erfüllung einer Aufgabe (Informationszweck) verbessern". In einer etwas allgemeineren Form könnte Information wie folgt definiert werden: Information enthält Aussagen über etwas für jemanden und ist damit zweckbezogen und situationsabhängig.[40] Explizit angeführt wird die Zweckorientierung von Wittmann[41], der Information als "zweckorientiertes Wissen sieht, wobei der Zweck in der Vorbereitung des Handelns liegt".

Information soll somit anhand der folgenden Merkmale charakterisiert werden:

- Zweckbezug (Handlungsvorbereitung)

- Wissensbezug

- Situationsbezug

- Umweltbezug

- Subjektbezug

---

39) Szyperski, N., Informationsbedarf, in: Grochla, E. (Hrsg.), HWB der Organisation, zweite, völlig neu gestaltete Auflage, Stuttgart 1980, Sp. 904.

40) Vgl. Szyperski, N., Informationssysteme, computergestützte, in: HWB der Organisation, zweite, völlig neu gestaltete Auflage, Stuttgart 1980, Sp. 921.

41) Wittmann, W., Unternehmung und unvollkommene Information - unternehmerische Voraussicht, Ungewißheit und Planung, Köln 1959, S. 14.

Betrachtet man diese Definition aus dem Blickwinkel der Sprachtheorie[42], so wird deutlich, daß mit dieser Art der Definition insbesondere der pragmatische Aspekt hervorgehoben wird.

Information in dem hier verwendeten Sinne ist somit in hohem Maße benutzerabhängig und dadurch ausschließlich im Zusammenhang mit Menschen denkbar (an den Mensch gebunden). Daraus ergibt sich auch der Unterschied zu Nachrichten und Daten, die in der Regel außerhalb des menschlichen Bewußtseins durch irgendeine Codierung (z.B. Schrift) dargestellt werden.[43]

4.1.2. Das System

Wie der Begriff der Information wird auch der des Systems in der betriebswirtschaftlichen und systemtheoretischen Literatur nicht einheitlich verwendet. Neben dem Zusammenhang mit Begriffen wie Ordnung und Organisiertheit besteht jedoch auch hier eine weitgehende Übereinstimmung hinsichtlich der wesentlichen Merkmale eines Systems, die den Zustand des Systems und seine Verhaltensweise begründen.[44] Diese Merkmale sind:

(1) die Elemente, aus denen ein System besteht,

(2) die Eigenschaften dieser Elemente

(3) sowie die Beziehungen, durch die die Elemente miteinander verknüpft sind.[45]

Ordnung bzw. Organisiertheit bedeutet hier, daß die Beziehungen zwischen den Elementen eines Systems in einer bestimmten Weise (nach bestimmten Regeln) strukturiert sind, d.h. sie weisen

---

42) Die Semiotik hat 3 Sprachebenen. Die syntaktische, die semantische und die pragmatische Ebene. Die Syntax als unterste Sprachebene beschäftigt sich mit akustischen, optischen, elektrischen u.ä. Signalen (Daten). Auf der semantischen Ebene wird dem jeweiligen Signal eine Bedeutung zugeordnet. Dadurch entstehen Nachrichten. Auf der höchsten Ebene, der Pragmatik, werden die Daten bzw. Nachrichten unter Einbeziehung der Motive, Zielsetzungen und Zwecke der Beteiligten (Sender und Empfänger) betrachtet. Vgl. hiezu u.a. Dworatschek, S., Management - Informationssysteme, Berlin 1970, S. 47 ff. Hax, H., Kommunikation, in: Grochla, E., HWB der Organisation, Stuttgart 1973, Sp. 827. Berthel, J., Information, in: Grochla, E., Wittmann, W., HWB der Betriebswirtschaft, vierte, völlig neu gestaltete Auflage, Stuttgart 1975, Sp. 1868.

43) Vgl. Hauke, P., Informationsverarbeitungsprozesse und Informationsbewertung, München 1984, S. 15.

44) Vgl. Grochla, E., Lehmann, H., Systemtheorie und Organisation, in: Grochla, E. (Hrsg.), HWB der Organisation, zweite, völlig neu gestaltete Auflage, Stuttgart 1980, Sp. 2209.

45) Vgl. Fuchs, H., Systemtheorie, in: Grochla, E., Wittmann, W. (Hrsg.), HWB der Betriebswirtschaft, Stuttgart 1976, Sp. 3820 ff.

bestimmte Regelmäßigkeiten auf.[46] Für eine Analyse der Vorgänge in Systemen ist eine Unterscheidung in offene und geschlossene Systeme sowie statische und dynamische Systeme von Bedeutung.[47] Ein geschlossenes System liegt dann vor, wenn keine Beziehung zur Systemumwelt besteht. Die im Rahmen dieser Arbeit betrachteten Systeme können als offene Systeme qualifiziert werden. Die Unterscheidung in statische und dynamische Systeme bezieht sich auf die Änderung der Struktur von Systemen. Die Struktur von statischen Systemen bleibt im Zeitablauf unverändert, dynamische Systeme unterliegen Änderungen in ihrer Struktur. Systeme können somit lernfähig und adaptiv sein.

Die Offenheit der hier betrachteten Systeme impliziert die Änderung bzw. Änderungsnotwendigkeit der Systeme.

Weiterhin ist von Bedeutung, daß es sich bei Informationssystemen um bewußt geschaffene (künstliche) Systeme handelt.

4.1.3. Das Informationssystem

Herrscht schon hinsichtlich der Begriffe Information und System keine Einigkeit in der Betriebswirtschaftslehre, so gilt dies für den Bedeutungsinhalt von "Informationssystem" in einem noch weit stärkeren Maße. Diese uneinheitliche Verwendungsweise ist vor allem durch das Vordringen der elektronischen Datenverarbeitung in viele Betriebe und deren Funktionsbereiche stark gefördert worden.

Oft wird jegliche Art der Datenverarbeitung, insbesondere der elektronischen Datenverarbeitung als Informationssystem bezeichnet. Eine solche Verwendung des Begriffes erscheint nicht sinnvoll. Die Einschränkung des Begriffes auf elektronische Datenverarbeitungsanwendungen ist einerseits jedoch zu eng und andererseits zu weit. Grundsätzlich kann von einem Informationssystem auch dann gesprochen werden, wenn keine elektronische Datenverarbeitung erfolgt. Andererseits ist auch bei Einsatz der elektronischen Datenverarbeitung nur dann von einem Informationssystem zu sprechen, wenn die Verarbeitung über eine reine "Daten"-Verarbeitung (z.B. Lohnabrechnung) hinausgeht und zu einer "Informations"-Verarbeitung wird.

---

46) Vgl. Hill, W., Fehlbaum, R., Ulrich, P., Organisationslehre - Ziele, Instrumente und Bedingungen der Organisation sozialer Systeme, 3., verbesserte Auflage, Bern 1981, S. 21.

47) Vgl. hiezu u.a. Siller, A., Unternehmensführung in systemtheoretischer Sicht, Diss., Innsbruck 1974, S. 27 ff.

Information ist zweckbezogenes Wissen, das der Handlungsvorbereitung dient, wobei eine Situations-, Umwelt- und Subjektbeziehung besteht. Bezieht man das System als Menge von Elementen, zwischen denen Beziehungen bestehen, wobei diese Beziehungen einer gewissen Ordnung unterliegen und einer Abgrenzung gegenüber der Umwelt besteht, in die Betrachtung mit ein, so kann ein Informationssystem wie folgt definiert werden:

Ein Informationssystem ist ein System[48], das "organisatorisch oder technisch als Aktorsystem in zielgerichteten Umsystemen implementiert ist und Informationsaufgaben erfüllt".[49] Dabei ist die Informationsaufgabe in der Gewinnung, Übertragung, Verarbeitung, Speicherung und Auswertung von Informationen zu sehen.

Ähnlich ist die Definition bei Hettich, der ein betriebliches Informationssystem als denjenigen betrieblichen Teilbereich definiert, welcher "die zielgerichtete, durch organisatorische Maßnahmen geordnete, aus der Gewinnung, Speicherung, Verarbeitung und Übermittlung bestehende Erzeugung von Informationen durch Menschen und Maschinen zur Nutzung durch die am Unternehmensprozeß beteiligten Handlungsträger zum Gegenstand hat"[50].

Etwas enger ist die Definition von Schmitz/Seibt, die sich auf rechnergestützt (EDV-gestützte) Informationssysteme bezieht. Für sie besteht ein Informationssystem darin, daß "ein oder mehrere menschliche Problem- bzw. Aufgabenträger ein Gerät (= Rechner) benutzen, um durch ihn ihr(e) Problem(e) lösen bzw. ihre Aufgabe(n) abwickeln zu lassen"[51]. Aus diesen Definitionen wird deutlich, daß ein Informationssystem mit und ohne Einsatz der elektronischen Datenverarbeitung gesehen werden kann. Das heißt, jeder Betrieb (also auch jedes Krankenhaus) verfügt über ein Informationssystem, unabhängig davon, ob Datenverarbeitungsanlagen eingesetzt werden oder nicht. Das EDV-gestützte Informationssystem ist somit nur eine spezielle Ausprägung betrieblicher Informationssysteme.

Allerdings ergibt sich schon aus der Informationsaufgabe - Gewinnung, Übertragung, Verarbeitung, Speicherung und Auswertung von Informationen - daß gerade Informationssysteme für eine Computerunterstützung besonders geeignet sind. Die Weitergabe (Übertragung) von Informationen wurde als "Kommunikation" definiert. Ein Informationssystem verbindet somit die einzelnen

---

48) Ein System ist eine Menge von Elementen zwischen denen zielgerichtete Beziehungen bestehen.

49) Szyperski, N., Rechnungswesen als Informationssystem, in: Kosiol, E., ... (Hrsg.), HWB des Rechnungswesens, 2., völlig neu gestaltete Auflage, Stuttgart 1981, Sp. 1426.

50) Hettich, G., Struktur, Funktion und Effizienz betrieblicher Informationssysteme, Diss., Tübingen 1981, S. 41.

51) Schmitz, P., Seibt, P., Einführung in die anwendungsorientierte Informatik, Bd. 1: Systemtechnische Grundlagen, 2., völlig neu bearbeitete Auflage, München 1982, S.6.

Aktionsträger innerhalb eines Unternehmens kommunikativ miteinander, aber auch das Unternehmen als offenes System mit der Umwelt.[52]

Bei der Formalisierung eines Informationssystems ergeben sich folgende grundlegende Fragestellungen: Welche Informationen (Inhalt) werden wann (Zeitpunkt), an welchen Orten (Empfänger), womit (Übertragungsmedium), wie oft (Häufigkeit) benötigt und wer (Sender) übermittelt die Information?[53]

Da die elektronische Datenverarbeitung aus modernen Informationssystemen nicht mehr wegzudenken ist, erfolgt im weiteren eine Orientierung auf die Probleme, die aus dem Einsatz der EDV in Informationssystemen resultieren. In der Folge ist daher unter einem Informationssystem immer ein EDV-gestütztes Informationssystem bzw. das EDV-System selbst zu verstehen.

Wird die Handlungsorientierung in den Vordergrund gestellt, so ist die Grundaufgabe eines Informationssystems, die Entscheidungsträger in einer Organisation mit Ausgangsinformationen für ihre Entscheidungen zu beliefern.

Die Informationsversorgungsaufgabe durch das Informationssystem erfolgt auf unterschiedlichen Ebenen. In der Regel ist die Betrachtung der Informationsfunktion auf drei Ebenen sinnvoll. Dabei kann festgestellt werden, daß die EDV-Unterstützung auf der untersten Ebene am stärksten ausgeprägt ist. Im Bereich der dispositiven Entscheidungen (Ebene) gibt es bereits eine Vielzahl von Anwendungen. Im Gegensatz zu Planungsentscheidungen, die meist unstrukturierte Probleme betreffen, handelt es sich bei dispositiven Entscheidungen um die Lösung von gut strukturierten Problemen. Die Führungs- bzw. Planungsebene ist in den meisten Betrieben, aber ganz besonders im Krankenhaus erst in Ansätzen vorhanden.

Im folgenden wird jede der Ebenen kurz charakterisiert.

4.1.3.1.   Die administrative Ebene

Auf dieser Ebene eines Informationssystems erfolgt vor allem eine Rationalisierung im Bereich der Massendatenverarbeitung. Hauptziel der Systeme auf dieser Ebene ist unmittelbare Kostensenkung und Entlastung des Personals von Routineaufgaben.[54]

---

52) Vgl. Hoffmann, M.J.A., Betriebliche Informationswirtschaft und Datenverarbeitungsorganisation, Analyse und Konzeption von Organisationssystemen, Berlin 1976, S. 28.
53) Vgl. Meffert, H., Informationssysteme - Grundbegriffe der EDV und Systemanalyse, Tübingen 1975, S. 19 f.
54) Vgl. Mertens, P., Industrielle Datenverarbeitung 1, Administrations- und Dispositionssysteme, 4., neu bearbeitete Auflage, Wiesbaden 1982, S. 7 ff.

Im Krankenhaus ist der Großteil der EDV-Unterstützung in diesem Bereich angesiedelt (z.B. Rechnungswesen, Patientenverwaltung, Lagerwirtschaft).

4.1.3.2. Die dispositive Ebene

Auf dieser Ebene des Informationssystems werden menschliche Entscheidungen durch das EDV-System bis zu einem gewissen Maß erübrigt, bzw. es erfolgt eine Vorbereitung von Entscheidungen, die dann wiederum von Menschen getroffen werden.[55)56)] Es handelt sich hier um Routineentscheidungen bzw. um routinisierbare Entscheidungen.

4.1.3.3. Die Führungsebene

Die Führungsebene des Informationssystems bezieht sich auf die Bereitstellung von Informationen auf allen Führungsebenen des Unternehmens. Diese Informationen werden weitgehend aus der darunterliegenden dispositiven bzw. administrativen Ebene zusammengestellt. Wichtiges Merkmal dieser Ebene ist die konkrete Ausrichtung und Form der Information auf die Entscheidungsfunktion der jeweiligen Managementebene.[57)58)]

4.1.4. Das Krankenhausinformationssystem

Ein Krankenhausinformationssystem (KIS) ist ein Informationssystem, das alle im und am Krankenhaus mit Entscheidungsaufgaben betrauten Personen mit den von diesen benötigten Informationen über die Vergangenheit, die Gegenwart und die Zukunft entsprechend dem jeweiligen Zweck, mit dem richtigen Inhalt, zum richtigen Zeitpunkt, in der zweckmäßigen Form, unter Berücksichtigung des Wirtschaftlichkeitsprinzipes zu versorgen hat.[59)]

---

55) Vgl. ebenda, S. 7 ff.

56) Bsp. für ein Dispositionsmodell im Krankenhaus: Die Verwaltung der Lagerbestände für medizinisches Material erfolgt mit Hilfe eines Softwarepaketes, das eine automatische Lagerbestandsüberwachung (Meldebestand) und die Erstellung von Bestellunterlagen ermöglicht, wobei die Auswahl des besten Lieferanten durch ein "Optimierungsmodell", z. B. im Hinblick auf Preise, Rabatte und Lieferzeiten, automatisch durch das Programm getroffen wird.

57) Vgl. Mertens, P., Griese, J., Industrielle Datenverarbeitung 2, Informations- und Planungssysteme, 3., neubearbeitete Auflage, Wiesbaden 1982, S. 1 ff.

58) Vgl. zu Ansätzen dieser Ebenen z.B.: Schmitz, H.H., Hospital Information Systems, know what you are looking for, in: Hospitals, 4/1982, S. 96.; Pauley, P.A., Choban, M.C., Yarbrough, W.J., A systematic approach to increasing use of management-oriented program evaluation data, in: Evaluation and Program Planning, Vol. 5., 1982, S. 123 ff.

59) Vgl. Kracht, P.J., Die Problematik der Leistungsmessung und Leistungsbeurteilung im Krankenhaus unter Berücksichtigung von Möglichkeiten der internen und externen Steuerung der

Diese sehr allgemeine Definition zeigt bereits die Komplexität der Aufgabenstellung für Krankenhausinformationssysteme. Aus dieser komplexen Aufgabenstellung resultiert die Forderung nach EDV-Unterstützung.

Die hiefür realisierbaren EDV-Systeme reichen von Anwendungen in einzelnen Bereichen ("Insellösungen") bis zu sehr komplexen, integrierten Lösungen.

4.2. Die Ziele eines Krankenhausinformationssystems

Die Informationsverarbeitung im Krankenhaus ist grundsätzlich daran zu messen, inwieweit sie zur Zielerreichung im Krankenhaus beiträgt.

Als erstes kann die Informationsverarbeitung daher dahingehend beurteilt werden, inwieweit sie zu einem besseren Verständnis der Funktionen und damit der Krankheiten des Menschen beiträgt (Forschung im Rahmen des KIS).[60] Die erste konkrete Beurteilungsmöglichkeit der Informationsverarbeitung im Krankenhaus liegt somit in der Frage, inwieweit Kranke rascher und besser diagnostiziert und behandelt werden können. Damit wird der Beitrag des Informationssystems zur Hauptzielsetzung des Krankenhauses gemessen.

Die Beurteilung, inwieweit ein KIS zur effizienteren Gestaltung des Betriebsprozesses beiträgt, d.h. inwieweit durch die Informationsverarbeitung eine bessere Steuerung der Ressourcen[61] im Krankenhaus erfolgt, ermöglicht Aussagen über den Beitrag des KIS zur Erreichung der definierten Nebenziele (z.B. Wirtschaftlichkeit).

Die Akzeptanz des Informationssystems durch die betroffenen Mitarbeiter ist zum einen eine Grundvorausetzung für die Erreichung der Ziele des Informationssystems bzw. des Krankenhauses und deutet zum anderen auf die Berücksichtigung der Interessen der Mitarbeiter hin.

Leistungserbringung, in: BFuP, Betriebswirtschaftliche Informationssysteme im Krankenhaus, 1982, S. 136.

60) Vgl. Überla, K., Informationsverarbeitung in der Medizin: - Wege und Irrwege aus der Sicht des Methodikers -, in: Ehlers, C.Th, Klar, R. (Hrsg.), Informationsverarbeitung in der Medizin (Wege und Irrwege), 22. Jahrestagung der GMDS, Göttingen 3. - 5. Oktober 1977, Heidelberg 1979, S. 12.

61) Vgl. Bakker, A.R., Trends and Limitations in Hospital Information Systems, in: ADV - Arbeitsgemeinschaft für Datenverarbeitung (Hrsg.), Chancen und Grenzen der Informationsverarbeitung, 6. internationaler Kongreß, Datenverarbeitung im europäischen Raum, Wien, 17. - 21. März 1980, Bd. 2, Wien 1980, S. 242.

Aus einem mehr technisch orientierten Blickwinkel ist dann noch zu fragen, ob die getroffene EDV-Lösung rationell ist bzw. inwieweit die entwickelte Anwendung auf andere Krankenhäuser übertragen werden kann (portabel ist).

4.2.1. Globalziele (Ziele im gesamten Informationsbereich an sich)

Durch ein Krankenhausinformationssystem soll eine qualitative Verbesserung und quantitative Erhöhung der zur Verfügung stehenden Informationen erzielt werden. Die Brauchbarkeit der Informationen soll gesteigert werden.[62] Die Geschwindigkeit des Informationsaustausches in manchen Bereichen soll erhöht werden. Die gesamte Gestaltung des Informationssystems ist dabei unter Wirtschaftlichkeitsgesichtspunkten (Kosten/Nutzen-Überlegungen) zu betrachten.[63]

4.2.2. Ziele im medizinischen Bereich

Das Hauptziel im ärztlichen/pflegerischen Bereich liegt in der Verbesserung der Patientenversorgung durch eine Bereitstellung entsprechender Informationen. Dieses Hauptziel kann durch eine Menge von Unterzielen und daraus resultierenden Aufgaben des Informationssystems erreicht werden. Allgemein formuliert sind dies:[64]

- Erhöhung der Qualität, Quantität, Verwendbarkeit und Verfügbarkeit von medizinischen Daten; [65]

- Vermeidung von Informationslücken (z.B. Wiederauffindung von Risikodaten über einen bereits einmal behandelten Patienten);

- Verweildauerverkürzung (z.B. durch eine schnellere Abwicklung von Untersuchungen;

---

62) Vgl. Fokkens, O., The Value of information, in: Roger, F.H., ... (Hrsg.), Medical Informatics, Europe 84, Proceedings, Brussels, Belgium, September 10 -13, 1984, Heidelberg 1984, S. 622 ff.

63) Vgl. Engelbrecht, R., et al., Änderungen im Verhalten des Gesamtsystems "Krankenhaus" durch Management-Informationssysteme, in: Reichertz, P.L., Schwarz, B. (Hrsg.), Informationssysteme in der medizinischen Versorgung, Ökologie der Systeme: Bericht von der 21. Jahrestagung der Deutschen Gesellschaft für medizinische Dokumentation, Informatik und Statistik e.V., Hannover, 26. - 29. September 1976, Stuttgart 1978, S. 77.

64) Vgl. u.a: Kampe, D.M., Kracht, P.J., Unternehmen Krankenhaus (VIII); Die Datenverarbeitung im Gesundheitswesen, in: Blick durch die Wirtschaft, 15. 4. 1985, S. 3.; Grabner, H., Geier, R., Marksteiner, A., Irrwege bei der Realisierung des Informationssystems WAMIS, in: Ehlers, C.Th., Klar, R. (Hrsg.), Informationsverarbeitung in der Medizin (Wege und Irrwege), 22. Jahrestagung der GMDS, Göttingen 3. - 5. 10. 1977, Heidelberg 1979, S. 141.

65) Vgl. Collen, M.F., General Requirements, in: Collen, M.F. (Hrsg.), Hospital Computer Systems, Section I.1., New York 1974, S. 4.

- Ermöglichung eines "medical audit" (zumindest in Ansätzen);

- Entlastung des medizinischen und Pflegepersonals von Routinetätigkeiten (z.B. Büroarbeiten);

- Übernahme von Kontrollfunktionen am Patienten (patient monitoring);

- Gewährleistung des Schutzes der Krankheitsdaten der Patienten (Datenschutz);

- Ermöglichung der verbesserten Kommunikation zwischen Krankenhaus und den einweisenden bzw. behandelnden Ärzten;

- Zusammenfassung aller Daten über einen Patienten in einer medizinischen Datei (od. Datenbank)[66];

- Einrichtung einer medizinischen Datenbank bzw. Schaffung der Möglichkeit des Zugriffes auf eine solche Datenbank (z.B. Fachliteratur);

- Unterstützung des medizinischen Managements (Betriebsablauf im ärztlichen/pflegerischen Bereich).

4.2.3. Ziele im administrativen Bereich

Das Hauptziel im administrativen Bereich liegt in der Unterstützung eines reibungslosen Betriebsablaufes (Ressourcensteuerung) im gesamten Krankenhaus. Die Erreichung dieses Zieles kann durch das Anstreben folgender Unterziele unterstützt werden:[67]

- Erhöhung der Qualität, Quantität, Verfügbarkeit und Verwendbarkeit der administrativen Daten;

- Entwicklung eines umfassenden Systems zur Patientenadministration;

- Einführung von modernen Managementinstrumenten (Kostenrechnung, Finanzplanung, Statistik, usw.) - Berichtssystem, Entscheidungsunterstützungssystem;

---

66) Vgl. Lindner, H., Patientendatenbank in Routine, in: Selbmann, H.K., Überla, K., Greiller, R. (Hrsg.), Alternativen medizinischer Datenverarbeitung, Fachtagung, München-Großhadern, 19. Februar 1976, Heidelberg 1976, S. 82 ff. Vgl. Pietrzyk, P., Optimierung von Patientendatenbanken, in: Reichertz, P.L., Schwarz, B. (Hrsg.), Informationssysteme in der medizinischen Versorgung, Ökologie der Systeme: Bericht von der 21. Jahrestagung der Deutschen Gesellschaft für medizinische Dokumentation, Informatik und Statistik e.V., Hannover, 26. - 29. September 1976, Stuttgart 1978, S. 280 ff.

67) Vgl. hiezu u.a.: Reichertz, P. L., Das Medizinische System Hannover - Erreichtes und Erfahrenes - , in: Ehlers, C.Th., Klar, R. (Hrsg.), Informationsverarbeitung in der Medizin (Wege und Irrwege), 22. Jahrestagung der GMDS, Göttingen 3. - 5. 10. 1977, Heidelberg 1979, S. 43.

- Unterstützung der schnellen Kommunikation mit allen Funktionsbereichen des Krankenhauses;

- Erfassung aller administrativen Patientendaten in einer Patientendatei (ev. Datenbank);

- Entwicklung einer integrierten Datenbank (administrativer und ärztlich/pflegerischer Bereich);

4.2.4. Ziele im Forschungs-, Aus- und Weiterbildungsbereich

Das Hauptziel liegt hier in der Unterstützung der medizinischen Forschung durch die Entwicklung entsprechender Verfahren sowie der Unterstützung der Ausbildungsaufgaben beim medizinischen, administrativen und Pflegepersonal bzw. bei Bildungsaufgaben der Öffentlichkeit. Folgende Unterzielsetzungen können hierzu beitragen:

- Zugangsmöglichkeit zu medizinischen Datenbanken;

- Zurverfügungstellung von Planungs-, Dokumentations- und Auswertungsverfahren (z. B. Statistikprogramme, spezielle Programme - z.B. Biometrie, Epidemiologie);[68]

- Unterstützung der Forschung und Entwicklung im Bereich der medizinischen Informatik;

- Bereitstellung von speziellen Programmen für die Aus- und Weiterbildung.

---

68) Vgl. Reichertz, P.L., Das Medizinische System Hannover- Erreichtes und Erfahrenes -,
     a.a.O., S. 43.

4.3. Der Aufbau eines Krankenhausinformationssystems

4.3.1. Funktionsbezogene Aspekte des Krankenhausinformationssystems

Ein Krankenhausinformationssystem soll die Funktionserfüllung im Krankenhaus unterstützen. Aus dieser Zielsetzung kann nun für jeden Aufgabenbereich (bzw. Funktion) des Krankenhauses die Funktion des Informationssystems und damit letztlich der Aufbau des gesamten Informationssystems abgeleitet werden. Die Detailaufgaben des Systems in den einzelnen Bereichen (bzw. Funktionen od. Leistungsstelle) sind aufgrund von Daten-, Datenfluß-, Kommunikationsanalysen und Informationsbedarfsanalysen festzustellen. Im Rahmen dieser Arbeit kann nicht auf Details in jedem Bereich eingegangen werden. Es sollen vielmehr beispielhaft die grundlegendsten Aufgaben des Systems im (in der) jeweiligen Bereich (Funktion) angeführt werden. Zielsetzung ist es, einen Einblick in den Gesamtaufbau des Systems zu geben.

Ausgangspunkt für die folgenden Überlegungen ist die Untergliederung des Informationssystems in 4 Subsysteme. Die vier Subsysteme und die daraus im weiteren abgeleiteten Applikationen sind in Abb. 4 dargestellt.

Die Aufgliederung folgt der Erkenntnis, daß der Patient bzw. die Patientenversorgung (Leistungserstellung) als Mittelpunkt und Ziel aller Krankenhausaktivitäten zu sehen ist. An diesen Patienten werden ärztliche und pflegerische Leistungen erbracht. Die Erbringung dieser Leistung verursacht betriebswirtschaftliche/administrative Probleme. Die Heraushebung der Bereiche Dokumentation bzw. Sonderanwendungen trägt den speziellen Informationsbedürfnissen dieser Bereiche sowie der Vollständigkeit der Betrachtung Rechnung.

Die entwickelte Konzeption soll keine Ideal- oder Maximalkonzeption darstellen, sondern ist eine grundsätzliche Überlegung, wo und wie (funktionsbezogen) ein Informationssystem im Krankenhaus eingesetzt werden könnte.[69][70] Es soll damit eine Basis für die Bewertung solcher Systeme geschaffen werden.

---

69) Vgl. zum Einsatz der EDV an Universitäts-Kliniken u.a.: Knop, J., Stichtenoth, H., Grätz, S., ADV-Einsatz an den UNI-Kliniken nahezu komplett, in: Das Krankenhaus, 7/1984, S. 33 ff.

70) Zu Darstellungen über entwickelte Informationssysteme vgl. u.a.: Kunz, A., Erfahrungen mit dem Einsatz von EDV im Krankenhaus aus der Sicht des Anwenders, in: Meyer, M. (Hrsg.), Krankenhausplanung, Stuttgart 1979, S. 31 ff. Schmidt, H., Entwicklungsstand des Projektes Patient Care System am Stadt- und Kreiskrankenhaus Kulmbach, in: Krankenhaus-Umschau 1, 1984, S. 19 f. Pudenz, W., Voss, J.D., Einsatz und Entwicklung eines administrativen Informationssystems für das Klinikum der Universität Kiel, in: Reichertz, P.L., Schwarz, B. (Hrsg.), Informationssysteme in der medizinischen Versorgung, Ökologie der Systeme: Bericht über die 21. Jahrestagung der Deutschen Gesellschaft für medizinische Dokumentation, Informatik und Statistik e.V., vom 26. - 29. Septemer 1976, Stuttgart 1978, S. 210 ff. Peter, G., Information und Kommunikation im Krankenhaus, in: Österreichische Krankenhauszeitung 12, 1981, S. 620 ff.

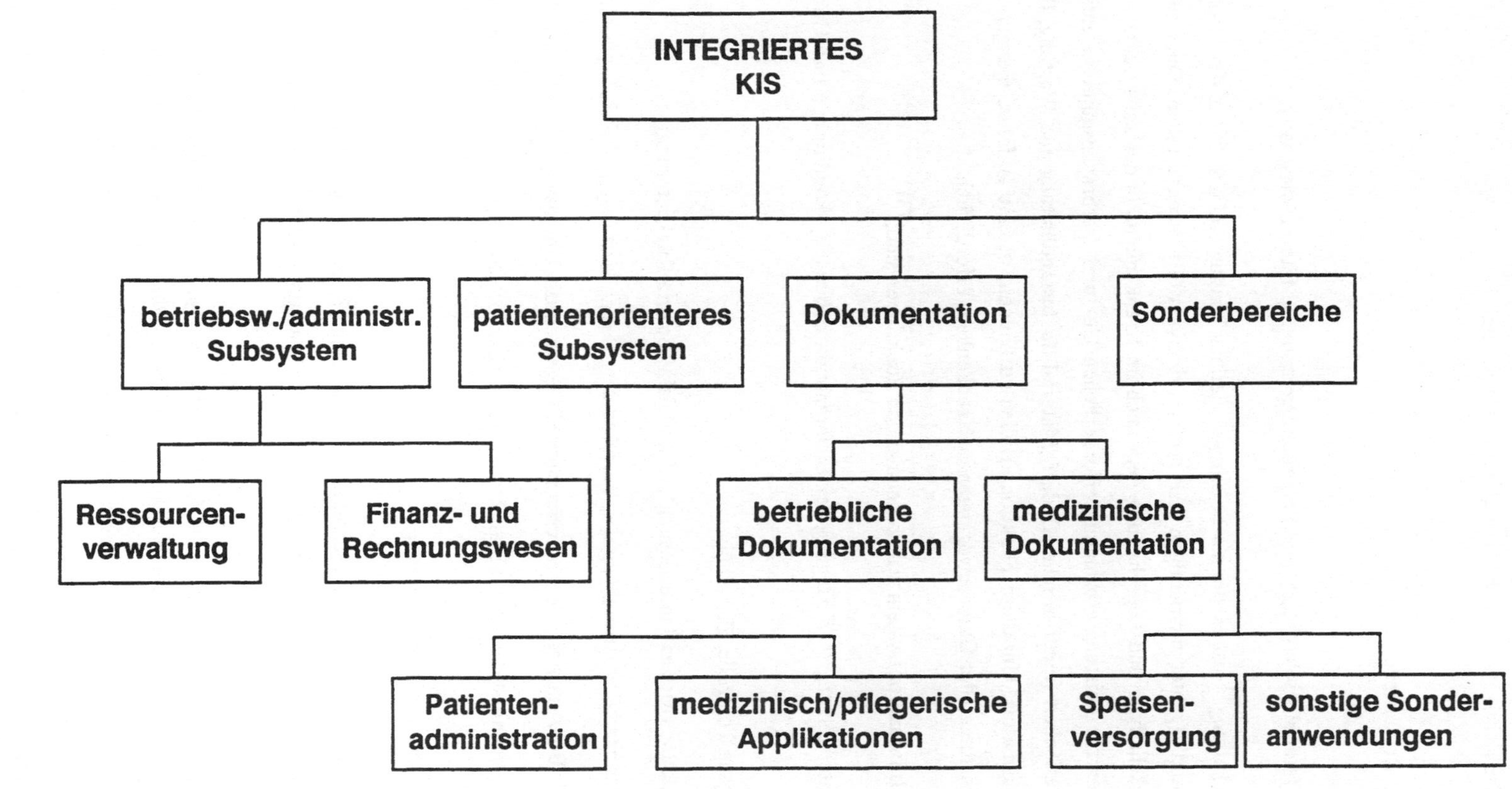

Abb. 4: Funktionsbezogene Darstellung eines Krankenhausinformationssystems

4.3.1.1.   Das betriebswirtschaftlich/administrative Subsystem

4.3.1.1.1.   Die Ressourcenverwaltung

4.3.1.1.1.1.   Materialbeschaffungs- und Lagerhaltungssystem (Materialwirtschaft)

Ziel jeder Beschaffung[71] ist es, die zur Leistungserstellung benötigten Güter[72] in der erforderlichen Menge und Qualität zur richtigen Zeit und am richtigen Ort bereitzustellen. Die Aufgabe der Materialbeschaffung und Lagerhaltung liegt auch im Krankenhaus in der zeitgerechten Bereitstellung aller zur Leistungserbringung erforderlichen Ge- und Verbrauchsgüter in entsprechender Beschaffenheit (medizinischer Bedarf, Material für Instandhaltung und Wartung, Büromaterial, Lebensmittel). Um diese Funktion erfüllen zu können, ist eine laufende mengen- und wertmäßige Erfassung aller Güterbewegungen im Krankenhaus erforderlich.

Die durch das Informationssystem wahrzunehmenden Funktionen sind:[73]

-   Einkaufsunterstützung (Offenlegung der Lieferantenbeziehungen, -konditionen und Qualitäten);

-   Wareneingangskontrolle, Terminüberwachung;

-   Bedarfsmeldung (Materialanforderung), Materialabgabe und Rücklieferung;

-   Lagerüberwachung, Überwachung von Verfallsdaten, Bestandserfassung und Fortschreibung;

-   Analysen (ABC-Analysen, Verbrauchsanalysen, Lagerkennzahlen, usw.);

-   Anwendungsschnittstellen: z.B. Finanzbuchhaltung, Kostenrechnung und Liquiditätsplanung.

4.3.1.1.1.2.   Apothekenbewirtschaftung

Die Apotheke wird hier gesondert behandelt, weil sie einen eigenständigen Platz im Betriebsgeschehen des Krankenhauses einnimmt. Einer Krankenhausapotheke kommt grundsätzlich die

---

71)   Vgl. Fäßler, K., Kupsch, P.U., Dietel, B., Beschaffungs- und Lagerwirtschaft, in: Heinen, E., Industriebetriebslehre, Entscheidungen im Industriebetrieb, 6., verbesserte Auflage, Wiesbaden 1978, S. 224.

72)   Die "Beschaffung" von Personal wird nicht hier, sondern im Rahmen der Personalwirtschaft behandelt.

73)   Vgl. u.a. Haase, M., Aufgaben und Organisation der Materialwirtschaft, in: Hildebrand, R. (Hrsg.), Handbuch Krankenhausmanagement, Kapitel 4.1., Beschaffung und Materialwirtschaft, München 1982, S. 7 ff. Eichhorn, S., Krankenhausbetriebslehre II, a.a.O., S. 116 f.

Aufgabe zu, die Versorgung der Patienten mit Arzneimitteln bei größtmöglicher "Arzneimittelsicherheit" sicherzustellen.[74]

Die Aufgaben liegen somit im Bereich der Beschaffung, Lagerung, Überprüfung, Eigenherstellung und Abgabe von Arzneimitteln; weiters in der Beratung der Ärzte bei der Auswahl der Arzneimittel, dem Aufbau und der Ergänzung einer Arzneimitteldokumentation, der Feststellung des Verbrauchs (mengen- und wertmäßig) und der Bereitstellung von Informationen für andere Bereiche (vor allem dem Leistungsbereich).

Das Informationssystem soll folgende Aufgaben unterstützen:

- Bestandsfortschreibung (Zugänge, Warenanforderungen durch die Verbrauchsstellen, Warenabgänge, Lagerbestandserfassung);[75]

- Bestellungen (Lieferantenbeziehungen, Qualität, Preis);[76]

- Analysen und Auswertungen (Artikellisten, ABC-Analysen, Indikationsgruppenanalysen, Verbrauchsanalysen);

- Erstellung von Arzneimittellisten;

- Bereitstellung von pharmakologischen Daten (z.B. Veträglichkeit) für autorisiertes Krankenhauspersonal;

- Erstellung von patientenindividuellen Medikationsprofilen;

- Anwendungsschnittstellen: z.B. Finanzbuchhaltung, Kostenrechnung, Stationen.

4.3.1.1.1.3.   Anlagenwirtschaft (Anlagenrechnung)

Der Begriff der Anlagenwirtschaft läßt sich verschieden weit fassen. Die Unterschiede beziehen sich auf die Funktion der Anlagenwirtschaft sowie den Umfang der art-, mengen- und wertmäßigen Erfassung und Abbildung von relevanten Daten.

Hier soll ein weiter Begriff im Sinne einer umfassenden Anlagenwirtschaft verwendet werden. Die Anlagenwirtschaft umfaßt hiermit die Beschaffung, Instandhaltung, Verwaltung und Ver-

---

74) Vgl. Krah, M., Türk, W., Birkner, W., Erhöhte Effizienz im Betriebsablauf einer Krankenhausapotheke bei Einsatz eines EDV-Systems, in: Krankenhaus-Umschau 11/1983, S. 792.

75) Vgl. u.a.: Zierer, J., Simon, H., Apotheke und Wirtschaftsverwaltung, in: Selbmann, H.K., Überla, K., Greiller, R. (Hrsg.), Alternativen medizinischer Datenverarbeitung, Fachtagung, München-Großhadern, 19. Februar 1976, Heidelberg 1976, S. 133 ff.

76) Vgl. z.B.: O.V., Apotheken bestellen mit APODAT, in: micro, Das Praxismagazin für Mikrocomputer, 1/1984, S. 14 ff.

äußerung von Anlagen, die Verarbeitung der die Anlagengüter betreffenden Finanzbuchhaltungsdaten und die Verarbeitung sonstiger die Anlagen betreffender Daten.[77]

Die Aufgaben des Informationssystems sind:[78]

- Anlagenbestandsführung (Erfassung von Zu- und Abgängen);

- Instandhaltung (Erfassung von Fremd- u. Eigenreparaturen, Instandhaltungsplanung;

- Analysen (Anlagenlisten, Altersstatistiken, Reparaturlisten, Ausscheidungslisten, Ausfallzeiten, Bereitstellung von Auslastungskoeffizienten);

- Anwendungsschnittstellen: z.B. Finanzbuchhaltung, Kostenrechnung.

4.3.1.1.1.4.   Personalwirtschaft

Die Personalwirtschaft betrifft einen der wichtigsten Faktoren des Krankenhauses, den Faktor Arbeit. Grundsätzliche Aufgabe der Personalwirtschaft ist die Bereitstellung und Sicherung von Arbeitskräften zur Erfüllung des Betriebszweckes sowie der Schulung und Weiterbildung des Personals entsprechend der ihm zugeordneten Aufgaben.

Das Informationssystem im Personalbereich sollte alle wichtigen Informationen liefern, die zur Planung, Entscheidung, Durchführung und Kontrolle der Maßnahmen im Bereich des betrieblichen Personalwesens benötigt werden.[79]

Für das Informationssystem entstehen daher folgende Aufgaben:[80]

- Unterstützung bei der Personalbedarfsermittlung;

- Unterstützung bei der Personalrekrutierung (Daten über Ausbildung, Anforderungen usw.);

---

77) Vgl. Grochla, E., Organisation der Anlagenwirtschaft, in: Grochla E. (Hrsg.), HWB der Organisation, Stuttgart 1973, S.62.

78) Vgl. u.a. Hildebrand, R., Anlagenwirtschaft - Ziele, Aufbau, institutioneller Rahmen, in: Hildebrand, R. (Hrsg.), Handbuch Krankenhausmanagement, Abschnitt 5.1., München 1982, S. 5 ff.

79) Vgl. u.a. Hackstein, R., Koch, G.A., Personalinformationssysteme, in: Gaugler, E. (Hrsg.), HWB des Personalwesens, Stuttgart 1975, Sp. 1575. Bierfelder, W., Personalwesen im öffentlichen Dienst, in: Gaugler, E. (Hrsg.), HWB des Personalwesens, Stuttgart 1975, Sp. 1733 ff.

80) Zum Einsatz von Personalinformationssystemen vgl. z. B.: Inngruber, H., Schrenk, A., Ein Personalinformationssystem auf EDV-Basis für die Krankenpflegeschule, in: Österreichische Krankenhauszeitung 24, 1983, S. 748 ff. Vgl. auch: Kampe, D.M., Kracht, P.J., Unternehmen Krankenhaus (VI); Steuerungsinstrumente für das Krankenhaus, in: Blick durch die Wirtschaft, 4. 4. 1985, S. 3.

- Personalbestandsführung[81] (Zu- und Abgänge an Personal, Personalbedarf);

- Personaleinsatzplanung[82] (Qualität u. Ausbildungsgrad des Personals, Bettenzahlen, Patientendaten - z.B. Therapie, Pflegedaten und -tage);

- Auswertungen (Urlaubslisten, Abwesenheitslisten, usw.);

- Lohn- und Gehaltsabrechnung (Ermittlung der Brutto- und Nettoentgelte, usw.);

- Anwendungsschnittstellen: z.B. Finanzbuchhaltung, Kostenrechnung, Leistungsstellen.

4.3.1.1.2. Subsystem Finanz- und Rechnungswesen

Das betriebliche Rechnungswesen umfaßt Verfahren zur zahlenmäßigen Erfassung und Auswertung quantifizierbarer eingetretener oder erwarteter Vorgänge und Sachverhalte innerhalb des Unternehmens und zwischen dem Unternehmen und der Umwelt. Es behandelt somit alle betrieblichen Geld- und Leistungsströme (vergangenheits- und zukunftsorientiert) in ihren wert- und mengenmäßigen Komponenten.

In den weiteren Ausführungen erfolgt eine Einteilung des Rechnungswesens in 5 Bereiche[83] - Finanzbuchhaltung und Finanzrechnung, Kostenrechnung, Sonderrechnungen, Gebührenverrechnung.[84]

---

81) Vgl. u.a.: Landersdorfer, T., Personalverwaltung, in: Selbmann, H.K., Überla, K., Greiller, R. (Hrsg.), Alternativen medizinischer Datenverarbeitung, Fachtagung, München-Großhadern, 19. Februar 1976, Heidelberg 1976, S. 128 ff.

82) Vgl. z.B.: Kutschera, J., Glass, P., Wagner, A., Ein Computerprogramm zur Aufstellung von Dienstplänen für Kliniken, in: Schlegel, B. (Hrsg.), Verhandlungen der Deutschen Gesellschaft für Innere Medizin, Achtzigster Kongreß, Wiesbaden 21. 4. - 24. 4. 1974, München 1974, S. 946 ff.

83) Vgl. zu möglichen Einteilungen des Rechnungswesens: Dellmann, K., Systematik des Rechnungswesens, in: Kosiol, E., Chmielewicz, K., Schweitzer, M., HWB des Rechnungswesens, 2., völlig neu gestaltete Auflage, Stuttgart 1981, Sp. 1416 ff.

84) Zum Rechnungswesen im Krankenhaus vgl. u.a.: Grosche, J.H., Rechnungswesen im Krankenhaus, in: Selbmann, H.K., Überla, K., Greiller, R. (Hrsg.), Alternativen medizinischer Datenverarbeitung, Fachtagung München-Großhadern, 19. Februar 1976, S. 136 ff. Adam, D., Krankenhäuser, Rechnungswesen der, in: Kosiol, E., Chmielewicz, K., Schweitzer, M. (Hrsg.), HWB des Rechnungswesens, 2., völlig neu gestaltete Auflage, Stuttgart 1981, Sp. 1126 ff. Eichhorn, S. (Hrsg.), Handbuch Krankenhausrechnungswesen, Grundlagen - Verfahren - Anwendungen, Wiesbaden 1982.

4.3.1.1.2.1. Finanzbuchhaltung und Finanzrechnung

Die Finanzbuchhaltung ist in der BRD nach neueren rechtlichen Vorschriften[85] auch in Krankenhäusern in Form einer doppelten Buchhaltung zu führen, die den Grundsätzen ordnungsgemäßer Buchführung entspricht.[86] In Österreich gibt es noch keine diesbezüglichen bundesweiten Vorschriften. Allerdings sind auf Landesebene Bestrebungen in dieser Richtung im Gange.[87] Die Führung einer doppelten Buchhaltung oder Mehrphasenbuchhaltung ist somit in Österreich zur Zeit nur dann zwingend erforderlich, wenn sie sich aus den Vorschriften des Handels- und/oder Steuerrechts ergibt. Betroffen hiervon sind vor allem Krankenhäuser mit diesbezüglichen Rechtsformen (z.B. Gesellschaft.m.b.H.).

Aus der Notwendigkeit der Einführung einer Kostenrechnung sind jedoch viele Krankenhäuser freiwillig zu einer Kombination[88] aus Finanzrechnung, kaufmännischer (doppelter) Buchführung und Kostenrechnung übergegangen.

Eine kamerale Buchführung wird dann nur noch aus Abstimmungserfordernissen mit öffentlichen Krankenhausträgern geführt.

Die Finanzrechnung als Stromgrößenrechnung arbeitet mit Ein- und Auszahlungen und verfolgt den Zweck der Überwachung des Liquiditätszieles. Die Aufgaben der Finanzrechnung liegen in der Erhöhung der finanzwirtschaftlichen Aussagefähigkeit des Rechnungswesens. Daraus ergibt

---

85) Vgl. zu den rechtlichen Bestimmungen in der BRD: Bundespflegsatzverordnung - BPflV vom 25. April 1973, DBGBl I S. 333. Landeskrankenhausgesetz (LKG) Berlin vom 13. 12. 1974, GVBl. S. 2810. Krankenhausgesetz des Landes Nordrhein Westfalen - KHG NW vom 27. Februar. 1975, GV.NW., S. 210. Verordnung über die Rechnungs- und Buchführungsverordnung - KHBV vom 10. April 1978, DBGBl. I. S. 473. Vgl. zu den rechtlichen Bestimmung in Österreich: Handelsrechtliche Bestimmungen: §§ 38 - 47 HGB, §§ 131 ff. AktG. § 23 Ges.m.b.H.-Gesetz; Steuerrechtliche Bestimmungen: §§ 124 - 132 BAO , sowie Bestimmungen des EStG, KöStG, UStG.

86) Vgl. u.a.: Grosche, J.H., Einführungsstrategien im administrativen Bereich der Kliniken, in: Ehlers, C.Th., Klar, R. (Hrsg.), Informationsverarbeitung in der Medizin (Wege und Irrwege), 22. Jahrestagung der GMDS, Göttingen 3. - 5. 10. 1977, Heidelberg 1979, S. 203 ff. Beckmann, R., EDV-unterstützter Einsatz im Haushalts-Kassen-Rechnungswesen, in: Reichertz, P.L., Schwarz, B. (Hrsg.), Informationssysteme in der medizinischen Versorgung, Ökologie der Systeme: Bericht von der 21. Jahrestagung der Deutschen Gesellschaft für medizinische Dokumentation, Informatik und Statistik e.V., Hannover, 26. 29. September 1976, Stuttgart 1978, S. 194 ff.

87) Auf Grund eines Landesgesetzes besteht z. B. für die steirischen Landeskrankenanstalten die Verpflichtung ab 1.1.86 eine kaufmännische Buchführung einzurichten.

88) Vgl. Chmielewicz, K., Betriebliches Rechnungswesen 1, Finanzrechnung und Bilanz, 3. Auflage, Opladen 1982, S. 13 ff.

sich unter anderem die Aufgabe der Planung und Kontrolle der Liquidität, der Ermittlung des Finanzbedarfs und das Aufzeigen charakteristischer Auszahlungs- und Einzahlungsstrukturen.[89]

Im Rahmen der Finanzbuchhaltung und Finanzrechnung sind somit folgende Aufgaben zu erfüllen:[90]

- Es sollen alle Güterbewegungen aufgezeigt werden, die mit Zahlungsvorgängen verknüpft sind. Dabei sind sowohl Bewegungen zwischen Umwelt und Unternehmen als auch innerhalb des Unternehmens zu erfassen.

- Es sind außerdem alle Zahlungsvorgänge zu erfassen, die unabhängig von Güterbewegungen sind.

- Weiters sind in periodischen Abschlüssen der Finanzsaldo (Darstellung der Einzahlungs- und Auszahlungskonten bzw. Zahlungsmittelkonten), die Bilanz (Darstellung der Vermögens- und Kapitallage) und die Gewinn- und Verlustrechnung (betrieblicher Gütereinsatz und Güterentstehung - Geschäftserfolg) zu ermitteln.

Für das Informationssystem ergeben sich folgende grundlegenden Aufgaben:

- Darstellung aller Geschäftsvorfälle in zeitlicher und sachlicher Ordnung mit den Auswirkungen auf das Betriebsvermögen;

- Erfassung und Dokumentation aller zahlungswirksamen Vorgänge für die Liquiditätsplanung und Sicherung (Darstellung der Einzahlungs- und Auszahlungsströme);

- Darstellung der Aufwendungen und Erträge der einzelnen Aufwands- und Ertragsarten, gegliedert nach stationärer und ambulanter Patientenbehandlung (gegebenenfallls auch weitere Unterteilungen - z.B. Lehre, Forschung und Ausbildung).

4.3.1.1.2.2.   Die Kosten- und Leistungsrechnung

Die Kosten- und Leistungsrechnung hat die Aufgabe, die Höhe des tatsächlichen ausgeführten oder geplanten Güter- bzw. Dienstleistungseinsatzes und der bewerteten Güter- bzw. Dienstleistungserstellung festzustellen.

---

89) Vgl. Bührens, J., Grundlagen des Rechnungswesens, Königstein/Ts. 1984, S. 181 f.
90) Vgl. Platzer, W., Kros, W., Buchhaltungs- und Bilanzierungshandbuch, 7. überarbeitete Auflage, Wien 1983, S. 13.

Inhalt und Umfang der Kosten- und Leistungsrechnung eines Krankenhauses werden einmal durch rechtliche Bestimmungen[91] sowie dadurch bestimmt, welche Erkenntnisse aus diesem Teil des Rechnungswesens gewonnen werden sollen.[92]

Aus der oben genannten globalen Aufgabenstellung der Kosten und Leistungsrechnung lassen sich eine Vielzahl von Einzelaufgaben ableiten.[93]

Die Verarbeitung innerhalb der Kostenrechnung gliedert sich in die Kostenarten-, Kostenstellen- und Kostenträgerrechnung sowie die Leistungsrechnung. Die im Rahmen der Kostenartenrechnung erfaßten Kosten werden in der Kostenstellenrechnung auf die kostenverursachenden Bereiche umgelegt. Die Kostenträgerrechnung hat die Aufgabe, die Kosten der im Leistungserstellungsprozeß des Krankenhauses erbrachten Sach- und Dienstleistungen zu ermitteln.

In der Leistungsrechnung erfolgt die mengen- und wertmäßige Zuordnung der Leistungen,[94] unterteilt nach Leistungsart, Leistungsstelle und empfangender Kostenstelle. Die nach der allgemeinen Betriebspraxis im Rahmen der Kostenträgerrechnung als Kostenträger-Zeitrechnung oder Kostenträger-Stückrechnung durchzuführende Leistungsrechnung ist für das Krankenhaus zumindest vorerst nicht vollziehbar. Dies deshalb, weil einerseits im Krankenhaus Erlöse für die Hauptleistungen fehlen bzw. unter dem geltenden Pflegesatzsystem, von den gesondert berechneten Leistungen einmal abgesehen, nur in Form des pauschalierten Pflegesatzes erzielt werden, und andererseits die aufgrund dieses Sachverhaltes erforderlichen Ersatzleistungsmaßstäbe noch nicht zur Verfügung stehen.[95] Die Leistungsrechnung im Krankenhaus beschränkt sich daher zur Zeit auf die Erfassung und Bewertung der Sekundärleistungen des Krankenhauses im Rahmen der Kostenstellenrechnung (Einzelleistungen im Bereich von Diagnostik, Therapie, Verpflegung usw.).

---

91) Vgl. für die BRD z.B. Krankenhaus - Buchführungsverordnung (KHBV), DBGBl I vom 14. 4. 1978. Vgl. für Österreich z.B. Krankenanstaltenkostenrechnungsverordnung KVR, BGBl. Nr. 328 vom 30. 6. 1977.
92) Vgl. Kampe, D.M., Kracht, P.J., Unternehmen Krankenhaus (V); Kontrolle ist kein Selbstzweck, in: Blick durch die Wirtschaft, 1. 4. 1985, S. 3. Vgl. auch: Senn, E., EDV im Gesundheitswesen, in: Das Schweizer Spital, 2/1979, S. 81 ff.
93) Vgl. zu den Aufgaben der Kostenrechnung: Lexa, H., Kostenrechnung im Bankbetrieb, in: Österreichisches Institut für Sparkassenwesen (Hrsg.), Vierteljahres-Schriftenreihe, Heft 4, 1980, S. 7 f.
Vgl. auch: Seicht, G., Moderne Kosten- und Leistungsrechnung, 3., vollständig überarbeitete und erweiterte Auflage, Wien 1981, S. 18 ff.
94) Vgl. Frischknecht, W., Ein Kalkulationsschema für diagnostische und therapeutische Leistungen in der Medizin, in: Das Schweizer Spital, Nr. 2, 1979, S. 63 ff.
95) Vgl. u.a.: Bölke, G., Leistungsrechnung - Leistungsstatistik, in: Eichhorn, S., Handbuch Krankenhausrechnungswesen: Grundlagen - Verfahren - Anwendungen, Kapitel 6, Wiesbaden 1982, S. 329 f.

Die neueste Entwicklung in der Krankenhauskostenrechnung[96] geht in Richtung auf eine Fall-kostenrechnung im Rahmen der Kostenträgerrechnung (Ermittlung der Kosten pro Fall oder Diagnose). Aufgaben des Informationssystems sind hier:[97]

- Erfassung, Aufbereitung und Dokumentation kosten- bzw. leistungsrelevanter Daten im Rahmen der Kosten- und Leistungsrechnung (z.B. Personalkosten, Kosten für medizinische Gebrauchs- und Verbrauchsgüter, Kosten für nichtmedizinische Gebrauchs- und Verbrauchsgüter, Kosten für medizinische Fremdleistungen, Kosten für nichtmedizinische Fremdleistungen, Energiekosten);[98]

- Zuordnung der Kosten- und Leistungsarten zu den Kostenstellen als Grundlage für Wirtschaftlichkeitskontrollen (Verantwortungsbereiche);

- Erstellung von Analysen verschiedenster Art (z.B. Analyse einzelner Organisationseinheiten, Erstellung von Wirtschaftsplänen, Ermittlung von Fallkosten mittels Zuordnung und Bewertung aller Leistungen zu einem Patienten oder Krankheitsfall, Materialverbrauch und sonstige Kosten).

4.3.1.1.2.3. Sonderrechnungen (z.B. Investitionsrechnung und Statistik)

In diesem dritten Bereich des Rechnungswesens sollen Sonderrechnungen zusammengefaßt werden, die nicht im Rahmen der Kostenrechnung und der Finanzbuchhaltung/Finanzrechnung erstellt werden. Die Grundfunktion aller Planungsrechnungen ist es, unter Anwendung von Verfahren quantitative Daten zur Vorbereitung oder Kontrolle von Entscheidungen zu verarbeiten. Im Krankenhausbereich sind vor allem Wirtschaftlichkeitsrechnungen sowie einige spezielle Statistiken von Interesse. Investitionsrechnungen dienen der Vorbereitung von Investitionsentscheidungen. Ihre Aufgabe ist es, mit Hilfe von Kennzahlen Urteile über die Vorteilhaftigkeit von Investitionsobjekten und Kombinationen von Investitionsobjekten zu ermöglichen.[99] Im Bereich der Statistik werden Daten aus verschiedenen Bereichen des Krankenhauses zusammengezogen, strukturiert und für Analysen verwendet.

---

96) Vgl. Kampe, D.M., Kracht, P.J., Unternehmen Krankenhaus (XVI); Das amerikanische Gesundheitswesen - Ein Überblick, in: Blick durch die Wirtschaft, 7. 6. 1985, S. 3.
97) Vgl. z.B.: Hansen, K., Entscheidungsorientiertes Rechnungswesen im Krankenhaus, in: Krankenhaus-Umschau 1, 1984, S. 22 f.
98) Vgl. Mandl, D., Kostenrechnungshandbuch, 3., erweiterte Auflage, Wien 1984, S. 389 f.
99) Vgl. u.a. Seicht, G., Investitionsentscheidungen richtig treffen; Theoretische Grundlagen und praktische Gestaltung moderner Investitionsrechnungsverfahren, 3. bearbeitete und wesentlich erweiterte Auflage, Wien 1979, S. 21 ff. Schneider D., Investition und Finanzierung, Lehrbuch der Investitions-, Finanzierungs- und Ungewißheitstheorie, 5., Auflage, Opladen 1980, S. 231 ff.

38

Die Aufgaben des Informationssystems sind zu sehen in der:

- Prognose und Dokumentation von Zahlungsvorgängen für geplante Investitionen;

- Berechnung von Vorteilhaftigkeitskennzahlen für Investitionsobjekte und -projekte;

- Berechnung von Kennzahlen (z.B. Cash Flow, Planvergleiche, Verweildauer, Bettenausnut-
  zungsgrad, Fallzahlenanteil, Pflegetageanteil);

- Erfassung und Aufbereitung von statistischem Material (z.B. Verweildauerstatistik, Zu- und
  Abgänge, Verlegungen, Entlassungen, Todesfälle, Morbiditäts- bzw. Diagnosestatistiken).

4.3.1.1.2.4. Pflegegebührenverrechnung

Aufgabe der Gebührenverrechnung ist die Bereitstellung der Abrechnung für einen Patienten
aufgrund vollständiger Daten über den Patienten[100] (inkl. spezieller Bedingungen wie z.B. Entlassung oder Aufenthalt über 90 Tage). Zu unterscheiden sind die Gebührenverrechnung im ambulanten und im stationären Bereich. Aufgaben des Informationssystems im stationären Bereich
sind:[101]

- Bewertung der Pflegetage;

- Bewertung der Einzelleistungen;

- Erstellung von Sammel- und Einzelbuchungen samt Beilagen (Sondergebühren und Sonder-
  leistungen);

- Führung einer Patientenbuchhaltung (Übernahme der Zahlungseingänge für Rechnungen,
  eigene und "fremde" Teilzahlungen, Abschreibungen und Rückzahlungen von der Finanzbuchhaltung und "Verbuchung" zu den Patientendaten, Aufschlüsselung auf die einzelnen
  Gebührenarten;

- Analysen (z.B. Sondergebühreneinnahmen nach leistenden Stellen, Statistik der Einzelleistungen, Kostenzahlerstatistik);

- Austausch von Daten mit anderen Bereichen (Patientenverwaltung, Finanzbuchhaltung, Kostenrechnung).

---

100)　　Vgl. u.a.: Winter, M., Der Wirtschafts-, Verwaltungs- und technische Dienst, in: Müller,
　　　　H.-W. (Hrsg.), Führungsaufgaben im modernen Krankenhaus, Stuttgart 1980, S. 297.
101)　　Vgl. u.a.: Voss, D.J., Abrechnung stationärer Behandlungsfälle im Klinikum der
　　　　Christian-Albrecht-Universität Kiel, in: Ehlers, C.Th., Klar, R. (Hrsg.),
　　　　Informationsverarbeitung in der Medizin (Wege und Irrwege), 22. Jahrestagung der GMDS,
　　　　Göttingen 3. - 5. 10. 1977, Heidelberg 1979, S. 181 ff.

Im ambulanten Bereich sind folgende Aufgaben gegeben:

- Bewertung von Einzelleistungen;

- Erstellung von Einzelrechnungen;

- Erstellung von periodischen Abrechnungen pro Leistungsstelle;

- Führung einer Patientenbuchhaltung (Erfassung aller ein- oder ausgehenden Zahlungen für jeden Ambulanzfall);

- Auswertungen (z.B. Statistiken über Ambulanzgebühreneinnahmen nach Leistungsstellen, Kostenzahlerstatistik, Leistungsstatistik der Einzelleistungen aufgeschlüsselt nach Leistungsstellen);

- Austausch von Daten mit anderen Bereichen (z.B. Patientenverwaltung, Finanzbuchhaltung, Kostenrechnung).

4.3.1.2.   Das patientenorientierte Subsystem

4.3.1.2.1.   Patientenadministration

4.3.1.2.1.1.   Patienteneinbestellung

Für die Erbringung der krankenhausspezifischen Leistungen in der jeweiligen Leistungsstelle (z.B. Labor, Ambulanz, Röntgen) ist eine Koordination und Steuerung der Patienteneinbestellung für alle ambulanten und stationären Patienten unter Berücksichtigung von Kapazitätsfreiräumen für auftretende Notfälle durchzuführen.

Die wichtigsten Informationsaufgaben liegen hier in der:

- Bereitstellung von relevanten Daten für die Patienteneinbestellung;

- Erstellung von Einbestellungsplänen.

4.3.1.2.1.2.   Bettenbelegungsplanung

Auf den einzelnen Stationen finden laufend Änderungen in der Belegung der Krankenbetten statt. Die Planung und Steuerung der Bettenbelegung (im Zusammenhang mit der Einbestellung, Aufnahme, Verlegung bzw. Entlassung) ist für einen reibungslosen Betriebsablauf im Krankenhaus von besonderer Bedeutung. An Informationsaufgaben fallen hier an:

- Ermittlung der voraussichtlichen zeitlichen Belegung von Betten;

- belegungsrelevante Patientendaten (z.B. Geschlecht, Alter, Diagnosen);

- belegungsrelevante Arztdaten (z.B. Belegarztsystem);

- Erstellung von Belegungsvorschlägen bzw. Belegungsplänen;

4.1.2.1.3. Patientenaufnahme

Beim erstmaligen Kontakt des Patienten mit dem Krankenhaus, im Rahmen der Aufnahme sind eine Vielzahl von personenbezogenen und medizinischen Daten zu erfassen.[102] Die erfaßten Daten sind an die betroffenen Leistungsstellen bzw. Verwaltungsbereiche weiterzuleiten.[103] Das Verfahren kann grundsätzlich bei ambulanten und stationären Patienten gleich oder unterschiedlich sein. Auf jeden Fall ist ein gesondertes Verfahren für die Aufnahme von Notfällen vorzusehen. Aufgaben des Informationssystems sind hierbei:[104]

- Erstellung von Aufnahmeunterlagen (z.B. Vergabe von Patientennummern, Krankenge- schichtedeckblatt, Laufzettel mit Stammdatenblatt, Klebeetiketten, Ambulanzakt, Datener- fassung für die weitere Behandlung im Krankenhaus);

- Weiterleitung der Daten in andere Bereiche (z.B. Station, Verwaltung);

- Änderung und Ergänzung der Daten (Erfassung der Erstkostenübernahme, Erfassung vor Verlängerungsansuchen bzw. Kostenübernahme).

4.3.1.2.1.4. Patientenverwaltung im engeren Sinne

In diesem Bereich sind alle jene Verwaltungsaufgaben angesiedelt, die während des Aufenthaltes des Patienten im Krankenhaus anfallen.[105] Aufgaben des Informationssystems sind hier z.B.:

---

102) Vgl. Pfeuffer, B., Die Verknüpfung der patientengebundenen Verwaltung mit dem Be- triebsablauf eines Großklinikums, in: Reichertz, P.L., Schwarz, B. (Hrsg.), Informationssy- steme in der medizinischen Versorgung, Ökologie der Systeme: Bericht von der 21. Jah- restagung der Deutschen Gesellschaft für medizinische Dokumentation, Informatik und Statistik e.V., Hannover 26. - 29. September 1978, S. 246 ff.

103) Vgl. o.V., Data processing in the health services - a new direction, in: New Zealand Ho- spital, October 1983, S. 19.

104) Vgl. u.a.: Meyer-Bender, B., Das Patientenaufnahmesystem, in: Selbmann, H.K., Überla, K., Greiller, R. (Hrsg.), Alternativen medizinischer Datenverarbeitung, Fachtagung Mün- chen-Großhadern, 19. Februar 1976, S. 115 ff.

105) Vgl. Schaller, H.D., Daxberger, W., Hempen, C.H., Patientenverwaltung, in: Selbmann, H.K., Überla, K., Greiller, R. (Hrsg.), Alternativen medizinischer Datenverarbeitung, Fachtagung München-Großhadern, 19. Februar 1976, S. 122 ff.

- Änderung der Verwaltungsdaten;

- Erstellung von Statistiken;

- Änderung der Kostenstelle.

4.3.1.2.1.5. Patientenbestandsverwaltung

Die Patientenbestandsverwaltung dient der Istbestandserfassung aller Patienten in einem Krankenhaus.[106] Dabei geht es vor allem darum, Differenzen zwischen Soll- (Bestand laut Aufnahmeunterlagen) und Istbestand zu beseitigen. Der Schwerpunkt der Patientenbestandsverwaltung liegt somit auf der Verbleibsregistrierung. Alle "Bewegungen" eines Patienten innerhalb des Krankenhauses müssen erfaßt werden. Aufgaben des Informationssystems sind:

- Aufnahme- bzw. Entlassungsbestätigung der jeweiligen Station;

- Belegungsstand jeder Station;

- Erfassung von Klasseänderungen;

- Erstellung einer Mitternachtsstatistik (Erfassung des Mitternachtsbestandes);

- Aufzeigen von Istbestandsdifferenzen;

4.3.1.2.1.6. Leistungsplanung und -erfassung

Die am bzw. für den einzelnen Patienten zu erbringenden Leistungen sind soweit als möglich zu planen und detailliert und lückenlos zu erfassen.[107] Dies gilt selbstverständlich für ambulante wie stationäre Patienten. Aufgaben des Informationssystems sind hier:

- Erfassung aller geplanten und tatsächlich erbrachten Leistungen (inkl. Wahlleistungen);

- Weiterleitung von Daten an andere Bereiche (z.B. Fakturierung).

---

106) Vgl. u.a.: Douglass, A.W., The Administrative System, in: Collen, F.M. (Hrsg.), Hospital Computer Systems, London 1974, S. 87. - Übermittlung von Daten an andere Bereiche (z.B. Patientenabruf); - Auswertungen (Aufnahmeliste, Bestandsliste, Mitternachtsstatistik, Entlassungsschein, Sterbeliste, Transferierungslisten);

107) Vgl. u.a.: Bartoniczek, H., Ist KIBITZ das Kommunikationssystem der Zukunft?, in: Krankenhaus-Umschau 9, 1983, S. 667 ff. Klein, R., EDV im Pflegebereich - Einsatz von Terminals auf den Krankenstationen, in: Krankenhaus-Umschau 8, 1984, S. 594 ff.

4.3.1.2.1.7. Patientensteuerung

Die Patientensteuerung befaßt sich mit der terminlichen Zuordnung der Patienten zu den Leistungsstellen des Krankenhauses (z.B. Röntgen, Nuklearmedizin, Physiotherapie).[108]

Grundlage für die Patientensteuerung sind einerseits die Leistungsanforderungen an die Leistungsstelle aufgrund täglicher Visiten, der Aufnahmeuntersuchung, der OP-Vorbereitung oder aktueller Entwicklung im Krankheitsgeschehen und andererseits die personelle und technische Kapazität der Leistungsstelle.

Aufgabe des Informationssystems sind:

- Erstellung und Übermittlung der Leistungsanforderungen;

- Übermittlung des Krankenaktes;

- Erstellung von Arbeitslisten für den einzelnen Arbeitsplatz;

- Gestaltung eines Terminplanes für die jeweilige Leistungsstelle unter Berücksichtigung von Pufferzeiten für Notfälle.

4.3.1.2.1.8. Entlassung und Abrechnung

Das Verlassen des Krankenhauses kann in einer Entlassung als auch in einer Verlegung in eine andere Behandlungsinstitution (anderes Krankenhaus, Pflegeheim usw.) bestehen.

Aufgaben des Informationssystems sind hier vor allem Verwaltungsaufgaben.[109]

- Erstellung einer umfassenden Dokumentation;

- Erstellung von Statistiken;

- Weiterleitung von Unterlagen;

- Fakturierung (Unterscheidung nach ambulanten und stationären Patienten bzw. "Kassen-" und "Privatpatienten").

---

108) Wilde, E., EDV-Einsatz am Beispiel des Zentralklinikums Augsburg, in: Hildebrand, R. (Hrsg.), Handbuch Krankenhausmanagement, Abschnitt 6.3., München 1982, S. 15 ff.

109) Vgl. u.a.: Schaller, H.D., Daxberger, W., Hempen, C.H., Patientenverwaltung, a.a.O., S. 122 ff.

4.3.1.2.2.   Ärztlich/pflegerische Applikationen

4.3.1.2.2.1.   Diagnose und Therapie

Bei diagnostischen und therapeutischen Leistungen im Pflegebereich ist zu unterscheiden, ob diese in der Station selbst erbracht werden können (z.B. Verbandswechsel, Blutdruckmessung, Medikamentenverabreichung) oder die Mitwirkung anderer Leistungsstellen erforderlich ist (Labor, Röntgen usw.). Aufgaben[110] des Informationssystems liegen hier vor allem in der:

- Erfassung und Dokumentation der diagnostischen und therapeutischen Daten,

- Überwachung des Therapieverlaufes (Verlaufsüberwachung);

- Koordination mit den Leistungsstellen;

- Erfassung der erbrachten Leistungen;

- Erstellung von Unterlagen (z.B. Leistungsanforderungsbelege, Laborprobeetiketten, Befunde);

- Anforderungsgestaltung an die Versorgungseinrichtungen.

4.3.1.2.2.2.   Medizinische Leistungsbereiche

In einer Reihe von medizinischen Leistungsstellen des Krankenhauses können bzw. könnten Informationssysteme Arbeitsabläufe unterstützen. Beispiele für solche Leistungsstellen sind die Röntgendiagnostik, die Nuklearmedizin, Laboratorien[111] und die Funktionsdiagnostik.

Dem Informationssystem kommen daher vor allem die folgenden Aufgaben zu:

- Erfassung der Leistungsanforderungen;

- Erfassung, Auswertung und Übermittlung von Meßwerten;

- Arbeitsablaufplanung (Arbeitslisten) in den Leistungsbereichen;

- Erfassung der erbrachten Leistungen;

- Übermittlung der Daten in andere Bereiche (Kostenrechnung, Gebührenverrechnung);

---

110)   Bodendorf, F., Salm, R., Peterson, K.-G., Übermittlung von Informationen mit EDV-Unterstützung in der Klinikroutine, in: Das Krankenhaus, 11/1984, S. 490 ff.

111)   Vgl. z. B.: Scholer, A., Die EDV im klinischen-chemischen Laboratorium des Kantonsspitals Basel, in: Österreichische Krankenhauszeitung 25, 1984, S. 517 ff.

- statistische Auswertungen für medizinische Zwecke;

- Verwaltung der Laborbefunde;

- Anforderungen an die Versorgungseinrichtungen (Lager, Apotheke).

4.3.1.3. Das Dokumentationssystem

4.3.1.3.1 Das betriebliche Dokumentationssystem

Im Rahmen der Administration des Krankenhauses fallen eine Vielzahl von Dokumenten an, die in adäquater Weise zu speichern sind.[112] Die Speicherung kann im Original, in mikroverfilmter Form[113] und wahrscheinlich in naher Zukunft auf optischen Speichermedien (Lasertechnik) erfolgen.

Die Probleme im Bereich der Dokumentationssysteme liegen in der Masse der Daten und damit vor allem in der Frage, wie benötigte Informationen (Dokumente) in angemessener Zeit lokalisiert werden können. Aufgaben des Informationssystems sind:

- Vergabe von Kennzeichen zum schnellen Wiederauffinden von Dokumenten;

- Abspeichern von Informationen (Dokumenten) auf optischen Speichern;

- Zurverfügungstellen der benötigten Informationen (Dokumente) am benötigten Ort in angemessener Zeit (Übertragung an die jeweiligen Bereiche des Krankenhauses).

4.3.1.3.2. Das medizinische Dokumentationssystem

Ein medizinisches Dokumentationssystem soll dazu dienen, die Erstellung, Übertragung, Speicherung und Wiederauffindung medizinisch-fachlicher Informationen zu verbessern. Aus dieser Verbesserung könnte schließlich eine quantitative und qualitative Leistungssteigerung der Krankenbehandlung resultieren.

Als Technologien, die in Zukunft Einsatz finden werden, sind die Textverarbeitung, Bürofernschreiben, Fernkopieren, Standbildübertragung und -speicherung und Faksimileübertragung zu nennen.[114]

---

112) Vgl. Sommerlatte, T.,W.H.A., Information und Kommunikation, in: Hildebrand, R. (Hrsg.), Handbuch Krankenhausmanagement, Abschnitt 6.1., München 1978, S. 8.

113) Vgl. Kampe, M.D., Kracht, P.J., Unternehmen Krankenhaus (XI), Computer, der Helfer von Ärzten und Patient, in: Blick durch die Wirtschaft, 25. 4. 1985, S. 3.

114) Vgl. Sommerlatte, T.,W.H.A.; Information und Kommunikation, a.a.O., S. 12.

Das medizinische Dokumentationssystem[115] umfaßt dann Applikationen vom Zugriff auf dezentrale Datenansammlungen (z.B. Labordokumentation) über zentrale Dokumentationssysteme (z.B. Krankenblattarchiv) bis hin zum Aufbau und der Abfrage von medizinischen Literaturdatenbanken.[116]

Aufgaben des Informationssystems sind:

- Bereitstellung von Textmodulen für die Erfassung von Diagnose, Therapie und Behandlungsdaten;

- Leistungsanforderungen in variablen Texten;

- Unterstützung des schnellen Zugriffs auf die gewünschten Informationen (Dokumente) in den vorhandenen einschlägigen Datensammlungen (ev. Datenbanken);

- Übertragung der Informationen (Dokumente) an die anfordernden Bereiche.

4.3.1.4. Sonderbereiche

Im Rahmen der Sonderbereiche sind alle jene Anwendungen zu betrachten, die entweder auf Wunsch zusätzlich zu den "Standardbereichen" EDV-unterstützt werden können sowie Bereiche, die sich aus der spezifischen fachlichen Ausrichtung mancher Krankenhäuser entwickelt haben.

4.3.1.4.1. Speiseversorgung

Die Aufgaben der Speiseversorgung liegen in der Bereitstellung von Frischkost unter Berücksichtigung medizinischer und pflegerischer Erfordernisse (Diätversorgung) sowie in der Termin- und Mengenplanung für die Versorgung.[117]

Aufgaben des Informationssystems in diesem Bereich sind:

- Erfassung von Rezepten;

---

115) Zum Stand der medizinischen Dokumentation in der BRD vgl. Reichertz, P.L., Lordieck, W., EDV-Einsatz in Krankenhäusern: Erfahrungen und Ausblick, (4. Fortsetzung), in: Das Krankenhaus, 1/1985, S. 27.

116) Vgl. Kampe, D.M., Kracht, P.J., Unternehmen Krankenhaus (XVIII); Anforderungen an das Krankenhausmanagement, in: Blick durch die Wirtschaft, 21. 6. 1985, S. 3.

117) Vgl. z. B.: Juranek, H., Black, B., Der Abbruch des Menüoptimierungsprojektes im Klinikum Tübingen nach 1 1/2 jähriger Realisierungsphase; Technische oder menschliche Ursachen, in: Ehlers, C.Th., Klar, R. (Hrsg.), Informationsverarbeitung in der Medizin (Wege und Irrwege), 22. Jahrestagung der GMDS, Göttingen 3. - 5. 10. 1977, Heidelberg 1979, S. 194 ff.

- Erstellung von Speiseplänen (für fixierte Zeiträume);

- Evidenthaltung der Lebensmittel;

- Erfassung der Neuanforderungen der Stationen und Bediensteten;

- Essenskalkulation;

- Erfassung der Änderung von Anforderungen;

- Kontrollen aufgrund von Normfassungen für einen vorgegebenen Zeitraum (z.B. eine Woche);

- Erstellung von Anforderungslisten an das Lager;

- Vor- und Nachkalkulation der Menues;

- Unterstützung der Zeit- und Personaleinsatzplanung in diesem Bereich;

- Überleitung von Daten in andere Bereiche (z.B. Lager, Statistik, Finanzbuchhaltung, Kostenrechnung).

4.3.1.4.2. Sonstige Sonderprogramme

Die Anwendungsmöglichkeiten der EDV im Krankenhaus erweitern sich ständig. Immer mehr spezielle Informationsbedürfnisse werden durch EDV-Anlagen und spezifische Software unterstützt. Im folgenden seien zwei solcher Sonderanwendungen genannt. Von Bedeutung ist auf jeden Fall, daß versucht wird die Sonderanwendung in das Gesamtinformationssystem zu integrieren und damit einen Datenaustausch zu ermöglichen. Ein Sonderbereich ist die Hauswirtschaft und Hygiene. Der EDV kommen hier Unterstützungsfunktionen im Bereich der Planung und Steuerung des hauswirtschaftlichen Dienstes sowie dessen Überwachung und der Terminplanung für große Reinigungsvorhaben (Grundreinigungen) zu.[118]

Eine zweite Sonderanwendung ist die Unterstützung der Führung eines flächendeckenden Notarztsystems unter Berücksichtigung von Krankenhäusern und niedergelassenen Ärzten (z.B. Personaleinsatz, Wageneinsatzplanung, Nachweis von freien Krankenbetten).[119]

---

118) Vgl. Lange, S., Prestel, J., Autonomes Krankenhausinformationssystem, Übersicht Software, Teil II, in: Das Krankenhaus, 1984, S. 69.

119) Vgl. Ebenda, S. 69. Vgl. auch Geiss, E., - EDV für die Arztpraxis - Entscheidungshilfe oder Verwaltungsrationalisierung, in: Ehlers, C.Th., Klar, R. (Hrsg.), Informationsverarbeitung in der Medizin (Wege und Irrwege), 22. Jahrestagung der GMDS, Göttingen 3. - 5. 10. 1977, Heidelberg 1979, S. 605 f.

4.3.2. Hardwarebezogene Aspekte eines KIS

Hardware für ein KIS, bestehend aus Rechner, Speicher, Bildschirm, Tastatur, Drucker, Plotter, etc. wird heute bereits in einer unüberschaubaren Zahl angeboten. Dabei kann allerdings in nur sehr wenigen Fällen von einer Gesamtkonzeption in Richtung auf ein integriertes KIS gesprochen werden. Die Zusammenstellung der einzelnen angebotenen Elemente wird meist dem Anwender überlassen. Ziel der folgenden Überlegungen soll es sein, grundlegende Gestaltungsmöglichkeiten aus dem Blickwinkel der Hardware aufzuzeigen. Die konkrete Gestaltung des Systems hängt dann natürlich von den Aufgaben, dem angestrebten Grad der EDV-Unterstützung des jeweiligen Krankenhauses, bzw. von der angestrebten Integration der Aufgaben im Rahmen des KIS ab.

Weiters wird darauf Bedacht genommen, daß die Erfordernisse an ein modernes Krankenhausmanagement bereits bei der Hardwarekonzeption berücksichtigt werden müssen.

Seit den ersten Ansätzen einer EDV-Unterstützung der Funktionserfüllung im Krankenhaus wurden eine Vielzahl von Hardwarekonzepten für ein KIS entwickelt.

Im Laufe der Zeit haben sich im Krankenhaus drei alternative Datenverarbeitungskonzepte für das Krankenhaus herausgebildet. Diese Konzepte sind:

- das rechenzentrumsorientierte (externe) Konzept,

- die Verbundlösung und

- das autonome (interne) Konzept.

Diese Konzepte spiegeln in der obigen Reihenfolge eine Art geschichtliche Entwicklung des EDV-Einsatzes im Krankenhaus wieder und sind das Spiegelbild mannigfacher Einflüsse und Entwicklungsfaktoren.

Die Unterstützung des Krankenhausinformationssystems durch ein externes EDV-System wurde vor allem als Einstieg der Krankenhäuser in die EDV-Unterstützung gewählt. Unproblematisch war die Anwendung vor allem solange, als sich die Anwendungen weitestgehend auf zeitunkritische, in der Regel administrative Aufgaben beschränkten.

Die Unzufriedenheit mit Rechenzentrumslösungen, die Änderungen im Hard- und Sofwarebereich, die Kostenentwicklung und die Ausweitung der Aufgabenunterstützung durch die EDV haben dann zuerst zu einer Entwicklung von sogenannten Verbundlösungen geführt. Diese Verbundlösungen sind dadurch charakterisiert, daß ein Teil der EDV-Aufgaben im Krankenhaus und ein Teil extern abgewickelt wird. Extern werden vor allem zeitunkritische (i.d.R. administra-

48

tive) Aufgaben ausgeführt. Diese Lösung wird zur Zeit vor allem in kleineren Krankenhäusern als die sinnvollste angesehen.[120]

Bei der autonomen Lösung (krankenhausinterne EDV) werden in der Regel alle EDV-Aufgaben im Krankenhaus selbst abgewickelt.

Als grundsätzliche Vorteile dieser Lösung werden genannt:

- die Präsenz der Daten im Krankenhaus,

- die spezielle auf das Krankenhaus ausgelegte Bearbeitung,

- die schnelle Verfügbarkeit der Daten und

- die bessere Anpassung der DV-Leistung an die Anforderungen der Sachbearbeiter.

Die weitere Darstellung der Hardwareaspekte orientiert sich an der autonomen Lösung.

Untersucht man alle Ansätze zu EDV-Lösungen im Krankenhaus, so können 4 Grundphilosophien unterschieden werden. Diese Philosophien sind:

- eine zentrale Großrechenanlage oder

- mehrere Rechner mittlerer Größe, die mit einem mittelgroßen Hostrechner kommunizieren,

- ein Minicomputer-/PC-Netzwerk sowie

- ein Kommunikationssystem, das alle EDV-Ressourcen eines Krankenhauses durch Vernetzung verbindet (KIS der Zukunft).

---

120) Vgl. Kampe, D.M., Kracht, P.J., Unternehmen Krankenhaus (XVII); Entwicklungstendenzen im Gesundheitswesen, in: Blick durch die Wirtschaft, 14.6.1985, S. 3. Vgl. Kampe, D.M., Kracht, P.J., Unternehmen Krankenhaus (IX); Wie sieht die richtige Datenverarbeitung aus? in: Blick durch die Wirtschaft, 18.4.1985, S. 3.

4.3.2.1.   Terminalsystem mit einem Universalcomputer

Dieser Ansatz folgt der Idee, um einen einzigen großen Rechner ein System von Terminals auf-
zubauen. Abbildung 5 zeigt die Grundstruktur eines solchen Systems.[121]

Das Hauptargument für ein solches System war vor allem in den Anfängen der Gestaltung von
integrierten Informationsystemen die Möglichkeit der Unterstützung des Arbeitens mit Datenbanken (Datenbasis, Datenbankverwaltungssystem und Datenmanipulationssprache) durch solche
Rechner.[122] Durch die Entwicklung von Datenbanken bzw. Netzwerksoftware, die auch den Zugriff auf Datenbanken innerhalb von Netzwerken gestattet, ist dieses Argument, das vor allem von
Anbietern diesbezüglicher Großanlagen vertreten wird, etwas entkräftet worden.

Die Vorteile eines solchen Systems liegen in einer sehr straffen Organisation der Datenverarbeitung. Nachteilig könnte eine relativ starke Abhängigkeit von der Anwendung eines Anbieters und
damit eine gewisse Inflexibilität im Hinblick auf Zusatzapplikationen sein. Die Philosophie des
zentralen Großrechners ist außerdem eine kostenintensive Philosophie.

---

121)   Vgl. Hildebrand, R., Datenverarbeitung im Krankenhaus; Bestandsaufnahme und weitere
       Entwicklung - , in: Hildebrand, R. (Hrsg.), Handbuch Krankenhausmanagement, Abschnitt
       6.4., München 1982, S. 17.
122)   Vgl. Schmitz, H.H., Hospital Information Systems, a.a.O., 12.

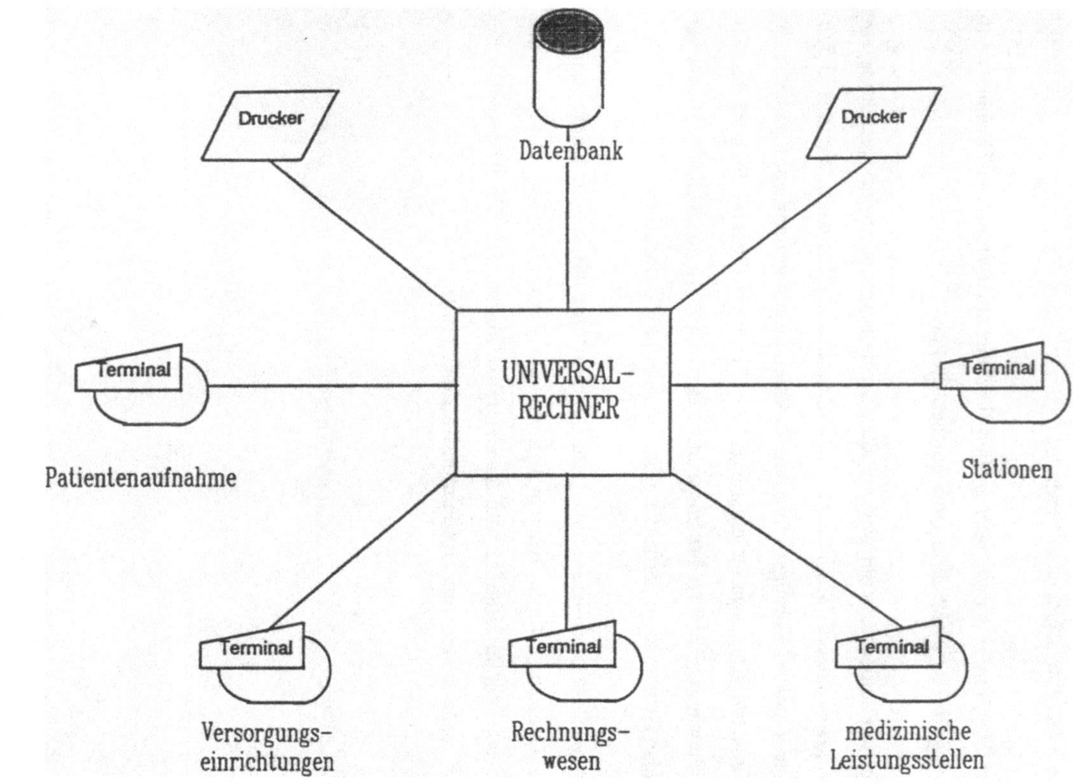

Abb. 5: Computersystem mit einem Großrechner

4.3.2.2.   System kommunizierender Computer mit einem Hostcomputer mittlerer Größe

Dieser Ansatz ist im Gegensatz zum obigen Ansatz ein dezentral orientierter Ansatz. In den medizinischen Leistungsbereichen des Krankenhauses werden Minicomputer verwendet, die mit einem zentralen mittleren Universalcomputer oder größeren Minicomputer als Hostrechner verbunden sind.

Der Hostrechner übernimmt alle Informationsaufgaben im Bereich der Patientenversorgung, der Verwaltungseinrichtungen und des Rechnungswesens. Die Subsysteme in anderen Bereichen des Krankenhauses (medizinische Leistungsstellen, Apotheke usw.), die über eigene Rechner- und Speicherkapazitäten verfügen, sind für den Datenaustausch mit dem Zentralrechner verbunden.

Der Vorteil eines solchen Hardwarekonzeptes ist, daß ein KIS sehr stark modulartig aufgebaut werden kann. Ein solcher modulartiger Aufbau birgt naturgemäß auch die Gefahr in sich, daß die einzelnen Teile nicht kompatibel sind. Folgt daher ein Krankenhaus einer diesbezüglichen Philosophie, so muß dies unbedingt in einem entsprechenden Gesamtkonzept erfolgen, wobei für den Fall, daß die Module von verschiedenen Anbietern kommen, eine klare vertragliche Regelung hinsichtlich der Kompatibilität der einzelnen Module zu treffen ist.

Die Möglichkeit der Verwaltung von Datenbanken im Mehrrechnersystem[123] wurde bereits angedeutet. Trotzdem dürfen die möglichen Probleme bei Dateien in Mehrrechnersystemen auch weiterhin nicht unterschätzt werden. D.h., dieser Bereich ist auch in Zukunft mit Vorsicht im Hinblick auf mögliche Probleme zu betrachten.

---

123) Vgl. u.a. Liedtke, R.P., Probleme bei verteilten Datenbanken, in: Heilmann, H.,...(Hrsg.), Handbuch der modernen Datenverarbeitung, Heft 118 - Datenbanken, 1984, S. 17 ff.

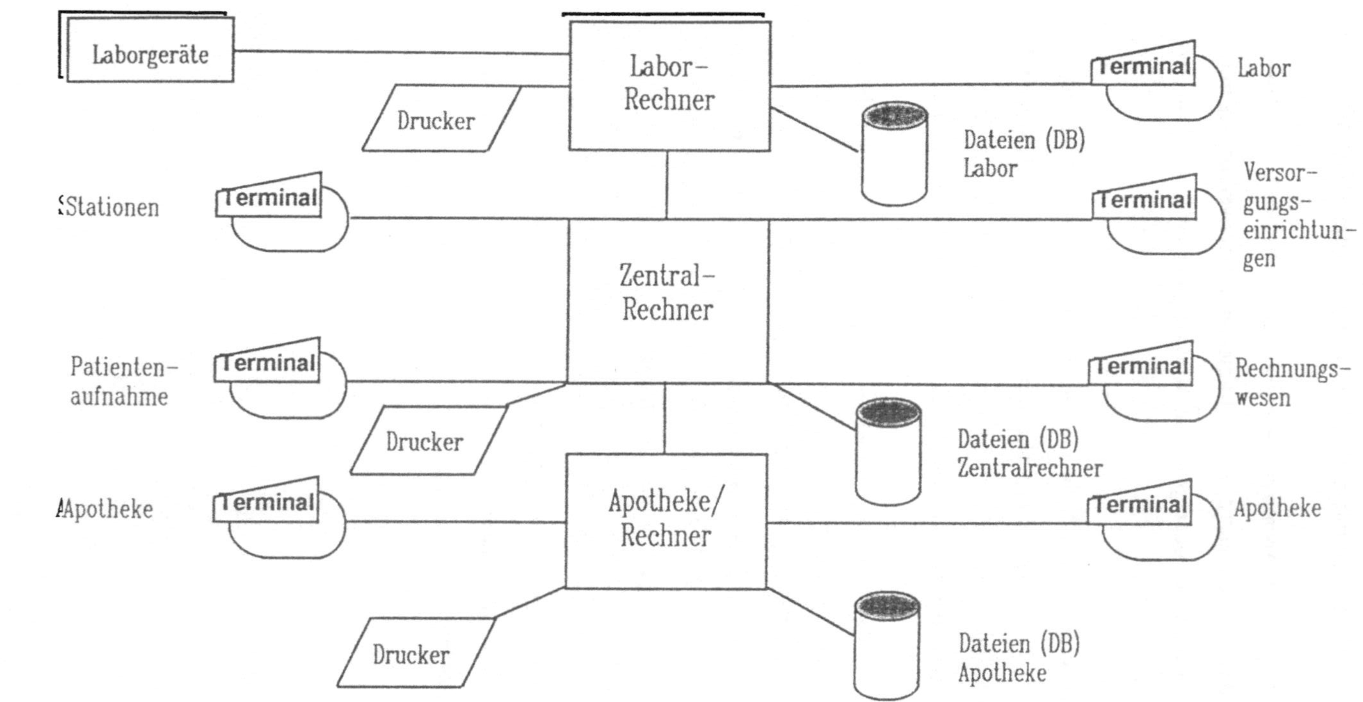

Abb. 6: Computersystem mit einem mittelgroßen Hostrechner

4.3.2.3. Minicomputer Netzwerke oder PC-Netzwerke

Das Minicomputer-/PC-Netzwerk ist eine noch stärker dezentral orientierte Form als das Konzept mit einem zentralen Hostrechner.

Auf die unterschiedlichen Topologien[124] des Netzwerkes als Ring, Bus, Stern, verteilter Stern und echtes Netzwerk soll hier nur kurz hingewiesen werden.[125] Das in Abb. 6[126] dargestellte Konzept mit dem zentralen Hostrechner entspricht einem Minicomputernetzwerk in Form eines Sternes, wenn alle beteiligten Computer Minicomputer sind. Hier soll nur auf die Gestaltung als echtes Netzwerk eingegangen werden.

Das Netzwerk besteht hier wie bei allen anderen Arten des Mini-(bzw. PC-Netzwerkes)computernetzwerkes nur aus Minicomputern (bzw. PC's), es ist also kein zentraler Großrechner vorhanden. Die Spezialität des echten Netzwerkes liegt darin, daß hier vom jeweiligen Minicomputer(bzw. PC) alle Funktionen wahrgenommen werden können, die irgendwo im Netzwerk bereitgestellt werden. Fällt ein Minicomputer (PC) durch irgendeinen Defekt aus, so arbeitet daß System trotzdem vollfunktionsfähig weiter, naturgemäß auf einer niedrigeren Ebene der Leistungsfähigkeit.[127]

Die Probleme bei der Gestaltung von Minicomputer-(bzw. PC-)netzwerken liegen vor allem in der Erarbeitung einer Gesamtkonzeption zu Beginn des Systems. Außerdem gibt es nach Wissen des Verfassers immer noch gravierende Probleme mit der angebotenen Netzwerksoftware.

Ein gewisser Vorteil dieser Philosophie liegt sicherlich in einem größeren Sicherheitsgefühl im Hinblick auf Ausfälle des Gesamtsystems. Die Kosten für dieses Konzept liegen in der Regel etwas niedriger als die des Großrechnerkonzeptes. Allerdings sind die beiden Philosophien nur bedingt vergleichbar.

---

124) Vgl. zur Gestaltung mit Rechnern verschiedener Größenordnungen z.B.: Boel, A., Willems, J.L., An integrated Hospital Computer Network at the University of Leuven, in: Roger, F.H., ... (Hrsg.), Medical Informatics, Europe 84, Proceedings, Brussels, Belgium, September 10. - 13. 1984, Heidelberg 1984, S. 45 ff. Dinklo, J.A., The impact of computer technology on health care, in: Anderson, J. (Hrsg.), Medical Informatics, Europe 1978, First Congress of the European Federation for Medical Informatics, Proceedings, Cambridge, England, September 4 - 8, 1978, Heidelberg 1978, S. 592 ff. Delmotte, J., Seven years experience with an integrated hospital system, in: Roger, F.H., ... (Hrsg.), Medical Informatics, Europe 84, Proceedings, Brussels, Belgium, September 10 - 13, 1984, Heidelberg 1984, S. 66 ff.

125) Vgl. hiezu u.a. Hansen, H.R., Wirtschaftsinformatik I, 4. neubearb. und erw. Auflage, Stuttgart 1983, S. 473 ff.

126) Vgl. Schmitz, H.H., Hospital Information Systems, a.a.O., S. 19.

127) Vgl. u.a.: Brusil, P.J., Protocols for unifying distributed systems in hospitals, in: Journal of Medical Systems, Vol. 7, No. 4., 1983, S. 333 ff.

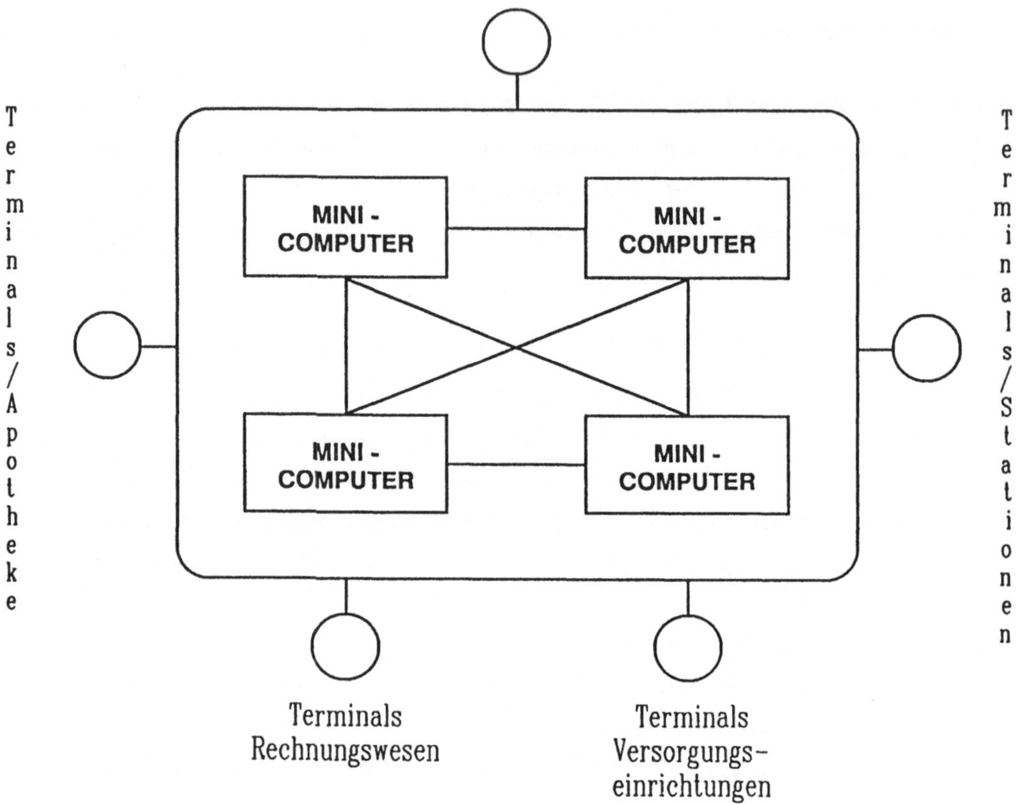

<u>Abb. 7</u>: Computersystem in Form eines vollkommenen Netzes

4.3.2.4. Die Gestaltung des KIS in der Zukunft

Die Entwicklung der EDV ist in neuester Zeit vor allem durch die laufende Erhöhung der Leistungsfähigkeit der Mikroprozessoren sowie die Weiter- und Neuentwicklung im Bereich der Kommunikationstechnologie gekennzeichnet.

Insbesondere durch die Gestaltung von lokalen Netzwerken könnten in naher Zukunft auch im Krankenhaus alle vorhandenen EDV-Ressourcen verbunden werden. Über die Schaffung von Schnittstellen zu öffentlichen Netzen und in weiterer Folge über diese zu anderen lokalen Netzwerken könnten Kommunikationsmöglichkeiten nach außen und insbesondere zu anderen Krankenhäusern geschaffen werden.[128)]

Das Krankenhausinformationssystem wird dann über ein aus allen EDV-Ressourcen bestehenden Krankenhauskommunikationssystem (KKS) unterstützt.

Dieses Krankenhauskommunikationssystem könnte, wie in Abb. 8 dargestellt, aus einer Kombination von lokalem Netzwerk und digitaler Nebenstellenanlage bestehen. Die Gestaltung eines solchen Kommunikationssystems würde in idealer Weise eine Integration aller EDV-Anwendungen (Daten-, Textverarbeitung und Kommunikation) ermöglichen, wobei die Benutzerfreundlichkeit weit über die bisheriger Lösungen hinausgehen könnte.

---

128) Vgl. Potter, J.G., Terill, T.E., Brown, J.H., Health information networks: a coming trend?, in: Hospitals, January 1, 1981, S. 65 ff

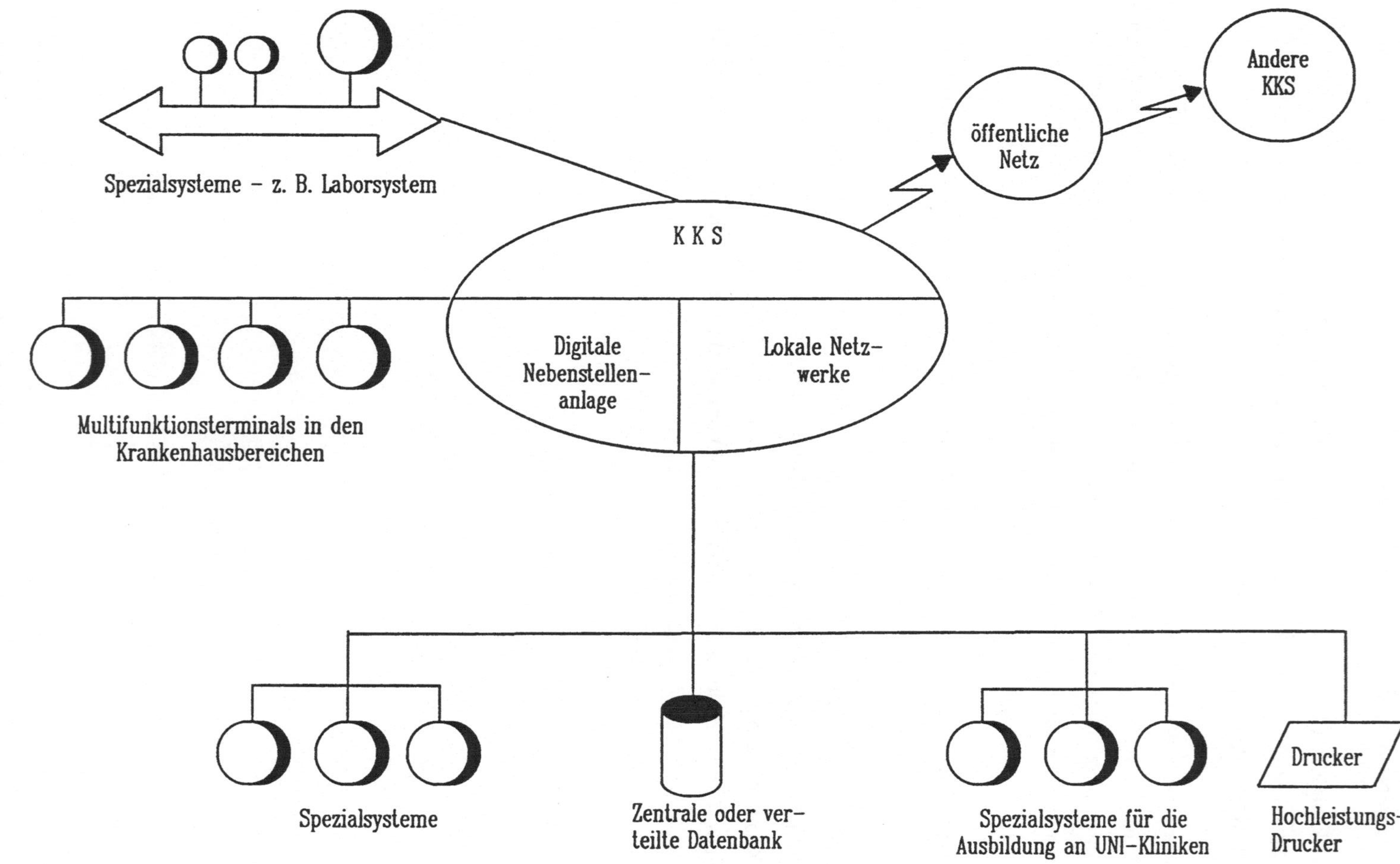

Abb. 8: Krankenhauskommunikationssystem der Zukunft

4.3.3. Softwarebezogene Aspekte des KIS

Neben der Hardware sind bei Krankenhausinformationssystemen auch in Richtung Software einige Überlegungen grundsätzlicher Natur anzustellen. Unter Software soll dabei nicht nur die programmtechnische Seite von System- und Anwendungssoftware, sondern auch die damit zusammenhängende Organisation der Datenspeicherung und Datenverwaltung verstanden werden.

Die folgenden Ausführungen beginnen daher mit einem Abschnitt über Datenspeicherung und Datenverwaltung. Nach Überlegungen zur Systemsoftware und deren Funktionen im Rahmen des Informationssystems ist auf die Frage einzugehen, ob das Informationssystem in Form eines Dateisystems oder Datenbanksystems konstruiert werden soll. Letztlich gilt dann die Aufmerksamkeit der Anwendungssoftware.

4.3.3.1. Datenspeicherung und Datenzugriff

Daten werden, bevor sie in der Zentraleinheit verarbeitet werden, üblicherweise in peripheren Einheiten gespeichert. Andererseits muß auf die gespeicherten Daten während bzw. kurz vor ihrer Verarbeitung zugegriffen werden. Aus diesem Grund wurden verschiedene Methoden zur Datenspeicherung und zum Zugriff auf diese Daten entwickelt.

Die für ein Krankenhausinformationssystem in Frage kommenden Speicherungsmethoden sind die sequentielle Speicherung sowie die direkt adressierbare Speicherung (indizierte Organisation, gestreute Organisation). Bei der sequentiellen Speicherung werden die Daten (Datenelemente) in einer bestimmten Ordnung im Speicher abgelegt. In der gleichen Ordnung kann auf sie wieder zugegriffen werden (serieller Zugriff). Ein Beispiel für einen sequentiell organisierten Datenbestand wäre die Abspeicherung von Patientendaten nach einer Patientennummer. Diese Art der Datenorganisation kann grundsätzlich auf allen Speichermedien realisiert werden. Manche Speichermedien eignen sich nur für diese Speicherung (z.B. Magnetband).

Problematisch sind bei dieser Art der Speicherung und des Zugriffes die u.U. langen Zugriffszeiten sowie die Schwierigkeiten bei Änderungen im Datenbestand.

Bei der direkt organisierten Datei (Datenbestand) wird entweder über eine Hilfsdatei (Index-Datei) oder ein Adressierungsverfahren (direkt, indirekt) zugegriffen.[129] Voraussetzung für diese Speicher- und Zugriffsarten sind direkt adressierbare Speicher (z.B. Magnetplatte).

Vorteil des direkten Zugriffs ist der schnelle Zugriff auf die Daten. Änderungen sind leichter durchzuführen als bei sequentiellen Datenbeständen. Die Verfahren sind dafür aufwendiger und speicherintensiver.

Welche Datenorganisation in einem KIS gewählt wird, hängt von der zu bearbeitenden Problemstellung sowie von der Art der Daten ab (sortiert oder unsortiert). Zur Zeit sind im Krankenhaus alle Speicherungs- und Zugriffsarten anzutreffen. Durch die Entwicklung der Hardware dürfte die sequentielle Organisation, mit Ausnahme von Applikationen im Archivierungs- und Sicherungssektor, nahezu bedeutungslos werden. Durch das verstärkte Aufkommen von Datenbankkonzeptionen wird diese Entwicklung noch beschleunigt.

4.3.3.2. Das Betriebssystem (Operating System)

Für das gesamte EDV-System sind Steuerungs- und Kontrollfunktionen wahrzunehmen. Diese werden durch das Betriebssystem durchgeführt. Das Betriebssystem sind jene Programme eines EDV-Systems, die gemeinsam mit den Eigenschaften der Hardware die Grundlage für mögliche Betriebsarten (Stapel- und Dialogverarbeitung) und Nutzungsformen bilden und insbesondere die Abwicklung der Anwendungsprogramme steuern und überwachen.

Für Krankenhäuser sind aufgrund der Aufgabenstellung und Hardwarekonzeptionen sehr hohe Anforderungen an das Betriebssystem zu stellen. Von Seiten der Benutzer wird im Endeffekt eine möglichst hohe Benutzerfreundlichkeit des Systems erwartet. Diese hängt neben der richtigen Dimensionierung der Hardware vor allem vom Betriebssystem und der damit "fahrbaren" Anwendungssoftware ab. Für das Krankenhaus dürften demzufolge nur noch dialogorientierte Betriebssysteme[130] mit Teilnehmerbetrieb bzw. Teilhaberbetrieb unter Berücksichtigung der Möglichkeit des Arbeitens mit Datenbanken zielführend sein.

---

129) Vgl. hiezu u.a. Hansen, H.R., Wirtschaftsinformatik I, a.a.O., S. 337 ff. Schmitz, P., Seibt, D., Einführung in die anwendungsorientierte Informatik, Bd. 1, Systemtechnische Grundlagen, 2. völlig neubeab. Auflage, a.a.O., S. 87 ff.

130) Vgl. u.a.: Kleeberg, G., Dialogsystem eines Krankenhauses, in: Das Krankenhaus, 3/1984, S. 118 ff. Vgl. auch: Reichertz, P.L., Lordieck, W., EDV-Einsatz in Krankenhäusern: On-line-Verfahren und Großkliniken, (2. Fortsetzung) in: Das Krankenhaus, 11/1984, S. 494 ff.

4.3.3.3. Dateiverwaltungssysteme und Datenbankverwaltungssysteme

Wohl eine der gravierendsten Entscheidungen bei der Gestaltung eines Informationssystems ist die Entscheidung, ob eine Datenbankkonzeption oder ein Dateisystem gewählt werden soll.

Unter einem Dateiverwaltungssystem ist ein Softwareprodukt zu verstehen, das im Auftrag der Anwendungsprogramme den Zugriff auf die gewünschten Datensätze einer Datei durchführt. Neben dem Zugriff werden auch die Funktionen des Anlegens, Änderns und Löschens von Datenelementen unterstützt. Die Gestaltung eines Informationssystems mit einem Dateisystem birgt grundsätzlich folgende Probleme in sich: Der Datensatzaufbau und die Organisation der Daten auf den Speichermedien müssen im Anwendungsprogramm beim Errichten einer Datei genau angegeben werden, d.h. die Daten werden anwendungsspezifisch organisiert. In der Regel wird daher jede Datei nur für eine Anwendung entwickelt. Sind nun bei einem Informationssystem, wie es bei einem KIS der Fall ist, eine Vielzahl von Anwendungen gegeben, so ergibt sich daraus eine nur schwer überschaubare Menge von Dateien. Werden Daten für mehrere Anwendungen benötigt, so sind sie in der Regel jeweils in anwendungsorientierten Dateien erneut zu speichern. Aus dieser Mehrfachabspeicherung (Redundanz) ergeben sich ein erhöhter Speicherbedarf und Änderungsaufwand sowie die Gefahr einer Inkonsistenz der Dateiinhalte. Sollen im Rahmen eines Dateisystems neue Anwendungen realisiert werden, so gelingt dies meist nur mit einer recht komplizierten Umstrukturierung bestehender Dateien.

Diese aufgezeigten Schwächen eines Dateisystems, die sich vor allem im Hinblick auf eine mangelnde Flexibilität äußern, müssen im Zusammenhang mit wahrscheinlichen zukünftigen Anpassungserfordernissen des Informationssystem sehr genau ins Kalkül gezogen werden.

Die aufgezeigten Probleme mit Dateiverwaltungssystemen haben dazu geführt, daß Daten nicht mehr als Hilfsmittel Programmen zugeordnet werden, sondern als selbständige Mittel betrachtet werden. Daten, die aus irgendwelchen Gründen anwendungsrelevant erscheinen, werden in einem integrierten Datenbestand zusammengefaßt. Auf diesen zentralen Datenbestand greifen alle Anwendungsprogramme zu. Der Zugriff erfolgt über ein eigenes Verwaltungsprogramm für diesen Datenbestand, dem Datenbankverwaltungssystem (DBMS).

Mit einem Datenbankkonzept werden primär die Ziele[131] der Datenunabhängigkeit und einer gewissen Redundanzfreiheit der Speicherung verfolgt. Eine vollkommen redundanzfreie Datenbank wird man aber dennoch nicht anstreben, da Redundanz ein Hilfsmittel darstellen kann, um das Leistungsvermögen eines Datenbanksystems zu steigern (schnellere Zugriffszeiten, Wiederherstellung nach einem Systemzusammenbruch). Die oft als wichtigster Vorteil einer Datenbankkonzeption angesehene Datenunabhängigkeit (physische und logische Unabhängigkeit) besteht in einer Trennung zwischen der Art der Speicherung der Daten und den Anwendungsprogrammen. Die Konsequenz aus dieser Unabhängigkeit wird deutlich, wenn sich die Darstellung der Daten ändert. Diese Änderung erfordert in der Regel keine Änderung in den diese Daten nutzenden Anwendungsprogrammen (dies gilt vor allem für relationale Datenbanken).

Probleme können bei Datenbanken auch im Hinblick auf die Integrität[132] der Daten auftreten. In einer Datenbank sollen nur gültige (richtige) Daten stehen. Der Zugriff auf die Daten muß korrekt abgestimmt sein (sog. Ablaufintegrität). Die Datenbank muß sich nach einer allfälligen Wiederherstellung (Recovery) in einem korrekten Zustand befinden (sog. physische Integrität). Schließlich müssen adäquate Maßnahmen im Bereich des Datenschutzes und der Datensicherheit getroffen werden.

Dieses Integritätsproblem muß einerseits durch das Datenbankverwaltungssystem so weit als möglich bewältigt werden. Außerdem sind um das EDV-System entsprechende organisatorische Vorkehrungen zu treffen.

Die Vorteile eines Datenbanksystems können wie folgt zusammengefaßt werden. Ein Datenbanksystem ermöglicht eine höhere Flexibilität der Anwendung in einem Informationssystem. Wie hoch diese Flexibilität ist, hängt vor allem von dem der Datenbank zugrundeliegenden Datenmodell ab. Die Speicherung der Daten erfolgt redundanzfreier und mit größerer Integrität als bei Dateisystemen. Die Programmierarbeit wird produktiver und der Wartungsaufwand für die Software geringer. Dem stehen einige schwerwiegende Nachteile gegenüber. Datenbanksysteme erfordern einen hohen Hard- und Softwareaufwand (Datenbankverwaltungssystem) bei der Entwicklung. Es treten vielfach starke personelle Widerstände gegen solche Systeme auf. Der Schu-

---

131) Vgl. Sauter, K., Datenbankaspekte - Informatikprobleme, Eine Einführung, in: Reichertz, P.L., Schwarz, B. (Hrsg.), Informationssysteme in der medizinischen Versorgung, Ökologie der Systeme: Bericht von der 21. Jahrestagung der Deutschen Gesellschaft für medizinische Dokumentation, Informatik und Statistik e.V., Hannover, 26. - 29. September 1976, Stuttgart 1978, S. 261 ff.

132) Vgl. Sauter, K., et al., Datenbankgestütztes Patienteninformationssystem für ein Universitätsklinikum - Analyse einer sechsjährigen Erfahrung, in: Ehlers, C.Th., Klar, R., (Hrsg.), Informationsverarbeitung in der Medizin (Wege und Irrwege), 22. Jahrestagung der GMDS, Göttingen 3. - 5. 10. 1977, Heidelberg 1979, S. 137.

lungsaufwand ist nicht zu unterschätzen. Das Angebot an Standardsoftware ist eher noch gering. Außerdem sind die Programmlaufzeiten oft noch ungenügend.

Bei der Frage, ob ein Krankenhaus ein Dateiensystem, ein Datenbanksystem oder eine Kombination aus beiden verwenden soll, treten zu den oben angeführten Aspekten noch einige hinzu. In erster Linie wird ein Datenbankeinsatz von ökonomischen Überlegungen abhängen. Die Implementierung einer Datenbank erfordert einen hohen Hardware-, Software-, Personal- und Organisationsaufwand, dem vor allem in Krankenhäusern nur schwer ein Nutzen, insbesondere ein quantifizierbarer Nutzen gegenübergestellt werden kann. Da in nahezu allen Krankenhäusern bereits EDV-Anlagen vorhanden sind, diese aber für die Nutzung von Datenbanksystemen zu wenig leistungsfähig sind, ergibt sich, resultierend aus dem Wunsch, das bestehende Hardwaresystem beizubehalten, eine prinzipielle Tendenz zur Wahl bzw. Beibehaltung von Dateisystemen. Die Größe des jeweiligen Krankenhauses in Verbindung mit der Versorgungsstufe spielt außerdem eine wichtige Rolle. Bei kleinen Krankenhäusern muß der "Aufwand" für ein Datenbankkonzept genau geprüft werden.

Zusammenfassend kann somit festgestellt werden: Die zukünftige Entwicklung des EDV-Einsatzes im Krankenhaus wird in Richtung auf die Gestaltung von Datenbankkonzeptionen gehen.[133] Bevor allerdings von einem generellen Vorteil von Datenbankkonzepten gegenüber konventionellen Dateisystemen gesprochen werden kann, gibt es noch eine Vielzahl von Problemen (Schwächen) im Bereich des Datenbankeinsatzes zu bewältigen. Vor allem stehen zur Zeit noch wirtschaftliche Überlegungen einem Datenbankeinsatz in größerem Umfang im Wege. Nicht zuletzt ist im gegenwärtigen Zeitpunkt die Entwicklung von Datenbankkonzepten[134] im Krankenhaus mit einem hohen Entwicklungsrisiko behaftet.

---

133) Vgl. zu den Erfahrungen mit Datenbanken u.a.: Schneider, W., Experiences with databanks in medicine, in: Ehlers, C.Th., Klar, R., (Hrsg.), Informationsverarbeitung in der Medizin (Wege und Irrwege), 22. Jahrestagung der GMDS, Göttingen 3. - 5. 10. 1977, Heidelberg 1979, S. 29 ff.

134) Vgl. zu den neueren Entwicklungsvorhaben im Zusammenhang mit Datenbanken: Stiege, G., Ein neues Verfahren der Datenverarbeitung in Hard- und Software: Suchrechner und Assoziativspeicher, in: Ehlers, C.Th., Klar, R., (Hrsg.), Informationsverarbeitung in der Medizin (Wege und Irrwege), 22. Jahrestagung der GMDS, Göttingen 3. - 5. 10. 1977, Heidelberg 1979, S. 506 ff. Van de Velde, R., Development of a Datamodel for a University Hospital, in: Roger, F.H., ... (Hrsg.), Medical Informatics, Europe 84, Proceedings, Brussels, Belgium, September 10 - 13, 1984, Heidelberg 1984, S. 56 ff.

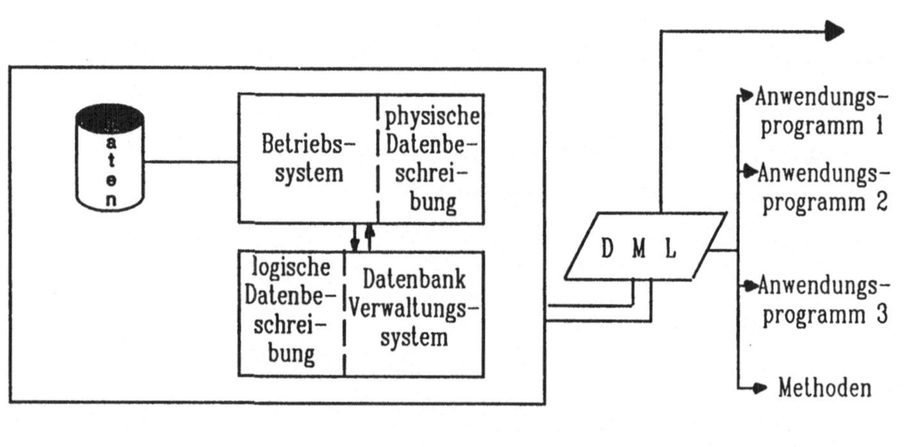

Abb. 9: Vergleich zwischen einem Dateisystem und einem Datenbanksystem

4.3.3.4. Anwendungsprogramme (Application Programs)

Die Hardware und das Betriebssystem in Verbindung mit der Entscheidung über ein Dateiverwaltungs- oder Datenbankverwaltungssystem bilden die Rahmenkonzeption für die Entwicklung bzw. Nutzung eines breiten Spektrums von Anwendungssoftware.

Das Angebot an Softwareprodukten für Krankenhäuser ist mittlerweile sehr vielfältig. Neben Programmen, die auch in anderen Branchen Verwendung finden (z.B. Finanzbuchhaltung), erweitert sich das Angebot an speziell für das Krankenhaus konzipierten Produkten ständig. Mit der Größe der Krankenhäuser steigt auch der Umfang der eigenentwickelten Programmpakete. In manchen Staaten (z.B. BRD) wird dann noch Software durch öffentliche Institutionen entwickelt bzw. die Entwicklung gefördert[135] (z.B. sog. Bundes-Länder-Abkommen FINK, KOLK[136] in der BRD).

Von größter Bedeutung für das Informationssystem ist die Möglichkeit des Datenaustausches und damit der Datenverfügbarkeit aus dem jeweiligen Anwendungsprogramm (bzw. Datenbestand des Programmes) für die jeweiligen Anwendungsprogramme. Wird in einem Krankenhaus nicht mit einer Datenbankkonzeption gearbeitet, so sind eindeutige Schnittstellendefinitionen bei der jeweiligen Anwendung von eminenter Bedeutung. Da die Wahrscheinlichkeit für das Aufkommen neuer Anwendungen in der Zukunft sehr groß ist, sollten neue Applikationen möglichst einfach in das bestehende Informationssystem einfügbar sein. Einen kritischen Faktor stellt in diesem Zusammenhang u.U. die Hardware dar. Kommen sehr viele neue Anwendungen hinzu, so kann der Punkt erreicht werden, wo die bestehende Hardware nicht mehr zufriedenstellend arbeitet (z.B. sehr lange Antwortzeiten). Aus der Sicht des Benutzers gilt es, die Anwendung möglichst benutzerfreundlich zu gestalten. Die benötigten Informationen müssen schnell, sicher, richtig und mit einer möglichst geringen Arbeitsbelastung dem Nutzer zur Verfügung stehen.

---

135) Vgl. Clauß, U., in: Reichertz, P.L., Schwarz, B. (Hrsg.), Informationssysteme in der medizinischen Versorgung, Ökologie der Systeme: Bericht von der 21. Jahrestagung der Deutschen Gesellschaft für medizinische Dokumentation, Informatik und Statistik e.V., Hannover, 26. - 29. September 1976, Stuttgart 1978, S. 261 ff.

136) Vgl. u.a.: Wernick, W., EDV im Krankenhaus - Überblick und Entscheidungshilfe, in: Die Privatkrankenanstalt 80, 1978, S. 118 f. Raschen, G., Vetter, V., FINK, KOLK, MAIK, Ein Erfahrungsbericht über die Einführung von ADV-Verfahren des Rechungswesens in den kommunalen Krankenhäusern Bremens, in: Krankenhaus-Umschau 8, 1980, S. 651 ff. Gebhart, M., Eine überregionale EDV-Lösung für Krankenhäuser - Stand nach 6jähriger Anwendung - , in: Krankenhaus-Umschau 4, 1977, S. 208 ff.

5. Die Evaluation des Krankenhausinformationssystems

5.1. Vorbemerkungen

Bevor auf die Beurteilung der einzelnen Systemkomponenten und die Darstellung der Auswirkungen des KIS auf die im Krankenhaus Tätigen sowie die Beeinflussung der Zielerreichung des Krankenhauses eingegangen wird, soll kurz die geschichtliche Entwicklung der KIS und die damit verbundene Entwicklung der Evaluation dargestellt werden.[137]

5.1.1. Die geschichtliche Entwicklung

- Die ersten Computeranwendungen im Krankenhaus

Der Ausgangspunkt von Computeranwendungen im Krankenhaus waren die USA. Im Jahre 1962 wurde in einer in den USA national angelegten Untersuchung festgestellt, daß von den ingesamt ca. 6.000 Krankenhäusern der USA nur 39 einen Computer verwendeten.[138] Von Krankenhausinformationssystemen im Sinne der Integration von Teilbereichen des Krankenhauses zu einem in sich geschlossenen System war noch nicht zu sprechen.[139] So wurde z. B. in einer vier Jahre später angestellten Untersuchung des Public Health Service[140] nur bei 8 Krankenhäusern die Möglichkeit der Datenübertragung (Datenaustausch) zwischen den Pflegeeinheiten (Stationen) und anderen Dienstleistungsstellen des Krankenhauses festgestellt.[141] Die Hardware und Software waren teuer, unzureichend, nicht flexibel und relativ unzuverlässig.

In den späten 60er Jahren kamen dann vor allem Universalcomputer (z.B. IBM 360) im administrativen Bereich zum Einsatz (v.a. Buchhaltung und Fakturierung).[142] Im klinischen Bereich

---

137) Vgl. u.a. auch: Lindberg, D.A.B., The status of Medical Information Systems technology, in: Shannon, R.H.(Hrsg.), Hospital Information Systems, an international perspective on problems and prospects, IFIP working conference on Hospital Information Systems, Capetown, South Africa, 2. - 6. April 1979, Amsterdam 1979, S. 19 ff.

138) Mecklenburg, G.A.; 'Tyes and uses of Hospital Information Systems expand', in: Hospitals 55, 1981, S. 112.

139) Vgl. Dowling, A.F., Jr., Toward task support for hospital operations, in: Hospital material management quaterly, November 1982, S. 32 ff.

140) Rikli, A.E., et al., "Study Suggests Value of Shared Computers", in: Modern Hospitals, May 1966, S. 100.

141) Abdelhak, M.; Hospital information systems applications and potential: a literature review, in: Topics in Health Record Management/September 1982, S. 9.

142) Douglass, A.W., The Administrative System, a.a.O., S. 80 f.

gab es zu dieser Zeit nur an einigen wenigen Universitäskliniken EDV-Anwendungen. Diese waren wiederum weitestgehend im Forschungsbereich angesiedelt.

- Der EDV-Boom im Krankenhaus in den 1970ern

Zu Beginn der Dekade 1970 kam es zur großen Verbreitung der EDV-Anwendungen im Krankenhaus in den Vereinigten Staaten. Gemäß einer Studie der American Hospital Association hatten im Jahr 1975 bereits 80 % aller Krankenhäuser der USA in irgendeiner Form elektronische Datenverarbeitungsmöglichkeiten installiert.[143] Der größte Teil der Anwendung lag im administrativen Bereich (v.a. in der Lohnverrechnung).

Die Anwendung im administrativen, besonders im Finanzbereich, expandierte sowohl umfangmäßig als auch in den angebotenen Funktionen. Die Entwicklung im Hard- und Softwarebereich brachte einen Trend von den Universalcomputern hin zu Mini- und Mikrocomputern mit sich. Eine Vielzahl von Batch-Anwendungen wurde durch Online-Anwendungen ersetzt.

Zusätzlich zu den Weiterentwicklungen im Bereich der administrativen Anwendungen wurden verstärkte Bemühungen in Richtung auf die Entwicklung von Applikationen im klinischen Bereich (z.B. Röntgen, Labors, Apotheke) unternommen. Aus diesen Anstrengungen entstanden eigens für den jeweiligen Zweck konstruierte in sich abgeschlossene Computersysteme. Mit der großen Verbreitung von EDV-Anwendung im Krankenhausbereich traten in diesen Jahren neben vielen guten Erfahrungen auch eine große Zahl von Mißerfolgen und Problemen auf. So führte z. B. der Umstand, daß sich eine größere Zahl von EDV-Anbietern vom Markt zurückzog, dazu, daß viele Krankenhäuser die Kosten für ihre EDV-Projekte mehrmals zu tragen hatten, obwohl die Produktivität in den betroffenen Bereichen gleich blieb oder sogar sank.[144]

Als erstes 'totales' Krankenhausinformationssystem gilt das 1972 im EL CAMINO HOSPITAL eingeführte Krankenhausinformationssystem. Dieses System wurde wie folgt konzipiert: 75 % der Aufträge an Pflegeeinheiten, Labor, Apotheke, Röntgen, Zentrallager usw. werden über Bildschirme abgewickelt. Die Leistungserstellung ist automatisch mit der Fakturierung verbunden. Außerdem werden durch dieses System das Rechnungswesen, die Materialbewirtschaftung und die Erstellung von Röntgenbefunden und Laborauswertungen durchgeführt. Nach Entlassung ei-

---

143) Vgl. Abdelhak, M.; Hospital information systems applications and potential: a literature review, a.a.O., S. 9.
144) Vgl. ebenda, S. 9.

nes Patienten erfolgt die Aufbewahrung der Patientendaten in stark konzentrierter Form mit Hilfe eines Langzeit-Retrieval-Systems.[145]

Die Entwicklung des Computereinsatzes in Krankenhäusern sowie die Schaffung von Krankenhausinformationssystemen verliefen in Europa und anderen Ländern[146] inetwa gleich wie in den USA. Hier ist nur ein zeitliches Nachhinken von einigen Jahren festzustellen.

In Deutschland[147] wurden Krankenhausinformationssysteme in Frankfurt, Gießen, Göttingen,[148] Hannover[149] und Kiel[150] (um nur einige zu nennen) entwickelt. Auch in anderen europäischen Staaten entstanden mehr oder weniger komplexe Krankenhausinformationssysteme.[151] Beispiele hierfür sind die Universitätsklinik in Genf[152] und das ZIS (Krankenhausinformationssystem) Leiden, das in den Jahren 1972 - 1976 entwickelt wurde.[153]

---

145) Vgl. Hügli, E.; VESKA-Studienreise in den USA mit Schwerpunkt Spital-EDV, in: Das Schweizer Spital, Nr. 2, 1979, S. 24.

146) Vgl. z.B. für Japan: Gunji, A., The strategic analysis and initial implementation of the shared hospital information system, in: Anderson, J. (Hrsg.), Medical Informatics, Europe 1978, First Congress of the European Federation for Medical Informatics, Proceedings, Cambridge, England, September 4 - 8, 1978, Heidelberg 1978, S. 663 ff.

147) Vgl. Hildebrand, R., Datenverarbeitung im Krankenhaus - Bestandsaufnahme und weitere Entwicklung, a.a.O., S. 3.

148) Vgl. Ehlers, Th., Einpassung eines EDV-Systems und seiner Planung in das Funktionskonzept eines Großklinikums, in: Reichertz, P.L., Schwarz, B. (Hrsg.), Informationssysteme in der medizinischen Versorgung, Ökologie der Systeme: Bericht von der 21. Jahrestagung der Deutschen Gesellschaft für medizinische Dokumentation, Informatik und Statistik e.V., Hannover , 26. - 29. September, Stuttgart 1978, S. 53 ff.

149) Vgl. Reichertz, P.L., Structure and content of informations systems in the hospital environment, in: Shannon, R.H. (Hrsg.), Hospital Information Systems, an international perspective on problems and prospects, IFIP working conference on Hospital Information Systems, Capetown, South Africa, 2. - 6. April 1979, Amsterdam 1979, S. 83 ff.

150) Vgl. Griesser, G., Das Klinik-Informationssystem des Klinikums der Christian-Albrechts-Universität zu Kiel (Kiel KIS), o.O., o.J. Vgl. auch: Pudenz, W., Voss, J.D., Einsatz und Entwicklung eines administrativen Informationssystems für das Klinikum der Universität Kiel, in: Reichertz, P.L., Schwarz, B. (Hrsg.), Informationssysteme in der medizinischen Versorgung, Ökologie der Systeme: Bericht von der 21. Jahrestagung der Deutschen Gesellschaft für medizinische Dokumentation, Informatik und Statistik e.V., Hannover, 26. - 29. September 1976, Stuttgart 1978, Heidelberg 1978, S. 246 ff.

151) Vgl. Scherrer, J.R., Brisbarre, A., Depuis, E., Hospital information system integrated laboratories, in: Roger, F.H., ... (Hrsg.), Medical informatics, Europe 84, Proceedings, Brussels, Belgium, September 10 - 13, 1984, Heidelberg 1984, S. 84 ff.

152) Vgl. z.B. auch: Jàvor, A., Bordás, I., Leposa, D., Simon, L., Development of Medical Information Systems in Hungary, in: Roger, F.H., ... (Hrsg.), Medical informatics, Europe 84, Proceedings, Brussels, Belgium, September 10 - 13, 1984, Heidelberg 1984, S. 634 ff.

153) Vgl. Bunt, van de; Evaluation of the Hospital Information System (ZIS) Leiden, Den Haag 1979, S. 4.

5.1.2. Der aktuelle Stand im Bereich der KIS

Ende der 1970er bzw. seit Beginn der 1980er ist eine Tendenz zu sogenannten integrierten Systemen festzustellen, d.h., elektronische Datenverarbeitung wird sowohl im administrativen als auch im klinischen Bereich eingesetzt.[154] Dabei wird versucht, durch einen Austausch der in den jeweiligen Subsystemen eingegebenen, ermittelten und gespeicherten Daten, sowohl im administrativen, als auch im klinischen Bereich eine Integration der Daten aller Bereiche zu erzielen.

Die in der neueren Literatur zu findenden Systeme gehen daher in zunehmendem Maße nicht mehr von einer Zweiteilung in Administration bzw. klinischen Bereich aus,[155] - dies wäre ja auch ein Widerspruch zum Ziel der Integration - sondern stellen den Patienten in den Mittelpunkt. Rund um den Patienten werden dann sowohl administrative als auch klinische Daten aufgebaut. Beispiele für die administrative Seite wären z.B. Aufnahme, Verlegung, Entlassung, Mitternachtsstatistik. Als klinische Daten können z. B. Ergebnisse aus dem Bereich Röntgen, Labor aber auch frühere Krankheitsgeschichten, Medikation, Apotheke gelten.

Die zur Zeit in der Literatur behandelten und teilweise realisierten Informationssysteme unterscheiden sich sowohl in ihrem Umfang als auch hinsichtlich ihrer Möglichkeiten. In systemtechnischer Sicht stehen, wie oben dargestellt, Datenbankmanagementsysteme, verteilte Systeme und Netzwerke zur Verfügung.[156] Die Tendenz zur Integration äußert sich auch in der Einrichtung von interdisziplinären Gruppen für die Entwicklung von Krankenhausinformationssystemen (Manager, Techniker, medizinisches Personal usw.). Diese Gruppen legen die kurz- und langfristigen Ziele und Aufgaben des Krankenhausinformationssystems im Hinblick auf die Informationsbedürfnisse fest.[157]

---

154) Vgl. hiezu z.B. die Einsatzgebiete der EDV im Krankenhausbereich in der BRD im Jahr 1982; dargestellt in: Lordieck, W., Reichertz, P.L., Die EDV in den Krankenhäusern der Bundesrepublik Deutschland, Das Ergebnis einer Umfrage, Heidelberg 1983, S. 90.

155) Vgl. Güntert, B., Probst, G., Das Integrierte Informationssystem, Möglichkeiten und Grenzen, in: Schweizer Spital, 3/1984, S. 19. Vgl. Bisbee, G.E., Integration of clinical and finacial data in hospital decision making, in: World Hospitals, November 1983, S. 20 ff.

156) Vgl auch: Shannon, R.H., Systems Evolution and Hospital Information Systems, in: Shannon, R.H. (Hrsg.), Hospital Information Systems, an international perspective on problems and prospects, IFIP working conference on Hospital Information Systems, Capetown, South Africa, 2. - 6. April 1979, Amsterdam 1979, S. 380.

157) Vgl. Abdelhak, M.; Hospital information systems applications and potential: a literature review, a.a.O., S. 15.

5.1.3. Der Stand der Evaluation

Die Evaluation von Krankenhausinformationssystemen ist und war immer so etwas wie das Stiefkind bei der Entwicklung von EDV-Anwendungen im Krankenhaus. Die mangelnde Einsicht der Notwendigkeit von Evaluationen und die daraus resultierende mangelnde Setzung von Prioritäten für Evaluationen sind ein Grund dafür, daß Evaluationen nicht durchgeführt werden. Der andere Grund liegt sicherlich in den Schwierigkeiten bei der Durchführung einer Evaluation, vor allem in der Bestimmung der Nutzeffekte und der Auswirkungen auf die Tätigkeiten in allen Bereichen eines Krankenhauses.

Da nur ein Teil der aus einem Informationssystem resultierenden Kosten bzw. Nutzen quantifiziert werden kann, ist eine Evaluation mit einfachen quantitativen Methoden kaum möglich, wenn nicht sogar unmöglich.

Der größte Teil der durchgeführten Evaluationen von Krankenhausinformationssystemen bleibt daher eher oberflächlich und wenig strukturiert. Es sind aber auch durchaus einige sehr detaillierte und sehr systematische Untersuchungen zu finden. Als Paradebeispiel für eine sehr gute Evaluation gilt die Evaluation des Krankenhausinformationssystems des EL CAMINO Krankenhauses.[158]

Von den in der Literatur zu findenden Vorschlägen zur Durchführung einer Evaluation sollen hier zwei markante kurz angeführt werden.

Die Spannweite der angebotenen Systematiken geht von einer reinen Evaluation der Hardware und der Software über die Miteinbeziehung von Auswirkungen auf die Organisation des Krankenhauses bis hin zu Versuchen, den Patienten und damit die Patientenversorgung und -betreuung in den Mittelpunkt zu stellen.

Die oben erwähnte, am EL CAMINO Krankenhaus durchgeführte Studie, war auf durch das Informationssystem hervorgerufene Kosteneinsparungen ausgelegt. Das Krankenhaus wurde dabei als Ganzes (System) betrachtet.

---

158) Vgl. hiezu Barrett, J.P., Barnum, R.A., Gorden, B.B., Pesut, R.N., Evaluation of the Implementation of a Medical Information System in a General Community Hospital. Final Report to the department of Health, Education, and Welfare, Health Resources Administration, National Center for Health Service Research, Rockville Maryland 1975; Gall, J.E., et al., Demonstration and Evaluation of a Total Hospital Information System, Final Report to the National Center for Health Services Research, Rockville Maryland 1975; Barrett, J.P., Hersch, P.L., Caswell, R.J., Evaluation of the Implementation of the Technicon Medical Information System at El Camino Hospital: Part II. Economic Trend Analysis; Final Report to the National Center for Health Services Research, Hyattsville Maryland 1979.

Die Grundüberlegungen waren, daß das KIS zu[159)]

a) Einsparungen im Bereich des Faktors Arbeit und zu einer

b) Verbesserung der Information im Krankenhaus und daraus resultierend einer Verbesserung in der Entscheidungsfindung führen sollte.

Auch bei dieser Untersuchung trat das Problem auf, inwieweit die Verbesserung der Entscheidungen bewertet werden kann. Der Schwerpunkt der Untersuchung lag daher auf der Betrachtung der Einsparungsmöglichkeiten durch Rationalisieren bei den Arbeitskräften, insbesondere bei den Pflegekräften.

Eine sehr wichtige Erkenntnis im Rahmen dieser Untersuchung war die, daß es Einsparungen gibt,

- die automatisch anfallen und solche,

- die einer expliziten Anstrengung durch die Führungskräfte bedürfen, um realisiert zu werden, sowie solche, die

- Zufallserträge darstellen, die durch das System hervorgerufen wurden, aber nicht integraler Bestandteil des Systems sind.[160)]

Als weiteres Beispiel für die Durchführung einer Evaluation sei das ZIS- Leiden angeführt. Untersuchungsziele waren hier neben der Festlegung der Bedeutung des Informationssystems für das Universitätskrankenhaus Leiden auch der Weg, wie das Projekt selbst durchgeführt wurde, sowie die Möglichkeit der Übertragung des entwickelten Informationssystems auf andere Krankenhäuser. Ausgangspunkt für die Evaluation war hier ein im Auftrag des Ministers für Unterricht und Forschung formulierter Fragenkatalog der ZIS-Evaluationsgruppe (50 Fragen).

Die Untersuchung brachte die folgenden Ergebnisse:[161)]

a) Verbesserung der Qualität der Patientenversorgung;

---

159) Vgl. Fenna, D., History of Evaluation, in: Shannon, R.H. (Hrsg.), Hospital Informations Systems, an international perspective on problems and prospects, IFIP working conference on Hospital Information Systems, Capetown, South Africa, 2. - 6. April 1979, S. 231.

160) Vgl. Gall, J.E., et al., Demonstration and Evaluation of a Total Hospital Information System, Final Report to the National Center for Health Services Research, a.a.O., S. 71.

161) Vgl. Bunt, van de; Evaluation of the Hospital Information System (ZIS) Leiden, a.a.O., S.5.

b) relative Verminderung der Ausgaben;

c) Erhöhung der Einnahmen;

d) Verbesserung der kurz- und mittelfristigen Planung und Koordination der Einrichtungen;

e) bessere Möglichkeiten der Unterstützung der Forschung;

f) Möglichkeit der Übertragung auf andere Krankenhäuser zur Gänze oder teilweise.

5.2. Grundfragen der Evaluation

5.2.1. Anlässe für eine Evaluation

Die Frage, wie eine Evaluation eines KIS durchgeführt wird, hängt unter anderem von dem Anlaß für die Evaluation ab. Betrachtet man die Entwicklung des Informationssystem im Sinne eines Lebenszyklusses (genetische Betrachtung des Informationssystems), so lassen sich drei Anlässe unterscheiden, zu denen eine Evaluation stattfinden kann.

Der erste ist die Entscheidung darüber, ob ein Informationssystem implementiert werden soll (Pre-Installation-Evaluation). Die Frage also, ist es der "Mühe" wert. Die Fragestellung ist hier die einer Investitionsentscheidung.

Aufgrund der Komplexität der Auswirkungen eines Informationssystems wird in der Regel die Frage nach der Sinnhaftigkeit der Implementation eines KIS meistens im nachhinein beurteilt, zu einem Zeitpunkt also, zu dem das Informationssystem bereits ein Faktum ist. Diese im nachhinein erstellte Beurteilung ist dann natürlich für die ursprüngliche Entscheidung über die Einführung nicht mehr relevant. Die Evaluation läuft dann unter Umständen auf eine Rechtfertigung des gewählten Konzeptes hinaus, anstatt auf eine eigentliche Bewertung hinsichtlich der Vor- und Nachteile des Systems für das Krankenhaus im Vergleich zum Zustand vor der Entscheidung.

Aus dem Blickwinkel des Lebenszyklusses stellt die Evaluation nach der Installation des Systems (post-installation-evaluation) das Gegenstück dar. Die wichtigsten Aspekte, die hier zu beurteilen sind, sind:

- Erfüllt das System die ihm zukommenden Funktionen in adäquater Weise?

- Sind irgendwelche Verbesserungen möglich bzw. notwendig?

- Soll das System neu gestaltet werden?

Zwischen diesen beiden Polen des Lebenszyklusses, entscheidungsvorbereitende Evaluation bzw. Nachinstallationsevaluation, liegt oft als dritter Anlaß für eine Evaluation die Frage, ob das Projekt fortgeführt oder abgebrochen werden soll. Die Beurteilung dieser Frage ist sicherlich eine der schwierigsten im gesamten Projekt. Irgendwann, spätestens nach Abschluß der Grobkonzeption des Systems, kommt jener Punkt, an dem ein Abbruch des Projekts wirtschaftlich nicht mehr vertretbar ist (point of no return).

5.2.2. Vorbedingungen (Voraussetzungen) für den Einsatz eines Informationssystems

Die Einführung eines Informationssystems stellt gewisse Anforderungen an die bestehenden Verhältnisse im Krankenhaus, damit eine erfolgreiche Implementierung und Nutzung erwartet werden kann.

Die Voraussetzungen können in zwei große Gruppen zusammengefaßt werden - personelle Vorbedingungen und organisatorische Vorbedingungen.[162]

5.2.2.1. Personelle Vorbedingungen

Der Erfolg oder Mißerfolg eines Informationssystems hängt letztlich neben vielen anderen Faktoren vor allem von der Einstellung der im Krankenhaus Tätigen zum Informationssystem ab. Dies gilt nicht nur für das Personal im administrativen Bereich, sondern genauso für das medizinische (Ärzte, Schwestern, Pfleger) und Funktionspersonal.[163]

Die Einstellung zu einem neuartigen System ist grundsätzlich eine psychologische Frage. Da in keinem Krankenhaus von Beginn an eine vollkommen positive Einstellung zum System bzw. Systemvorhaben zu erwarten ist, sind vor Beginn der Implementierung und während der Einführung Maßnahmen zu setzen, die ein möglichst günstiges psychologisches Klima für die Implementierung schaffen. Diese Maßnahmen, die vor allem in Aufklärungs- und Schulungsmaßnahmen bestehen können, müssen auf eine Motivation des Personals (Überwindung von Widerständen und

---

162) Vgl. Griesser, G., New Criteria for Evaluation of Hospital Information Systems, in: Shannon, R.H. (Hrsg.), Hospital Information Systems, An international perspective on problems and prospects, IFIP working conference on Hospital Information Systems, Capetown, South Africa, 2. - 6. April 1979, Amsterdam 1979, S. 282.

163) Vgl. u.a: Beland, H., Ehlers, Th., The impact of a patient management System on patient care delivery: Acceptance of Hospital Staff, in: Roger, F.H., ... (Hrsg.), Medical Informatics, Europe 84, Proceedings, Brussels, Belgium, September 10 - 13, 1984, Heidelberg 1984, S. 671 ff.

Voreingenommenheit) zur prinzipiellen Akzeptanz des geplanten Systems, die Bereitschaft zur Kooperation aller zukünftigen Endbenutzer und die Vorbereitung auf die Notwendigkeit der Toleranz unvermeidbar auftretender Probleme während der Einführung des Systems gerichtet sein.

Eine allgemeine Schulung auf dem Gebiet der Informationssysteme sowie der Zusammenhänge der Aufgabenerfüllung im Krankenhaus wird außerdem notwendig sein.

5.2.2.2. Organisatorische Vorbedingungen

Die Einführung eines EDV-Systems in einem Krankenhaus setzt, wie bei jeder anderen Organisation auch, das Vorhandensein einer klaren Aufbau- und Ablauforganisation voraus. Ist in einem Krankenhaus eine angemessene Organisation nicht vorhanden, so ist dies durch entsprechende Maßnahmen bis zu Beginn der Einführung des neuen Systems soweit als möglich zu gewährleisten (Dies ist oft eines der größten Probleme bei Einführungen).

Ein Krankenhaus besteht aufgrund seiner Funktionen aus einer Vielzahl von Moduln (Subsystemen). Diese verschiedenen Module können aber nicht isoliert voneinander gesehen werden, sondern stellen ein komplexes, interaktives Gebilde dar. Neben einer Modularisierung des Gesamtkrankenhauses muß daher eine klare Definition der Verknüpfungen zwischen den Moduln vorliegen.

Da das Krankenhaus seinerseits wieder Teil eines übergeordneten Systems ist, sind außerdem die Verknüpfungen zur Umwelt mitzubetrachten (Versicherungen, Krankenhausträger, usw.).

Aus diesen Gegebenheiten ergibt sich die Notwendigkeit der Durchführung einer Systemanalyse. Das Ziel einer solchen Analyse ist die Transformation des modularen Krankenhauses in ein dementsprechend aufgebautes Informationssystem unter Berücksichtigung klar definierter Schnittstellen.[164]

5.2.3. Kriterien und Techniken der Evaluation

Welche Kriterien im Rahmen einer Evaluation verwendet werden, hängt einerseits vom Anlaß für die Evaluation und von der grundsätzlichen Betrachtungsweise der Evaluation ab (Welche Teilbereiche des Systems werden betrachtet?). So werden im administrativen Bereich vor allem Kosteneinsparungen, verbesserte Planung und Kontrolle usw. von Bedeutung sein. Im medizinischen

---

164) Vgl. Griesser, G., New Criteria for the Evaluation of Hospital Information Systems, a.a.O., S. 284 f.

Bereich geht es eher um eine Verbesserung der Diagnostik, Theraphie und Krankenpflege, d.h. um qualitative Größen (z.B. zeitgerechter sicherer Zugriff auf benötigte medizinische Informationen).[165]

Bei einer Gesamtbetrachtung des Systems werden auf jeden Fall quantitative und qualitative Kriterien zu betrachten sein. Damit ist auch schon das schwierigste Problem jeder Evaluation angesprochen. Wie können qualitative Kriterien in die Bewertung miteinbezogen werden, und wie können qualitative Größen mit quantitativen Größen verglichen werden.

Für die Analyse der einzelnen Kriterien steht eine Vielzahl von Techniken zur Verfügung. Als mögliche Techniken seien hier die Anwendung von statistischen Methoden, Kosten-Nutzen-Vergleiche und die Ermittlung von Veränderungen (Abweichungsanalysen) genannt.

---

165) Vgl. Isaacs, H.H., Objectives, Criteria, and Techniques for Evaluation, in: Koza, R.C., Health Information Systems Evaluation, Proceedings of the Symposium on Health Information System Evaluation, August 15. - 17., Aspen Colorado, Denver Colorado 1974, S. 329 ff.

5.3. Beurteilung des Automationskonzeptes

5.3.1. Beurteilung des Hardwaresystems

Die Einführung eines Informationssystems ist mit einer Vielzahl von Hardware-Aspekten verbunden.

Die Beurteilung der Hardware hängt in sehr starkem Maße mit der Beurteilung der System- und Anwendungssoftware bzw., wenn eine solche besteht, mit der Frage der Datenbankkonzeption zusammen. Die Beurteilung der Grundphilosophie eines Hardwaresystems (zentrale oder dezentrale EDV)[166] soll hier nicht angesprochen werden. Einige Überlegungen in dieser Richtung wurden im Rahmen der hardwarebezogenen Aspekte des Informationssystems bereits angeschnitten. Hier soll mehr auf zwar durchaus spezifische, aber dennoch für alle Informationssysteme gültige Problembereiche eingegangen werden.

Vor der eigentlichen Installation der Hardware sind eine Reihe von Fragen zu klären, die vor allem die Umgebung der Hardware betreffen.[167] So ist neben der richtigen Dimensionierung der Räumlichkeiten bei zentraler EDV (Flexibilität für eventuell notwendige Hardwareerweiterungen) eine Klimatisierung der EDV-Räumlichkeiten, vor allem bei einer Großanlage, unumgänglich.

Die Anordung der Terminals im gesamten Krankenhaus ist ein nächster wichtiger Punkt. Die Frage ist hier einmal, wo werden überall Terminals benötigt und welcher Typ wird benötigt (z.B. Graphik).

Zu den Vorbereitungshandlungen zählt auch die Gestaltung der Stromversorgung des Systems. Die Stromversorgung muß sowohl in quantitativer als auch in qualitativer Hinsicht in adäquater Weise gegeben sein. Für den Fall von Stromausfällen ist der Anschluß der gesamten Anlage an das Notstromversorgungssystem des Krankenhauses erwägenswert.

Zur Beurteilung der Hardware können prinzipiell folgende Kriterienbereiche herangezogen werden.

---

166) Vgl. u.a.: Greiller, R., Zentralisierung oder Dezentralisierung der Datenverarbeitung im Krankenhaus aus der Sicht des Benutzers, in: Ehlers, Th., Klar, R. (Hrsg.), Informationsverarbeitung in der Medizin (Wege und Irrwege), 22. Jahrestagung der GMDS, Göttingen 3. -5. 10. 1977, Heidelberg 1979, S. 531 ff.

167) Vgl. Schmitz, H.H., Hospital Information Systems, a.a.O., S. 119 f.

a)   Benutzerfreundlichkeit im Sinne akzeptabler Antwortzeiten;

Alle Endbenutzer im Krankenhaus werden je nach der Art der Aufgabe, die sie mit der EDV-Anlage bearbeiten, unterschiedliche Erwartungen an die Antwortzeiten des Systems stellen. Bei der Einführung des Systems wird die Performance von eher geringer Bedeutung sein. Je vertrauter die Endbenutzer mit dem System werden bzw. sind, desto höher sind die Anforderungen an das System. Bei der Eingabe werden prinzipiell keinerlei Wartezeiten toleriert. Bei der Wiederauffindung von Informationen werden dagegen je nach Aufgabenstellung unterschiedliche Toleranzgrenzen entwickelt. Als Richtgrößen können die folgenden Antwortzeiten gelten:[168]

Bei der interaktiven Gestaltung von Nachrichten (Messages) durch den Benutzer, sollten nicht mehr als 0,5 Sekunden zwischen der Aktion des Benutzers (Drücken auf die Tastatur oder Berührung eines sensitiven Bildschirmes) und der Bestätigung des Erhaltens der Anweisung durch das System vergehen. Die Antwortzeit zwischen einer erfolgreichen Nachrichtenkonstruktion und der Rückmeldung des Systems sollte 1 Sekunde nicht überschreiten.

Prüft der Benutzer seine Nachricht auf Fehler, so soll der Fehlersuchlauf nicht länger als 5 Sekunden dauern. Danach sollte das Terminal für weitere Eingaben zur Verfügung stehen.

Wurde vom System eine Nachricht akzeptiert, so sollte das update der benötigten Dateien innerhalb eines Zeitraumes erfolgen der nachfolgende Aufgaben, die die gleichen Dateien miteinbeziehen, nicht unnötig verzögert. Hier müssen Grenzen für maximal zulässige Verzögerungen festgelegt werden.

Beim Retrieval von Daten sollte das System innerhalb von wenigen Sekunden nach der Eingabe der Retrieval-Nachricht die gewünschten Daten zur Verfügung stellen.

Neben diesen dargestellten Fällen gibt es dann noch Aufträge an das System, die keine besonderen Anforderungen an die Antwortzeit des Systems stellen. Es handelt sich dabei hauptsächlich um statistische Auswertungen, die in Zeiten geringer Systemaktivität oder in einer Hintergrundpartition mit geringer Priorität laufen. Akzeptable Antwortzeiten liegen hier in der Größenordnung von einigen Stunden bis zu einer ganzen Nacht für komplexere Aufträge.

---

168)   Die angegebenen Werte sind Erfahrungsgrößen, die aus empirischen Erhebungen stammen. Bei längeren Wartezeiten treten z.B. das Gefühl bei der Arbeit behindert zu werden, zu lange warten zu müssen oder ein allgemeines Unbehagen auf.
Vgl. Lewis, Th.L., Macks, G.C., GAPS: Present Criteria for the Evaluation of Medical Information Systems, in: Shannon, R.H. (Hrsg.), Hospital Information Systems, an international perspective on problems and prospects, IFIP working Conference on Hospital Information Systems, Capetown, South Africa, 2. - 6. April 1979, Amsterdam 1979, S. 261.

Da die Antwortzeiten im Endeffekt nicht nur von der Geschwindigkeit des Rechners sondern vor allem auch von der Systemsoftware, der Datenbanksoftware sowie der Anwendungssoftware beeinflußt werden, ist eine Berücksichtigung adäquater Antwortzeiten im Rahmen der Gesamtplanung erforderlich.

b)   Dimensionierung der Anlage;

Die Wahl der angemessenen Größe (Kapazität) des(r) Zentralprozessors(en) sowie des(r) Arbeitsspeichers ist ein grundlegendes Kriterium für das System.[169] Von einer angemessenen Dimensionierung hängen zum einen die Benutzerfreundlichkeit des Systems (ausreichende Geschwindigkeit und Speichermöglichkeiten) und zum anderen die Wirtschaftlichkeit des Systems ab (unnötige Leerkapazitäten und nichtgenutzte Rechnerfähigkeiten).

Im Rahmen der Dimensionierung[170] sind folgende allgemeine Faktoren abzuschätzen.[171]

- der Bedarf an Information;

- das zu verarbeitende Datenvolumen;

- die Zahl der Kommunikationsteilnehmer;

- die Häufigkeit von Auswertungen;

- die Notwendigkeit und Häufigkeit der Änderung von Daten;

- Bedarf an Datensicherungsmaßnahmen;

- Bedarf an Reservekapazität;

- usw.

An speziellen Kriterien für dialogorientierte Systeme kommen hinzu:

---

169)   Vgl. u.a.: Lovrek, V., Madjaric, M., Hospital Information System Development under conditions of limited hardware resources, in: Roger, F.H., ... (Hrsg.), Medical Informatics, Europe 84, Proceedings, Brussels, Belgium, September 10 - 13, 1984, Heidelberg 1984, S. 84 ff.

170)   Vgl. auch: Haase, H., Kampe, D., Ein Modell für den kostengünstigen Rechnereinsatz in Krankenhäusern unterschiedlicher Größe unter Berücksichtigung einer zentralen EDV-Betreuung, in: Reichertz, P.L., Schwarz, B., (Hrsg.), Informationssysteme in der medizinischen Versorgung, Ökologie der Systeme: Bericht von der 21. Jahrestagung der Deutschen Gesellschaft für medizinische Dokumentation, Informatik und Statistik e.V., Hannover, 26. - 9. September 1976, Stuttgart 1978, S. 229 ff.

171)   Vgl. Becker, M., Haberfellner, R., Liebetrau, G., EDV-Wissen für Anwender, Ein Handbuch für die Praxis, Zürich 1982, S. 344 ff.

- Beschaffenheit der Dateien;

- Beschaffenheit der Datenbank;

- Anzahl der Terminals;

- Anzahl der Transaktionen;

- gewünschte Reserven für Ausweitungsmöglichkeiten.

Speziell im Krankenhausbereich sind aufgrund der Risiken bei Ausfällen von Teilen des Systems größere Reservekapazitäten zu halten als dies in der Regel bei Industriebetrieben der Fall ist.

c) Verläßlichkeit der Hardware;

Ein Krankenhausinformationssystem ist dafür gedacht, 24 Stunden am Tag und 7 Tage in der Woche die Benutzer mit Informationen zu versehen. Da ein Ausfall des Systems oder einzelner Komponenten gravierende Folgen haben kann, ist die Verläßlichkeit der Hardware, im Sinne einer möglichst geringen Fehleranfälligkeit, von großer Bedeutung.

Ein absolut störungsfreies System ist undenkbar. Als Maßstab für die Verläßlichkeit kann das Fehlermaß "meantime between failures" herangezogen werden.[172]

Weiters ist zu prüfen, wie sich das System bei Schwankungen in der Stromversorgung (z.B. 10% - 20%) bzw. bei kompletten Stromausfällen und -spitzen sowie bei nur Millisekunden dauernden Stromausfällen verhält.

Schließlich sind Überlegungen hinsichtlich der Recovery und der Datenvalidierung nach einem Systemversagen anzustellen.[173]

d) Benutzerfreundlichkeit im Sinne von funktionsgerecht gestalteten Arbeitsplätzen;

Die Überlegungen zur Peripherie betreffen hier die verfügbaren Bildschirmterminals und Drukkergeräte.

---

172) Vgl. Griesser, G., New criteria for the evaluation of Hospital Information Systems, a.a.O., S. 297.
173) Vgl. Lewis, T.L., Macks, G.C., GAPS: Present criteria for evaluation of Medical Information Systems, a.a.O., S. 260.

Die im Krankenhaus verteilten Bildschirme dienen der interaktiven Arbeit der Benutzer mit der Zentraleinheit. Für den Großteil der Anwendungen müßten Standardbildschirmterminals ausreichend sein.

Spezifische Bildschirme werden nur in wenigen Bereichen mit Sonderanwendung erforderlich sein (z.B. hochauflösende Graphik). Prinzipiell sollten die Bildschirme Möglichkeiten für eine schnelle Auswahl von am Bildschirm angezeigten Wahlmöglichkeiten bieten (Menütechnik). Als Möglichkeiten kommen hier z.B. die Auswahl über Lichtstifte, Funktionstasten und berührungssensitive Bildschirme in Frage.

Wichtig für die im Rahmen der Dimensionierung angesprochenen Antwortzeiten sind auch ausreichende Übertragungsraten zwischen dem Terminal und der CPU (Untergrenze bei 2400 baud).

Als spezielle Kriterien kommen dann noch die Art der Tastatur (Normung, Funktionstasten, 10er-Block, usw.) und der Zeichentyp (ASCII, EBCDIC, half/full-duplex etc.) hinzu.

Die lokalen Drucker haben vor allem die Aufgabe, Dokumente und Berichte in den verschiedenen Funktionsbereichen des Krankenhauses zu drucken. Inwieweit spezifische Fähigkeiten vom Drucker verlangt werden (z.B. Graphik), hängt wiederum von der konkreten Anforderung der Arbeitsplätze ab. Generell kann gesagt werden, daß die Drucker geräuscharm und mit angemessener Geschwindigkeit arbeiten und verschiedene Formate zulassen sollten.

5.3.2. Beurteilung des Softwaresystems

Bei den Überlegungen zur Software soll differenziert werden zwischen der Systemsoftware, einer möglichen Datenbankkonzeption und der Anwendungssoftware. Alle diese Bereiche sind natürlich auf das engste verknüpft und müssen letztlich im Rahmen der Gesamtkonzeption gesehen werden.

5.3.2.1. Die Systemsoftware

Die Systemsoftware ist als ein zentraler Bestandteil des Softwaresystems für das gesamte Informationssystem von großer Bedeutung. Da das Krankenhaus als dynamisches System auch laufende Änderungen im Informationsbedarf mit sich bringt, sollte das EDV-System möglichst wenig Beschränkungen für die zukünftigen Änderungswünsche beinhalten. Das Betriebssystem bzw. die gesamte Systemsoftware sollte daher keine unnötige oder komplizierte Beschränkung für Systemmodifikationen bzw. Systemausweitungen darstellen.[174]

Folgende Bereiche sind zur Beurteilung der Systemsoftware heranzuziehen:[175]

- allgemeiner Aufbau des Betriebssystems (Auftrags-, Prozeß- u. Datenmanagement) sowie der Utilities (z.B. full screen editor);

- verwendete Programmiersprachen;

- Einteilung des Hauptspeichers;

- Stabilität des Betriebssystems (laufend neue Releases bergen die Gefahr von Störungen und Unsicherheit des Betriebsgeschehens im Krankenhaus in sich);

- Datensicherung auf Systemebene.

5.3.2.2. Die Beurteilung des Datenbankkonzeptes

Verfügt (bzw. soll) ein Krankenhausinformationssystem über eine Datenbank (verfügen), was in der Zukunft in immer stärkerem Maße zu erwarten ist, so ist eine sehr differenzierte Analyse dieses Bereiches erforderlich.

Ein schlecht konzipiertes oder von der Struktur her ungeeignetes Datenbanksystem führt zum Scheitern einer Implementierung und/oder extrem hohen Folgekosten.

Folgende Kriterien können für die Beurteilung herangezogen werden.[176]

a) Datenbankinterne Kriterien;

Die hier zu untersuchenden Bereiche sind sehr schwer zu beurteilen. Die Überlegungen in diesem Bereich gehen in Richtung auf die Unterstützung bei einer Recovery (z.B. logging, roll forward, roll backward), die Art der Speicherverwaltung im Zusammenhang mit dem Zugriffsverfah-

---

174) Vgl. zur Notwendigkeit einer Anpassung u.a.: Pfeiffer, C., et al., Anpassung der Kommunikation mit einem Informationssystem an die Anforderungen eines Universitätskrankenhauses, in: Reichertz, P.L., Schwarz, B. (Hrsg.), Informationssysteme in der medizinischen Versorgung, Ökologie der Systeme: Bericht von der 21. Jahrestagung der Deutschen Gesellschaft für medizinische Dokumentation, Informatik und Statistik e.V., Hannover, 26. - 29. September 1976, Stuttgart 1978, S. 308 ff.

175) Vgl. Lewis, T.L., Macks, G.C., GAPS: Present criteria for evaluation of Medical Information Systems, a.a.O., S. 261. Vgl. auch: Davis, L.S., Data Processing Facilities, in: Collen, M.F., Hospital Computer Systems, Section I.3., New York 1974, S. 47 f.

176) Vgl. u.a. Lindsay, R.P., Practical Guide to DBMS Selection, New York 1982, S. 21 ff. Schäfer, H.-Th., Revision bei Datenbanksystemen, Darmstadt 1980, S. 28 ff.

ren (direkter Zugriff oder Zugriff über Invertierte Dateien) und die Art der physischen Speicherung der Daten (z.B. unterschiedliche Speichermedien zur Optimierung von Kosten/Nutzen-Überlegungen).

b) Datenstrukturen;[177]

Generell ist zu unterscheiden zwischen hierarchischen/netzwerkorientierten Datenbanken und solchen, die mit invertierten Dateien arbeiten. Hierarchische Modelle/Netzwerkmodelle sind besser geeignet für Umgebungen, in denen wenig Veränderungen in der Struktur und den Verarbeitungsanforderungen auftreten. Die Zugriffszeiten sind kürzer, daher sind solche Datenbanksysteme für komplexe, anwendungsspezifische, verarbeitungsintensive Aufgaben ideal geeignet.[178]

Relationale Datenbanken bringen in sich stark verändernden Umgebungen eine bessere Performance. Der Suchaufwand und der Speicherbedarf für Schlüssel ist größer. Dafür stehen bei diesen Datenbanken mächtigere Abfragesprachen zur Verfügung, die es dem Benutzer ermöglichen, Sofortabfragen an die Datenbank zu stellen.

Relationale Datenbanken eignen sich daher für Abfragesysteme wesentlich besser.[179]

An spezifischen Kriterien sind die Strukturierung der Datensätze sowie die Reorganisation zu betrachten. Unter die Strukturierung der Datensätze fällt die Möglichkeit, eine Zusammenstellung von Daten beliebig oft, unmittelbar hintereinander, innerhalb eines Datensatzes erscheinen zu lassen (sog. repeating groups)[180], sowie das Arbeiten mit variablen Satzlängen.

Durch Veränderungen in der Datenbank treten mit der Zeit Performanceprobleme auf. Die Datenbank muß dann reorganisiert werden.

Da dies in der Regel off-line geschieht, ist während dieser Zeit kein Zugriff für die Benutzer möglich. Zur Beurteilung sollten daher auch Ansätze für eine Online-Reorganisation berücksichtigt werden.

---

177) Vgl. u.a. Klar, R., Hierarchisch strukturierte Datenbanken in der Medizin, in: Reichertz, P.L., Schwarz, B. (Hrsg.), Informationssysteme in der medizinischen Versorgung, Ökologie der Systeme: Bericht von der 21. Jahrestagung der Deutschen Gesellschaft für medizinische Dokumentation, Informatik und Statistik e.V., Hannover, 26. - 29. September 1976, Stuttgart 1978, S. 308 ff.
178) Vgl. Kernler, H., Datenbankprobleme, in: Heilmann, H., ..., Handbuch der modernen Datenverarbeitung, Heft 118, 1984, S. 1.
179) Vgl. Kernler, H., Datenbankprobleme, a.a.O., S. 1.
180) Vgl. Wildgruber, E., Wiederholungsgruppe, in: Schneider, H.J., (Hrsg.), Lexikon der Informatik und Datenverarbeitung, München 1983, S. 596.

c)   Benutzeraspekte der Datenbank;

Hier sind die Anforderungen der verschiedenen Benutzergruppen im Krankenhaus an das Datenbanksystem sowie Aspekte der Handhabung der Datenbank (Einfachheit, Funktionenreichtum, usw.) maßgebend. Die Benutzer lassen sich in drei Gruppen einteilen:[181] Datenbankadministrator, Anwendungsprogrammierer und Endbenutzer.

Der Datenbankadministrator ist im Rahmen seiner Datenbankaktivitäten vor allem mit der Datenbeschreibungssprache befaßt. Die Anwendungsprogrammierer verwenden die Datenmanipulationssprache als Schnittstelle zur Datenbank (die Datenmanipulationssprache sollte möglichst flexible Befehle enthalten). Schließlich bieten manche Datenbanksysteme "Sprachen" für die Endbenutzer an. Alle drei Arten von Sprachen (DDL, DML und Endbenutzersprachen) sind im Hinblick auf die Bedürfnisse der jeweiligen Nutzer zu beurteilen. Bietet ein System die Möglichkeit der Nutzung einer Endbenutzersprache, insbesonders wenn dies eine echte Online-Möglichkeit ist, so sollte dies mit einigem Gewicht in die Bewertung der Datenbankkonzeption eingehen. Die Handhabung der Datenbank sollte möglichst einfach sein. Dies gilt vor allem im Hinblick auf Programmierung und Design.

Die verfügbaren bzw. benötigten Hilfsprogramme sind zu prüfen (z.B. Logdateianalysen, Kopierprogramme, Änderungsprogramme).

-   Eigenschaften der Datenbank (bzw. des DBMS);

Das DBMS sollte folgende Funktionen anbieten; zweifaches Logging (aus Sicherheitsgründen), Multitasking (mehrere unterschiedliche Datenmanipulationskommandos können parallel behandelt werden), Reorganisationsmöglichkeit, wenn die Performance inakzeptabel wird, Recoverymöglichkeiten nach System- oder Programmfehlern.

Weiters sollte im Rahmen des DBMS ein TP-Monitor und ein Data-Dictionary[182] vorhanden sein bzw. es sollten Schnittstellen für solche Produkte bestehen.

---

181)   Vgl. Hansen, H.R., Wirtschaftsinformatik I, 4. Auflage, a.a.O., S. 385 ff.
182)   Vgl. u.a. von Stülpnagel, A., Data Dictionary, in: Heilmann, H., Handbuch der modernen Datenverarbeitung, Heft 118 - Datenbanken, 1984, S. 59 ff.

5.3.2.3. Die Anwendungssoftware

Die dritte Komponente der Software, die es zu beurteilen gilt, sind die Anwendungsprogramme.[183] Im Krankenhaus ist sowohl der Einsatz von Standardsoftware als auch von Individualsoftware denkbar. Aufgrund der spezifischen Aufgabenstellung im Krankenhaus sind Standardsoftwarepakete nur beschränkt einsatzfähig bzw. bisher verfügbar.[184] Insbesonders, wenn mit einem integrierten System gearbeitet werden soll, dürfte der Standardsoftwareeinsatz problematisch sein. Denkmögliche Einsatzgebiete für Standardsoftware sind vor allem die "klassischen" EDV-Anwendungen im Bereich des Rechnungswesens sowie der Textverarbeitung.

Für die Beurteilung der Anwendungssoftware können zwei große Kriterienbereiche unterschieden werden.[185] Zum einen gilt es die Funktionserfüllung der Programme (Programmpakete) aufgrund der spezifischen Aufgabenstellung im Krankenhaus zu bewerten. Für jeden Aufgabenbereich des Krankenhauses ist ein detailliertes Anforderungsprofil zu erstellen und den durch das jeweilige Programm angebotenen Funktionen gegenüberzustellen.

Der zweite Kriterienbereich umfaßt Kriterien, die sich mit den Einsatzmöglichkeiten und dem Einsatzverhalten der Programme beschäftigen.

e) Beurteilung der Funktionserfüllung;

Die Funktionserfüllung ist anhand detaillierter Anforderungsbeschreibungen des bzw. der betroffenen Bereiche zu beurteilen. Hierbei ist nicht nur auf die Richtigkeit der ermittelten Auswertungen (Ergebnisse) zu achten, sondern vor allem auch auf die angewandten Verfahren und Techniken (z.B. theoretisch fundiertes Verfahren der internen Leistungsverrechnung im Rahmen der Kostenrechnung). Weiters ist auf eine Expansionsmöglichkeit im Rahmen der Funktionserfüllung einzugehen. Dies ist insoweit von Bedeutung, als die Ausnutzung von komplexen Funktionen zu Beginn einer Implementierung aufgrund der Nichtvertrautheit der Benutzer mit der EDV-Technologie meist gering ist. Mit zunehmender Vertrautheit steigen dann die Ansprüche an die angebotenen Funktionen.

---

183) Zu den Einsatzgebieten vgl. auch: Reichertz, P.L., Lordieck, W., EDV-Einsatz in Krankenhäusern: Hardware/Software, (1. Fortsetzung), in: Das Krankenhaus, 10/1984, S. 443 ff.

184) Vgl. u.a.: Reichertz, P.L., Lordieck, W., EDV-Einsatz in den Krankenhäusern: Ergebnis einer Umfrage, in: Das Krankenhaus, 9/1984, S. 391. Vgl. auch: Schmeetz, D., Engelbrecht, R., Reichertz, P.L., Implementation und Einsatz von Industriesoftware im administrativen Bereich eines Universitätskrankenhauses, in: Reichertz, P.L., Schwarz, B. (Hrsg.), Informationssysteme in der medizinischen Versorgung, Ökologie der Systeme: Bericht von der 21. Jahrestagung der Deutschen Gesellschaft für medizinische Dokumentation, Informatik und Statistik e.V., Hannover, 26. - 29. September 1976, Stuttgart 1978, S. 286 ff.

185) Vgl. hiezu u.a.: Horvath, P., Petsch, M., Weihe, M., Standard-Anwendungssoftware für die Finanzbuchhaltung und die Kosten-/Leistungsrechnung, München 1983, S. 61 ff.

Die Entwicklung von Teilkriterien für die einzelnen Funktionsbereiche im Krankenhaus erscheint hier nicht sinnvoll. Grundsätzliche Überlegungen zu diesem Problembereich wurden bereits oben angestellt. Ein detailliertes Anforderungsprofil für die funktionale Beurteilung des Anwendungssoftwaresystems könnte aus diesen Grobkriterien für den konkreten Einzelfall entwickelt werden.

f)   Beurteilung der Einsatzmöglichkeiten und des Einsatzverhaltens;

Die Beurteilung dieses Bereiches kann mit Hilfe der folgenden Kriterien durchgeführt werden.[186]

-   Benutzerfreundlichkeit;

-   Zuverlässigkeit und Sicherheit;

-   Effizienz;

-   Portabilität;

-   Flexibilität und Möglichkeit der Adaption;

-   Integration.

Die Benutzerfreundlichkeit, hier definiert als die Unterstützung des Anwenders beim Dialog mit dem EDV-System, ist eines der wesentlichsten Beurteilungskriterien für die Anwendungssoftware, vor allem im Hinblick auf die Akzeptanz des Systems durch die Benutzer. Die benutzerfreundliche Gestaltung des Dialoges hängt insbesondere vom Bildschirmaufbau (einheitlicher Bildschirmaufbau, Erläuterung von zur Wahl stehenden Kommandos, Verwendung sprechender Abkürzungen, usw.), der Steuerung der Eingabe (adäquater Maskenaufbau für eine schnelle und möglichst fehlerfreie Eingabe, Gestaltung von Muß- und Kanneingabefeldern), der einfachen Auswahlmöglichkeit angebotener Funktionen (Menütechnik, Auswahl mit Kommandos, Funktionstasten), sowie weiteren Unterstützungsfunktionen (Sprungfunktionen - z.B. Update der Stammdaten "während" des Buchens, Hardcopy, usw.) ab.

Die Kriterien "Zuverlässigkeit" und "Sicherheit" beziehen sich auf das Auftreten von Fehlern in den Programmen sowie auf Datensicherungs- und Datenschutzaspekte.

---

186)   Vgl. u.a. Petsch, M., Weihe, M., Software für das Rechnungswesen, Teil 1: Vorgehensweise und grundlegende Auswahlaspekte, in: Praxis des Rechnungswesens, Buchführung, Bilanzierung, Betriebsabrechnung, Datenverarbeitung, Gruppe 12 - Datenverarbeitung, 1985, S. 927 ff. sowie Brownstein, I., Lerner, N.B.; Guidelines for Evaluating and Selecting Software Packages, New York, 1982, Abschnitt 4, Detailed functional evaluation, S. 1 ff.

84

Die Wahrscheinlichkeit von Fehlern in den Programmen ist bei Individualsoftware höher als bei Standardsoftware. Bei letzteren kann die Anzahl der Installationen als ein Indikator für die Fehlerwahrscheinlichkeit angenommen werden. Mit zunehmender Installationszahl sinkt die Fehlerwahrscheinlichkeit.

Die Überprüfung der Zuverlässigkeit von Individualprogrammen kann mit Unterstützung von Testdaten, sog. "link" oder "string"- Tests (Überprüfung des Zusammenspiels mehrerer Programme[187]) sowie den Backup- und Restartmöglichkeiten durchgeführt werden. Ein weiteres Kriterium für die Qualität und damit die Zuverlässigkeit ist die Anwendung moderner Methoden des Programmentwurfes und der Programmierung (z.B. Tools).

Die Beurteilung von Datensicherungs- bzw. Datenschutzmaßnahmen erfolgt über die auf Softwareebene angebotenen Zugriffskontrollen, -beschränkungen und Eingabekontrollen (z.B. Paßwort, Plausibilitätskontrollen).

Die "Effizienz" ist ein Kriterium, das nur im Zusammenhang mit der Hardware und Systemsoftware bzw. systemnahen Software (DBMS, TP-Monitor) zu beurteilen ist. Grundlegende Beurteilungsfaktoren sind hier die Antwortzeiten (CPU-Zeit, Ein-/Ausgabezeit) sowie der Speicherbedarf (intern, extern).

Die "Portabilität" dient der Beurteilung, auf welchen EDV-Systemen das Programm bzw. Programmpaket lauffähig ist. Unter EDV-System ist hier die Verbindung von Hardware und Systemsoftware bzw. systemnaher Software gemeint. Die Überprüfung der Portabilität ist vor allem im Hinblick auf die Übernahme von Software auf ein anderes EDV-System von Relevanz. Gerade im Krankenhaus dürfte aufgrund der spezifischen Aufgabenstellungen eine nur sehr geringe Portabilität der Anwendungssoftware gegeben sein.

Die Flexibilität und Adaptionsmöglichkeit bezieht sich auf die Anpassungsmöglichkeiten der Programme an die Anforderungen im Krankenhaus. Die Flexibilität und Adaptionsfähigkeit ist über die modulare und parametrische Gestaltung der Programme beurteilbar.

Die Integration der Programme in ein Gesamtsystem ist gerade im Krankenhaus von eminenter Bedeutung. Die Integration ermöglicht den direkten Austausch von Daten zwischen mehreren Programmen. Für neu zu integrierende Software sind daher die Schnittstellen für den Datenaustausch zu berücksichtigen.

---

187) Vgl. Shelly G.B., Cashman, T.J., Business Systems Analysis and Design, 5. Auflage, Fullerton - California, 1978, S. 553.

5.3.3. Datensicherung und Datenschutz

Der EDV-Einsatz im Krankenhaus hat die Möglichkeiten von Informationsaustausch und Zugriff auf Daten über Personen erheblich erweitert.

Da vor allem Daten über den Gesundheitszustand von Personen als äußerst sensibel angesehen werden, kommt dem Schutz personenbezogener Daten im Krankenhaus eine besondere Stellung zu.[188]

Vom Datenschutz zu unterscheiden ist die Datensicherung. Die Datensicherung bezweckt die Sicherung von Daten, Programmen und deren Organisation gegen Verlust, Veränderung und unerlaubte Kenntnisnahme aus der Sicht der datenverarbeitenden Stelle.

Die Sicherheit der Datenverarbeitung (Datensicherung) ist somit eine Zielsetzung, die in jedem Betrieb aus eigenem Interesse verfolgt wird. Die Sicherheit der Datenverarbeitung ist somit auf der gleichen Ebene zu sehen wie die Sicherheit organisatorischer Abläufe überhaupt.[189] Datensicherung ist damit eine Aufgabe, die keines gesetzlichen Zwanges bedarf, sondern die sich aus der Interessenslage des Betriebes an der Erreichung seiner Ziele ergibt.

Die Notwendigkeit des Datenschutzes, im Sinne des Schutzes personenbezogener Daten, resultiert dagegen aus dem schutzwürdigen Interesse von Personen, die über sie gespeicherten Daten (soweit sie als personenbezogen zu betrachten sind) vor einer ungerechtfertigten Verarbeitung bzw. Übermittlung zu bewahren. Da ein Teil des Datenschutzes durch die betrieblichen Datensicherungsmaßnahmen gewährleistet wird, sind Datenschutzmaßnahmen bzw. rechtliche Datenschutzbestimmungen vor allem dort notwendig, wo aus betrieblicher Sicht keine Datensicherungsmaßnahmen getroffen werden, bzw. wo schutzwürdige Interessen mit den Interessen der datenverarbeitenden Stelle kollidieren.

Zur Wahrung des Datenschutzes in österreichischen Krankenhäusern sind die Bestimmungen im Zusammenhang mit der ärztlichen Schweigepflicht, den Ausführungsgesetzen zum Krankenanstaltengesetz sowie dem Datenschutzgesetz[190] zu beachten. Für Informationssysteme sind die Bestimmungen des Datenschutzgesetzes von besonderer Bedeutung.

---

188) Vgl. Ziegler-Jung, B., Datenschutz im Krankenhaus, in: Hildebrand, R., Handbuch Krankenhausmanagement, Abschnitt 6.2., München 1979, S. 3.
189) Vgl. Nowak, R., Datenschutz ist nicht identisch mit Datensicherheit, in: Die Wirtschaftsprüfung 6, 1984, S. 153.
190) Vgl. Bundesgesetz vom 18. Oktober 1978 über den Schutz personenbezogener Daten (Datenschutzgesetz - DSG), BGBl. 1978/565.

Gemäß § 6 DSG dürfen personenbezogene Daten "zum Zweck des automationsunterstützten Datenverkehrs nur ermittelt werden, wenn dafür eine ausdrückliche gesetzliche Ermächtigung besteht, oder soweit sie für den Auftraggeber zur Wahrnehmung der ihm gesetzlich übertragenen Aufgaben eine wesentliche Voraussetzung bilden"[191].

Die gesetzliche Ermächtigung wird in den Ausführungsgesetzen zum Krankenanstaltengesetz erteilt. In diesen Ausführungsgesetzen ist geregelt, welche personenbezogenen Daten über einen Patienten zu führen sind. Die Ermittlung und Verarbeitung von personenbezogenen Daten ist im Krankenhaus somit gestattet.

Anders sieht es jedoch mit der Übermittlung von Patientendaten aus.[192] Die Bedingungen, unter denen Daten übermittelt werden dürfen, sind dann erfüllt, wenn entweder eine spezielle gesetzliche Ermächtigung dafür besteht, oder wenn die schriftliche Zustimmung des(r) Betroffenen vorliegt, bzw. wenn durch geeignete Maßnahmen die Anonymität sichergestellt ist.[193]

Ausdrückliche gesetzliche Ermächtigungen für die Übermittung von personenbezogenen Daten gibt es in besonderen Fällen für Gerichte und Verwaltungsbehörden, an die Sozialversicherungsträger und an die einweisenden und behandelnden Ärzte. Grundsätzlich sind alle Personen im Krankenhaus, denen berufsmäßig personenbezogene Daten anvertraut sind oder zugänglich gemacht werden, vor Antritt ihrer Tätigkeit im Krankenhaus, zur Einhaltung des Datengeheimnisses ausdrücklich zu verpflichten.[194]

Aus dem Blickwinkel des Informationssystems ergibt sich im Hinblick auf den Problemkreis Datenschutz und Datensicherung eine zweifache Fragestellung.

Zum einen ist zu prüfen, inwieweit im Interesse eines reibungslosen Betriebsprozesses im Krankenhaus die entsprechenden Datensicherungsmaßnahmen getroffen wurden. Zum anderen ist zu fragen, inwieweit von Seiten der EDV zusätzliche Maßnahmen zur Gewährleistung des Datenschutzes notwendig sind und diese auch getroffen wurden.

Beide Fragestellungen sind eng verknüpft mit der hardwaremäßigen, softwaremäßigen und organisatorischen Gestaltung des Informationssystems.

---

191) Ebenda § 6.
192) Vgl. Wiesner, H., Auswirkungen des Datenschutzgesetzes auf Krankenanstalten, in: Leitgeb, H., Wiesner H. (Hrsg.), Technische Organisationsmittel im Krankenhaus, 2. ADV-Fachtagung Salzburg 1981, S. 231.
193) Vgl. DSG a.a.O. § 7.
194) Vgl. DSG a.a.O. § 20 Abs. 2.

Für die Beurteilung der Datensicherung bzw. des Datenschutzes können folgende Grundüberlegungen herangezogen werden:[195]

- Welche Zutritts- und Zugriffskontrollen bestehen (z.B. Berechtigungsausweise, Paßwörter)?[196]

- Welche Eingabe-, Übermittlungs- und Benutzerkontrollen werden durchgeführt (z.B. Eingabeprotokolle, Übermittlungsdokumentation, abschließbare Datenstationen)?

- Welche technischen Sicherungsmaßnahmen bestehen (z.B. error-correction codes)?

- Wie erfolgt die Aufbewahrung (Kopien) bzw. die Archivierung der Daten?

- Wer ist für die Einhaltung von Datensicherungs- und Datenschutzmaßnahmen verantwortlich?

---

195) Vgl. u.a.: Ericsson, U., Schneider, W., Vogel, K., The Problem of Privacy in a Computer Based Integrated Health Care Information System, Requirements of Hardware and Software, in: Anderson, J., Forsythe, J.M. (Hrsg.), Medinfo 74, Proceedings of the First World Conference on Medical Informatics, Stockholm, August 5 - 10, 1974, Amsterdam 1974, S. 649 ff.

196) Vgl. u.a.: Sekita, Y., Kawasaki, S., et al., A data base approach to a common utilisation system of hospital information in Osaka, in: World hospitals, Vol. XIX, No. 4, 1983, S. 19. Vgl. auch: Peterson, H., A Password Oriented Privacy System for Stockholm County, in: Anderson, J., Forsythe, J.M. (Hrsg.), Medinfo 74, Proceedings of the First World Conference on Medical Informatics, Stockholm, August 5 - 10, 1974, Amsterdam 1974, S. 645 ff.

5.4. Auswirkungen auf den Humanfaktor im Krankenhaus

5.4.1. Vorbemerkungen

Die Auswirkungen eines KIS auf den Humanfaktor hängen in großem Maße von der Art des KIS ab.[197)198)] Je nachdem, ob es sich nur um ein isoliertes administratives oder medizinisches System oder ein integriertes krankenhausweites System handelt, werden sich die Auswirkungen beträchtlich unterscheiden. Den Ausführungen hier soll grundsätzlich ein integriertes Informationssystem zugrunde gelegt werden, da sich ein solches System auf alle Bereiche eines Krankenhauses erstreckt und damit auf alle im Krankenhaus Tätigen einwirkt.

5.4.1.1. Akzeptanz des KIS

Die Akzeptanz des neuen Systems durch die Benutzer ist die Grundvoraussetzung für eine erfolgreiche Nutzung und damit der Realisierung der potentiellen Nutzeneffekte aus einem KIS.[199)]

Bei jedem Eingriff in die Organisation eines Betriebes und insbesonders bei gleichzeitigen Struktur- und Prozeßänderungen treten starke Widerstände der Betroffenen auf. Die Vorteile eines EDV-Informationssystems werden von den Benutzern aus den verschiedensten Gründen

---

197) Vgl. zu Versuchen die Benutzerschnittstelle zu gestalten u.a.: Le Beux, P.J., Henley, R.R., Blois, M.S., Implementation of a Frame Selection System for a Modular Hospital Information System, in: Anderson, J., Forsythe, J.M. (Hrsg.), Medinfo 74, Proceedings of the First World Conference on Medical Informatics, Stockholm, August 5 - 10, 1974, Amsterdam 1974, S. 625 ff.

198) Vgl. zu den Auswirkungen eines KIS u.a.: Pfeuffer, B., "Anwenderbezogene Probleme bei der Konzipierung, Entwicklung und Einführung eines EDV-Systems für die patientengebundene Verwaltung", in: Ehlers, C.Th., Klar, R.(Hrsg.), Informationsverarbeitung in der Medizin (Wege und Irrwege), 22. Jahrestagung der GMDS, Göttingen 3. - 5. 10. 1977, Heidelberg 1979, S. 177 ff.

199) Vgl. u.a.: Schmeetz, D., Engelbrecht, R., Reichertz, P.L.,Implementation und Einsatz von Industriesoftware im administrativen Bereich eines Universitätskrankenhauses, a.a.O. S. 286 ff.Vgl. Straach, H.P., Rückkoppelung des Benutzerverhaltens, aufgezeigt am Kiel KIS, in: Reichertz, P.L., Schwarz, B.(Hrsg.), Informationssysteme in der medizinischen Versorgung, Ökologie der Systeme: Bericht von der 21. Jahrestagung der Deutschen Gesellschaft für medizinische Dokumentation, Informatik und Statistik e.V., Hannover, 26. - 29. September 1976, Stuttgart 1978, Heidelberg 1978, S.95 ff.Vgl. Ehlers, Th., Die Entwicklung von Krankenhausinformationssystemen, Die Verantwortung nicht auf ein KIS übertragen, in: Computerwoche, 7. Dezember 1984, - Kommunale Datenverarbeitung, S. 28 f.Vgl. auch: Bakker, A.R., Hospital Information Systems, Risks for Failures and Actions to be taken, in: Shannon,R.H. (Hrsg.), Hospital Informations Systems, an international perspective on problems and prospects, IFIP working conference on Hospital Information Systems, Capetown, South Africa, 2. - 6. April 1979, S. 243 ff.

nicht realisiert. Als Beispiele mögen mangelndes Wissen über die EDV im allgemeinen und über die Einsatzmöglichkeiten im speziellen Fall dienen. Unsicherheit bis hin zur Angst, daß der Einzelne nicht in der Lage sein werde, die neue Technik zu verwenden, führen zu einer ablehnenden Einstellung gegenüber dem System. Die bei jeder Implementierung eines großen EDV-Systems auftretenden Probleme während und nach der Implementierung führen unter Umständen zu einer Verstärkung dieser skeptischen Einstellung.

Eine Studie in den USA, in der die Einstellung der im Krankenhaus Tätigen zur geplanten Einführung eines EDV-gestützten Informationssystems untersucht wurde, brachte die folgenden doch recht aufschlußreichen Ergebnisse.[200)]

- Die Einstellung des Personals in kleinen Krankenhäusern in ländlichen Gegenden war signifikant negativer als diejenige in großen Krankenhäusern in Städten.

- Die positivste Einstellung zum neuen System hatte das technische Personal im Krankenhaus.

- Beschäftigte mit langer Ausbildung oder Tätigkeit in der Gesundheitsindustrie hatten eine positivere Einstellung als Beschäftigte mit kürzerer Ausbildung oder nur kurzer Tätigkeit in der Industrie.

- Die Einstellung von Frauen war signifikant negativer als die von Männern.

Diese Untersuchung ist sicherlich nicht ohne Einschränkungen für europäische Verhältnisse als repräsentativ anzusehen. Sie zeigt jedoch zum einen die Notwendigkeit der Konzentration von Schulungsmaßnahmen auf bestimmte Gruppen im Krankenhaus und ist zum anderen ein möglicher Ansatzpunkt für die Evaluation des Systems. Gleichartige Untersuchungen vor und nach der Implementierung des Systems zeigen, inwieweit die Akzeptanz des Systems gegeben ist und bilden somit einen Ansatzpunkt dafür, inwieweit positive oder negative Effekte auf die Patientenversorgung bzw. die Wirtschaftlichkeit auf eine bewußte oder unbewußte Nichtakzeptanz zurückzuführen sind.

5.4.1.2. Ausbildung der Benutzer

Der Erfolg eines KIS hängt wie oben dargestellt zu einem großen Teil von der Akzeptanz des Systems durch die Endbenutzer ab.[201)]

---

200) Vgl. Thies, P.J., Hospital Personell and Computer-Based Systems: A Study of Attitudes and Perceptions, in: Hospital Administration 20, 1975, S. 21 f.
201) Vgl. z.B. Beer-Gabel, J., Use of administrative and financial Hospital Informations Systems, in: Shannon, R.H.(Hrsg.), Hospital Information Systems, an international perspective on problems and prospects; IFIP working conference on Hospital Information Sy-

Neben einer laufenden Information über das System vor bzw. während der Implementierung des Systems ist sicherlich eine adäquate Ausbildung der Benutzer von essentieller Bedeutung.[202] Eine angemessene Ausbildung dürfte sowohl auf die durch das System Betroffenen eine positive Auswirkung haben, als auch die ökonomische Seite, etwa durch eine Verkürzung der Implementationsphase, beeinflussen. Für die im Krankenhaus Tätigen scheinen dabei eine individuelle Schulung, Beratung und Betreuung wesentlich effizienter zu sein, als eine allgemeine Ausbildung auf dem Gebiet der EDV.

Um die im Rahmen einer Nach-Installations-Evaluation festgestellten Effekte richtig einschätzen zu können, ist die Kenntnis der durchgeführten Ausbildungsmaßnahmen unbedingt erforderlich. Nur so kann eine sachgemäße Interpretation der Ergebnisse erfolgen.

5.4.2. Auswirkungen des KIS auf die Ärzte

Der Einfluß eines KIS auf die Arbeit der Ärzte im Krankenhaus hängt in hohem Maße davon ab, ob die Ärzte das System selber oder nur über das Pflegepersonal bzw. das Funktionspersonal nutzen. Der Einfluß ist außerdem dann umso stärker je umfaßender das medizinische System ausgeprägt ist. Für den Arzt von besonderer Bedeutung sind die medizinischen Patientendaten (z.B. Krankheitsgeschichte, Laborauswertungen, Röntgendiagnosen usw.). In der Studie[203] über das EL CAMINO Hospital wurden die

- Rechtzeitigkeit,

- Vollständigkeit,

- Richtigkeit,

---

stems, Capetown, South Africa, 2. - 6. April 1979, Amsterdam 1979, S. 209. Schmeetz, D., Engelbrecht, R., Zuverlässigkeit von Informationssystemen als Wechselwirkung zwischen Benutzer- und Systemverhalten, in: Reichertz, P.L., Schwarz, B. (Hrsg.), Informationssysteme in der medizinischen Versorgung, Ökologie der Systeme: Bericht über die 21. Jahrestagung der Deutschen Gesellschaft für medizinische Dokumentation, Informatik und Statistik e.V., vom 26. - 29. September 1976 in Hannover, Stuttgart 1978, S. 76.

202) Vgl. u.a.: Klar, R., Workshop: Anwenderbezogene Probleme; Zusammenfassung der Diskussion und Ergebnisse, in: Ehlers, C.Th., Klar, R. (Hrsg.), Informationsverarbeitung in der Medizin (Wege und Irrwege), 22. Jahrestagung der GMDS, Göttingen 3.-5. 10. 1977, Heidelberg 1979, S. 772. Holland-Cunz, B., Holland-Cunz, R., EDV-Systeme in Administration und Versorgung - Forderung oder Überforderung des Nutzers -, in: Ehlers, C.Th., Klar, R. (Hrsg.), Informationsverarbeitung in der Medizin (Wege und Irrwege), 22. Jahrestagung der GMDS, Göttingen 3.-5. 10.1977, Heidelberg 1979, S. 190 f.

203) Vgl. Gall, J.E., et al., Demonstration and Evaluation of a Total Hospital Information System, Final Report to the National Center for Health Services Research, a.a.O., S. 55.

-    Verfügbarkeit von medizinischen Informationen

als die wichtigsten Einflußgrößen auf die Tätigkeit der Ärzte ermittelt, die letztlich zu einer Verbesserung in der Patientenversorgung führen. Positive Effekte für die Patientenversorgung sind
aber grundsätzlich auch dann zu erwarten, wenn die Ärzte das System selbst nicht bedienen. Der
Nutzen dürfte allerdings bei einer Verwendung der Terminals durch die Ärzte höher liegen.

Ein gewisses Problem stellt bei der Implementation des Systems die Einstellung der Ärzte gegen-
über dem System dar. Der Bericht von Gall brachte eine Akzeptanz des Systems durch 61 % der
Ärzte, während 39 % das System ablehnten.[204] Für die Ärzte ergeben sich Auswirkungen auf 3
Gebieten:

-    Verwendung von Terminals;

-    Verwendung einer neuen Art von Krankengeschichten;

-    Veränderungen in der Beziehung zu verschiedenen Gruppen im Krankenhaus.

Die Verwendung von EDV-erzeugten Krankengeschichten führt zu einer qualitativen Verbesserung der Krankengeschichten durch die Möglichkeit der Benutzung von Graphiken, Farben, unterschiedlichen Schriftgrößen unter Berücksichtigung einer gut geplanten, gleichbleibenden Auf-
machung (Layout).

Veränderungen in der Beziehung zu anderen Gruppen im Krankenhaus ergeben sich zum einen
aus einer gewissen Umkehr im Wissen zwischen Ärzten und Pflegepersonal durch die meist
größere Routine des Pflegepersonals bei der Benutzung der Terminals und zweitens aus der verbesserten Kommunikation zwischen der Ärzteschaft und anderen Leistungsstellen (z.B. Labor,
Röntgen, Apotheke).

Im Bericht zur EL CAMINO Evaluation wurde folgendes Resumee gezogen:[205] Im allgemeinen
ist der Nutzen im Zusammenhang mit der arztabhängigen Patientenversorgung mit den Eigenschaften Zeitgerechtheit, Richtigkeit, Vollständigkeit und Verfügbarkeit der EDV-gestützten Informationsbereitstellung verbunden. Eine weitere Nutzenkategorie resultiert aus der größeren zur
Verfügung stehenden Informationsbasis für die Ärzte. Weitere Nutzeffekte ergeben sich:

---

204) Vgl. ebenda, S. 59
205) Vgl. Gall, J.E., et al., Demonstration and Evaluation of a Total Hospital Information Sy-
      stem, Final Report to the National Center for Health Services Research, a.a.O.,S. 57.

- aus der Möglichkeit für den Arzt, die Daten seiner Patienten an jedem beliebigen Ort (Terminal) des Krankenhauses abzurufen;

- der Verlegung der Visiten, da Ergebnisse von Untersuchungen früher vorliegen (dadurch kann eine Verkürzung der Verweildauer erreicht werden);

- der Festlegung von Grenzwerten, deren Überschreitung der Computer deutlich kennzeichnet;

- der Entwicklung von Krankheitsbildern zur Vorauswahl möglicher Diagnosen;

- durch schnelle und verbesserte Erstellung von abschließenden Diagnosen;

- durch die Möglichkeit der Erteilung von Instruktionen für die weitere Pflege außerhalb des Krankenhauses;

- usw.

Durch die Möglichkeit der Datenfernübertragung könnten letztlich gewisse Funktionen der Ärzte auch von der Ordination des jeweiligen Arztes aus durchgeführt werden bzw. ein Datenaustausch und damit eine verbesserte Zusammenarbeit zwischen Hausärzten und den Ärzten im Krankenhaus erfolgen. Zusammenfassend kann gesagt werden, daß die Einführung eines KIS im medizinischen Bereich zu einer Veränderung der Arbeit und der Rolle des Arztes im Krankenhaus führt. Die Akzeptanz des Systems kann sowohl für den Patienten als auch für den Arzt selbst einen beträchtlichen Nutzen mit sich bringen.

5.4.3. Auswirkungen auf die Pflegeberufe

Lange Zeit wurde die wichtige Rolle der Pflegeberufe bei der Einführung eines EDV-Systems nicht erkannt bzw. nicht explizit berücksichtigt.

Die mittlerweile eingetretene Entwicklung im Bereich der Informationssysteme hat jedoch dazu geführt, daß ohne die Berücksichtigung der Pflegeberufe keine weiteren Fortschritte mehr zu machen sind.[206] Die Pflegeberufe stellen ein zentrales Bindeglied zu den Ärzten und den anderen Krankenhausbereichen in der Patientenversorgung dar und halten die Aktivitäten der Patienten

---

206) Vgl. Barber, B., Patients' perspectives in hospital information systems, in: Shannon, R.H. (Hrsg.), Hospital Information Systems, an international perspective on problems and prospects; IFIP working conference on Hospital Information Systems, Capetown, South Africa, 2. - 6.April 1979, Amsterdam 1979, S. 33.

in ihren Pflegeberichten und Anweisungen fest. Es ist daher davon auszugehen, daß ein großer Teil der die Patienten betreffenden Daten, die nicht automatisch in das System übernommen werden, vom Pflegepersonal eingegeben werden. Die Erfassung der Daten in das EDV-System führt jedoch nicht zu einer Veränderung der berufsspezifischen Tätigkeit, d. h. Pflegearbeit an sich, sondern es ist vielmehr eine gewisse Erleichterung bei Routinearbeiten zu erwarten. Im Rahmen der Ausbildung dürften daher Schulungsmaßnahmen in Richtung auf die Verwendung von Terminals notwendig werden.[207]

Als Beispiele dafür, inwieweit die Pflegeberufe ein EDV-gestütztes System akzeptiert haben, sollen zwei Untersuchungen zu diesem Problemkreis herangezogen werden.

Eine sehr umfassende Studie wurde in den USA durchgeführt. Bei einer Befragung der Pflegeberufe, ob sie das EDV-System beibehalten möchten, waren 92 % für eine Beibehaltung. Als Ergebnis wurden bei den Pflegeberufen der Einfluß des Systems auf die medikamentöse Behandlung (Rechtzeitigkeit, Verfügbarkeit und graphische Darstellung) und die Behandlung der Patienten (verfügbare Zeit für die Patientenbehandlung, Planung der Patientenversorgung usw.) als die wichtigsten Aspekte herausgearbeitet [208].

Die zweite Untersuchung, die hier herangezogen werden soll, geht von etwas anderen Voraussetzungen aus. Während bei der oben erwähnten Studie die Akzeptanz des Systems durch die Pflegeberufe einige Zeit nach der Implementation des Systems untersucht wurde, ging es bei der Untersuchung am Stadt- und Kreiskrankenhaus Kulmbach in Deutschland um die Frage, inwieweit sich die Pflegeberufe im Laufe der Implementierung des Systems mit der Arbeit am Terminal zurechtfanden. Die am Ende der Einschulungsphase von Wilde durchgeführte Untersuchung brachte folgendes Ergebnis:[209]

- 38 % (der in der Pflege Tätigen) kamen gut zurecht,

- 48 % befanden sich noch in der Umstellungsphase, glaubten jedoch, daß sie ohne Probleme Leistungen und Befunde anfordern könnten,

- 8 % benötigten nach ihrer Meinung eine längere Gewöhnungsphase;

---

207) Vgl. Merz, W., Der Computer im Spital - Auswirkungen auf die Pflegeberufe?, in: Zeitschrift für Krankenpflege (Revue suisse des infirmières) 11, 1974, S. 406 f.

208) Vgl. Hodge, M.H., Medical Information Systems, a.a.O.,S. 143 f.

209) Vgl. Wilde, E., Beobachtungen zur Übergangsfunktion des Systems Krankenhaus (Aus dem Stadt- und Kreiskrankenhaus Kulmbach), in: Reichertz, P.L., Schwarz, B. (Hrsg.),Informationssysteme in der medizinischen Versorgung, Ökologie der Systeme: Bericht über die 21. Jahrestagung der Deutschen Gesellschaft für medizinische Dokumentation, Informatik und Statistik e.V., vom 26. - 29. September 1976 in Hannover, Stuttgart 1978, S. 92.

- 4 % glaubten, nie ganz ohne Probleme arbeiten zu können;

- 2 % hatten keine Meinung.

Aus diesen Untersuchungen kann geschlossen werden, daß zwar eine gewisse Zeit bis zu einer effizienten Nutzung des Systems durch Pflegekräfte vergeht, daß aber prinzipiell keine Überforderung des Pflegepersonals durch ein EDV-System zu erwarten ist.[210] Dementsprechend scheint auch die Akzeptanz des Systems kaum gefährdet.[211]

5.4.3.1. Auswirkungen auf die Kommunikation

Durch das System wird der Austausch von Informationen beeinflußt, und zwar zwischen den Pflegekräften selbst, zwischen Pflegekräften und Ärzten, zwischen Pflegekräften und Funktionspersonal und schließlich auch zwischen Pflegepersonal und administrativem Personal. Das System soll zu einer Verbesserung (Schnelligkeit, Richtigkeit, Vollständigkeit, Verfügbarkeit, Verwendbarkeit) der übermittelten Informationen führen. Die angeführten Verbesserungen sind vor allem durch eine deutliche Verkürzung der Kommunikationswege (Anzahl der Beteiligten) zu erzielen.

5.4.3.2. Auswirkungen auf das Tätigkeitsspektrum

Wie schon erwähnt ist durch das System eine Verlagerung von Routinearbeiten (v.a. administrativen Tätigkeiten) hin zu eigentlichen Pflegetätigkeiten und Überwachungstätigkeiten zu erwarten. Inwieweit eine solche Umschichtung tatsächlich Platz greift, ist eine Frage der Gestaltung des Systems und letztlich des Willens und der Bereitschaft der Pflegekräfte eine solche Verlagerung

---

210) Vgl. u.a., Rystrom, L., Damgaard, A.J., Larsen, I.A., A Man-Machine Communication System for the Clinical Environment, in: Anderson, J., Forsythe, J.M. (Hrsg.), Medinfo 74, Proceedings of the First World Conference on Informatics, Stockholm, August 5 - 10, 1974, Amsterdam 1974, S. 633 ff.

211) Vgl. u.a.: Becker, H., Casper, K., Schmidt, U., Wege und Irrwege der Planung und Entwicklung eines klinischen Informationssystems, in: Ehlers, C.Th., Klar, R. (Hrsg.),Informationsverarbeitung in der Medizin (Wege und Irrwege), 22. Jahrestagung der GMDS, Göttingen 3. 5. 10.1977, Heidelberg 1979, S. 64. Casper, K., Becker, H., Schmidt, U., Methoden, Ergebnisse und Konsequenzen einer Akzeptanzprüfung nach einem Probelauf eines klinischen Kommunikationssystems, in: Ehlers, C.Th., Klar, R. (Hrsg.), Informationsverarbeitung in der Medizin (Wege und Irrwege), 22. Jahrestagung der GMDS, Göttingen 3. 5. 10. 1977, Heidelberg 1979, S. 165 ff. Henskes, D.T., Kronick, H.E., Operator Acceptance of Data Entry Devices in Patient Care Areas of a Hospital, in: Anderson, J., Forsythe, J.M. (Hrsg.), Medinfo 74, Proceedings of the First World Conference on Medical Informatics, Stockholm, August 5 - 10, 1974, Amsterdam 1974,S. 639 ff.

vorzunehmen. Gleiches gilt für die durch ein System potentiell angebotenen Planungs- und Koordinationsmechanismen.

Ein weiterer Effekt auf die Tätigkeit des Pflegepersonals ergibt sich aus der aus einem EDV-System resultierenden Standardisierung von Abläufen. Solche Standardisierungen führen zwar am Anfang zu gewissen Umstellungsproblemen, haben aber den Vorteil, daß nach dieser Anpassungsphase eine wesentlich größere Sicherheit in Richtung der Ausführung der Aufgaben gegeben ist. Als Beispiel sei hier die Aufstellung von standardisierten Pflegeplänen angeführt, die zum einen die üblichen Abläufe der Pflege festlegen, aber auch Hinweise bei auftretenden Sondersituationen enthalten.[212]

Die oben behandelte Benutzung des Systems durch die Ärzte könnte die Ansicht aufkommen lassen, daß damit eine Verlagerung der Handhabung medizinischer Daten weg vom Pflegepersonal hin zu den Ärzten entsteht. Inwieweit dies der Fall ist, hängt einerseits von der Intensität der Nutzung des Systems durch die Ärzte selbst ab. Andererseits verbleiben auf jeden Fall eine Vielzahl von medizinischen Daten und Anweisungen, die durch das Pflegepersonal gehandhabt werden müssen.

5.4.3.3. Auswirkungen auf die Ausbildung

Die Pflegekräfte sind im medizinischen Bereich diejenigen Benutzer der EDV, die das System am umfassendsten nutzen. Durch den 24 Stunden Pflegedienst ergibt sich die Notwendigkeit, daß die Pflegekräfte auch in Abwesenheit anderen Personals die Möglichkeiten des Systems weitgehend nutzen können. Die Gruppe der Pflegekräfte ist daher sicher eine jener Gruppen im Krankenhaus, die einer sehr gründlichen Ausbildung und Einschulung auf dem System bedarf.[213]

5.4.4. Auswirkungen auf das Funktionspersonal

Unter Funktionspersonal sollen all jene Beschäftigten subsummiert werden, die nicht dem Pflegepersonal bzw. den Ärzten zugeordnet sind, die aber Leistungen mit medizinischem Konnex erbringen (Laborkräfte, Röntgen, usw.).

---

212)   Vgl. Hodge, M.H., Medical Information Systems, a.a.O., S. 147 f.
213)   Vgl. Thiel, S., Trill, R., Kommunikationssystem des Pflegebereichs, - Ergebnisse einer empirischen Untersuchung - , in: Das Krankenhaus 2, 1984, S. 65.

5.4.4.1. Auswirkungen auf die Kommunikation

Durch ein Informationssystem sollte eine beträchtliche Verbesserung in der Kommunikation zwischen dem ärztlichen/pflegerischen Personal und dem Funktionspersonal erreicht werden. Die Haupteffekte dürften auch hier in einer wesentlichen Beschleunigung der Kommunikationsvorgänge, größerer Verläßlichkeit, schnellerer Verfügbarkeit, größerer Vollständigkeit der Informationen und besserer Planbarkeit der Arbeitsabläufe liegen.

5.4.4.2. Einfluß auf das Tätigkeitsspektrum

Die Tätigkeit des Funktionspersonals erstreckt sich auch zu einem beträchtlichen Teil auf administrative Arbeiten sowie Tätigkeiten, die aus Kommunikationsproblemen resultieren (unklare Anforderungen usw.). Die Implementation eines Informationssystems kann in diesen Bereichen zu Verbesserungen führen. Die Administration wird vereinfacht, Fehler in der Kommunikation sollten wesentlich seltener auftreten. Der wohl größte Vorteil aus einem EDV-System dürfte in der möglichen, stark verbesserten Planung in den Leistungsstellen rund um die Pflege- und Behandlungseinheiten liegen. So könnte beispielsweise die Auslastung der Röntgen- oder Laborabteilungen wesentlich verbessert werden. Für den Patienten ergeben sich Vorteile aus geringeren Wartezeiten und einer Verkürzung des Krankenhausaufenthaltes.

Bei einer entsprechenden Gestaltung des Informationssystems könnten gewisse Auswertungen von spezialisierten EDV-Geräten in den Leistungsstellen bei gegebener Kompatibilität und dementsprechenden Schnittstellen direkt in das "Hauptsystem" übernommen werden (direkte Datenerfassung). Dies würde zu einer weiteren Verbesserung der Kommunikation mit den anderen Einheiten des Krankenhauses beitragen und zu einer Entlastung der Leistungsstellen führen.

5.4.4.3. Auswirkungen auf die Ausbildung

Der Ausbildung kommt auch im Bereich des Funktionspersonals eine große Bedeutung zu. Die positiven Effekte des Systems können nur bei einer vollständigen Akzeptanz des Systems durch die Benutzer realisiert werden. Für das Funktionspersonal erscheint gleichfalls eine spezifische Ausbildung auf ihren speziellen Anwendungsbereich hin am erfolgversprechendsten.

5.4.5. Auswirkungen auf das administrative Personal

5.4.5.1. Auswirkungen auf die operative Ebene

Unter administrativem Personal soll hier jenes Personal aus dem Bereich der Verwaltung verstanden werden, welches sich nicht unmittelbar mit Managementaufgaben (Planung, Kontrolle, Organisation) beschäftigt, sondern operativ arbeitet (Personal aus dem Bereich des Rechnungswesens, Lagerwirtschaft, Personalwesens, Wäscherei, Müllbeseitigung usw.).

Der Einsatz eines EDV-Systems sollte hier durch verbesserte Kommunikationsmöglichkeiten, eine bessere Planung und Koordination zwischen dem ärztlichen und dem administrativen Bereich ermöglichen.

Die Tätigkeit des Verwaltungspersonals dürfte sich insofern ändern, als eine Vielzahl von Routinetätigkeiten (insb. Ausfüllen von Formularen, Ablegen, Erstellen von Terminplänen usw.) von der EDV übernommen wird.

Für das technische Personal ergibt sich die Notwendigkeit, den Umgang mit der technischen Seite des Systems (Hardware) bis zu einem gewissen Grad zu erlernen.

Im Bereich des Rechnungswesens (auch im Krankenhaus ein klassisches Anwendungsgebiet der EDV) wird durch die Verknüpfung mit dem ärztlich/pflegerischen Bereich und allen anderen Bereichen der Verwaltung eine größere Zahl von Zusatzauswertungen möglich.

Die Tendenz dürfte daher in Richtung auf eine Ausweitung des Aufgabenspektrums der Stellen im administrativen Bereich gehen. Routinetätigkeiten werden durch "anspruchsvollere" Tätigkeiten ersetzt.

Das EDV-Personal wird je nach der Gestaltung des Systems eine intensive Ausbildung auf dem neuen EDV-System benötigen (z.B. Umgang mit einer Datenbank bzw. Datenmanipulationssprache, Umgang mit dem Betriebssystem).

5.4.5.2. Auswirkungen im Managementbereich

Das administrative Management wird immer stärker in den Auswahlprozeß für Krankenhausinformationssysteme miteinbezogen. Dies ergibt sich aus der Tatsache, daß die Entwicklung der Systeme immer mehr in Richtung auf die Integration der vormals vorhandenen Einzelsysteme (Insellösungen) geht, und damit die Notwendigkeit für eine krankenhausweite Systemplanung entsteht.

Die Notwendigkeit zu einer krankenhausweiten Systemplanung, zumindest in groben Umrissen, ist auch dann vorhanden, wenn, was bei einer praktischen Anwendung im Regelfall sinnvoll ist, vorerst mit Insellösungen begonnen wird.

Der Administration kommt hier vor allem die Aufgabe der Berücksichtigung und Koordination der Interessen aller Benutzergruppen zu.

Für das Management selbst bedeutet die Realisierung eines Informationssystems wahrscheinlich überhaupt erst die Möglichkeit, so etwas wie Management im industriellen Sinne im Krankenhaus auszuüben.[214]

Die zur Führung eines so komplexen Gebildes, wie es ein Krankenhaus darstellt, notwendigen Informationen können mit den von den Informationen erwarteten Eigenschaften - rechtzeitig, richtig, verwendbar und am richtigen Ort verfügbar - nur durch ein EDV-System bereitgestellt werden. Durch die Verfügbarkeit von solchen Führungsinformationen ist ein gravierender Einfluß auf die Patientenversorgung und insbesonders auf die Wirtschaftlichkeit im Krankenhaus zu erwarten.[215]

Der Umfang der Beeinflussung der Tätigkeit des Krankenhausmanagements hängt dabei stark davon ab, welche Führungsinstrumente angewendet werden bzw. in welcher Qualität sie angewendet werden (z.B. Kostenrechnung, Prognoseverfahren, Operations Research usw.).

Das Management ist sicherlich jene Gruppe im Krankenhaus, der die schwierigsten Aufgaben im Zusammenhang mit der Einführung eines KIS zukommen (Planung, Auswahl des Systems, Motivation der Mitarbeiter, Bewältigung von auftretenden Problemen usw.) und die nach der Implementierung den möglichen Nutzen aus dem Informationssystem durch entsprechende Entscheidungen zu realisieren hat.

---

214) Vgl. Burgdorf, F.J., Datenverarbeitung aus der Sicht der Verwaltung, in: Selbmann, H.K., Überla, K., Greiller, R.(Hrsg.), Alternativen medizinischer Datenverarbeitung, Fachtagung, München-Großhadern, 19. Februar 1976, Heidelberg 1976, S. 33.

215) Vgl. auch: Buser, K., Gaertner von, H.O., Kaul, U.,Kostenbewußtsein leitender Mitarbeiter im Gesundheitswesen, in: Reichertz, P.L., Schwarz, B. (Hrsg.), Informationssysteme in der medizinischen Versorgung, Ökologie der Systeme: Bericht über die 21. Jahrestagung der Deutschen Gesellschaft für medizinische Dokumentation, Informatik und Statistik e.V., vom 26. - 29. September 1976 in Hannover, Stuttgart 1978, S. 112 ff.

5.5. Auswirkungen auf die Zielerreichung im Krankenhaus; Stufenkonzept für die Beurteilung der Beeinflussung der Effektivität und Wirtschaftlichkeit im Krankenhaus durch ein KIS

5.5.1. Vorbemerkungen

Die beiden Größen Effektivität und Wirtschaftlichkeit sind unmittelbar mit dem Leistungserstellungsprozeß verknüpft. Bevor daher auf eine detaillierte Betrachtung der Auswirkungen des KIS auf diese beiden Kenngrößen eingegangen wird, sind einige grundsätzliche Betrachtungen zum Leistungsprozeß notwendig. Die Betrachtung soll in Anlehnung an Eichhorn[216] in Form einer Input-/Outputbetrachtung durchgeführt werden. Die folgende Graphik zeigt die grundsätzlichen Zusammenhänge im krankenhausbetrieblichen Leistungsprozeß.

Die Erbringung der Leistung erfolgt im Grundprinzip ähnlich der in anderen Betrieben. Die Kombination der Inputfaktoren (Betriebsmittel, Arbeitsleistung und Sachmittel) ist wie in einem Industriebetrieb gegeben. Beim Krankenhaus kommt noch der Dienstleistungsfaktor hinzu. Das Dienstleistungsobjekt ist in diesen Fall ein Subjekt (Mensch mit in irgendeiner Weise mangelnder Gesundheit). An diesem Menschen werden eine Vielzahl von Leistungen erbracht. Die Auswirkungen dieser Leistungen stellen die eigentliche Leistung des Krankenhauses dar (primäre Leistung). Primär-Output ist somit ein Mensch nach erfolgter Behandlung im Krankenhaus. Ob die Behandlung zu einem positiven oder negativen Ergebnis (Gesundheitsveränderung, Zustandsveränderung) geführt hat, ist dabei zum einen oft nur schwer objektiv zu beurteilen (subjektives Wohlbefinden) und zum anderen oft kaum in wirtschaftlichen Denkkategorien faßbar (z.B. Pflege von Todkranken bis zum Tod - ist das Endergebnis des Leistungsprozesses, ein toter Mensch, ein positives oder negatives Ergebnis?).[217] Die Einzelleistungen (EZL), die die primäre Leistung hervorrufen, werden demzufolge als "Sekundäre Leistungen" bezeichnet. Der sekundäre Leistungsprozeß ist somit auf die Erbringung von Einzelleistungen für die "Primäre Leistung" des Krankenhauses ausgerichtet. Insofern kommt der Primärleistung bzw. der daraus ableitbaren erforderlichen Einzelleistungen ein Vorgabecharakter (Ziele) für den sekundären Leistungsprozeß zu.

---

216) Vgl. Eichhorn, S., Krankenhausbetriebslehre, Bd. I, a.a.O., S. 15 ff.
217) Als Ergebnis müßte hier wohl das subjektive Wohlbefinden des Kranken während der Pflegezeit angesehen werden (z.B.Schmerzfreistellung).

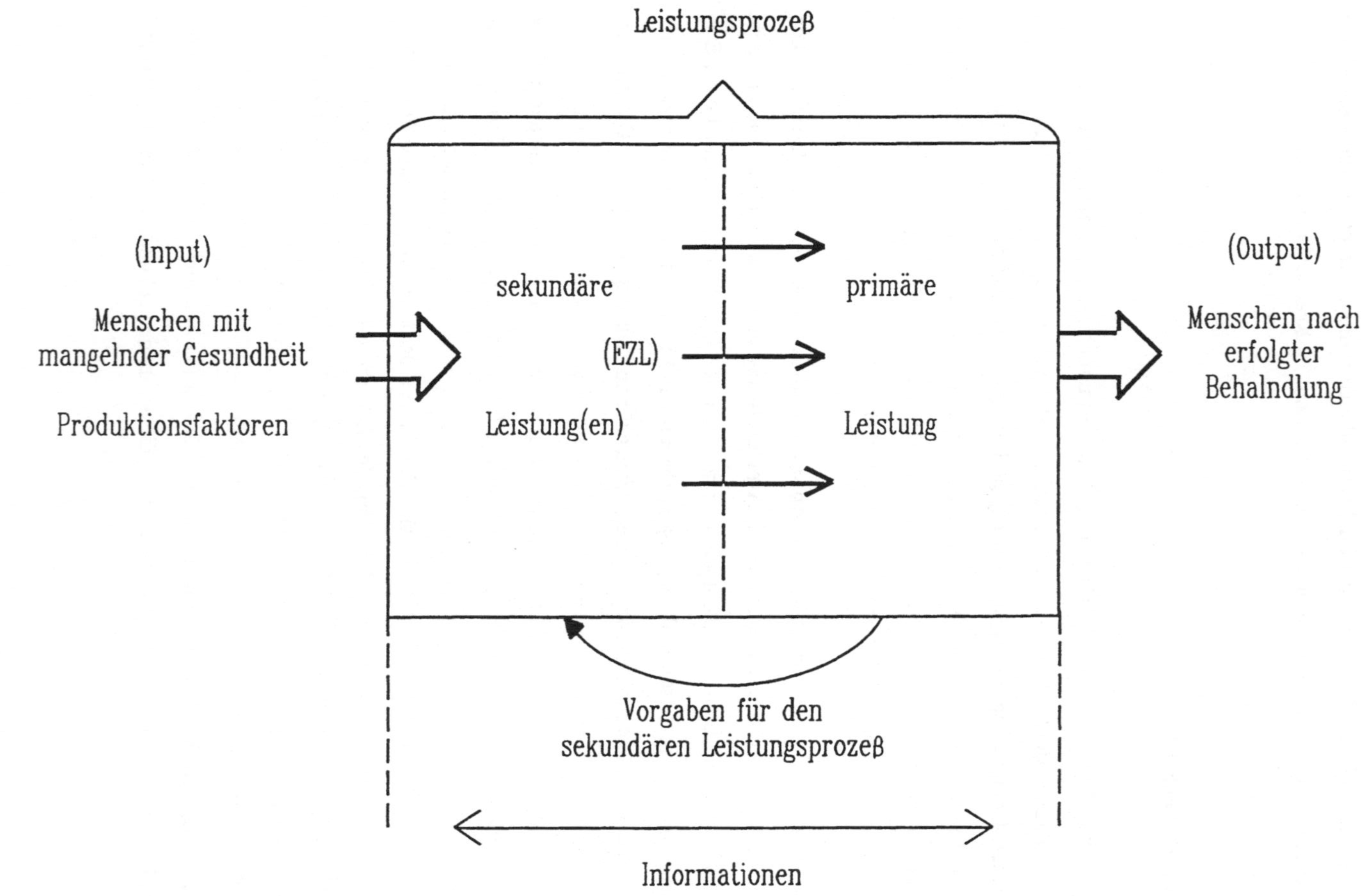

Abb. 10: Der Leistungsprozeß im Krankenhaus (Input – Output – Betrachtung)

Es besteht somit ein sehr enger Zusammenhang zwischen primärer Leistung und dem sekundären Leistungsprozeß. Die primäre Leistung (Verbesserung/Veränderung des Gesundheitszustandes) legt die Anforderungen den sekundären Leistungsprozeß in Qualität und Quantität fest.

Die tatsächliche Quantität, insbesonders aber die Qualität der Einzelleistungen führt letztlich zur primären Leistung (Gesundheitszustandsveränderung). Die folgenden Überlegungen gehen nun davon aus, daß der gesamte Leistungsprozeß im Krankenhaus von Informationen (Informationsprozeß) begleitet wird. Die Einführung eines KIS führt zu Veränderungen im Informationsprozeß des Krankenhauses. Welche Auswirkungen Veränderungen haben können, soll anhand eines 3-stufigen Konzeptes dargestellt werden. Dabei wird auf die Auswirkungen, auf die Zielgröße Patientenversorgung in Form des Zielerreichungsgrades (Effektivität) und auf die Beeinflussung der Wirtschaftlichkeit im Sekundärprozeß als wichtigstem Nebenziel im Krankenhaus, eingegangen. Außerdem werden einige Überlegungen zur gesamtwirtschaftlichen Implikation des KIS angestellt.

5.5.2. Stufe 1: Funktionserfüllung und Wirtschaftlichkeit im sekundären Leistungsprozeß

Dem sekundären Leistungsprozeß kommt die Aufgabe zu, die zur primären Leistung erforderlichen Einzelleistungen zu erbringen (produzieren). Die Qualität und Quantität der zu erbringenden Einzelleistungen richtet sich dabei einerseits nach den aus der gewünschten primären Leistung resultierenden Anforderungen und ist zum anderen abhängig von der Qualität des Sekundärleistungsprozesses, d.h. dem Leistungspotential (Ausstattung und Qualität der Produktivfaktoren) und den zur Verfügung stehenden Informationen. In der ersten Stufe der Beurteilung ist daher von einer zweifachen Fragestellung auszugehen:

- Welche Funktionen soll das KIS laut Planung wahrnehmen (Sollfunktion) und inwieweit werden diese nach Qualität und Quantität tatsächlich realisiert (Istaufgabenerfüllung)?

- Inwieweit erfolgt die Erbringung der Sekundärleistungen nach ökonomischen Gesichtspunkten (Wirtschaftlichkeit der Leistungserstellung)?

Zur Beantwortung der ersten Fragestellung ist von folgender Überlegung auszugehen. Die denkmöglichen Funktionen des KIS wurden in Abschnitt 4.3.1. nach Aufgabengebieten zusammengefaßt behandelt. Dem Krankenhausmanagement kommt die Aufgabe zu, aus diesen Funktionen diejenigen auszuwählen und inhaltlich zu präzisieren, die im betroffenen Krankenhaus vom KIS wahrgenommen werden sollen (Planungsfunktion des Krankenhausmanagements im Hinblick auf die Gestaltung der Sollfunktion). Anhand der tatsächlich realisierten Aufgaben des KIS ist dann eine Abweichungsanalyse anzustellen, in deren Rahmen die Abweichungen zwischen der Soll- u. Istfunktionserfüllung analysiert werden. Der Sollfunktion kommt somit die Stellung eines Sollobjektes für die Evaluation zu.

Die Erstellung der Sollfunktion ist sicher ein äußerst komplexes Problem für das Krankenhausmanagement. Hingewiesen sei in diesem Zusammenhang nur auf die Frage der Finanzierbarkeit der gewünschte Fähigkeiten des KIS sowie auf das Problem der Definition der notwendigen Sekundärleistungen zur Erbringung der Primärleistung.

Bei der zweiten Fragestellung (Beurteilung der Wirtschaftlichkeit)[218] des KIS soll von der Voraussetzung ausgegangen werden, daß es möglich ist, aufgrund der gewünschten Primärleistung die erforderlichen Sekundärleistungen zu definieren. Damit reduziert sich das Problem der Wirtschaftlichkeit auf die Kostenminimierung im Sekundärleistungsprozeß. Die Qualität und Quantität der benötigten Einzelleistungen wird als bekannt angenommen. Eine so betrachtete Wirtschaftlichkeit könnte auch als "Input Effizienz"[219] bezeichnet werden, da es dabei vorrangig um die kostenminimale Kombination der Produktionsfaktoren geht. Der Zielgröße - Ergebnis des Sekundärleistungsprozesses - kommt nur beschränkte Beachtung zu, nämlich in dem Maße, als unterstellt wird, daß eine gewisse Ausstattung (qualitativ und quantitativ) an Sachmitteln und Personal erforderlich ist, um die Vorgabegröße überhaupt zu erreichen (z.B. medizinische Erfolge). Außerdem muß davon ausgegangen werden, daß viele Maßnahmen im Gesundheitswesen keinen kausalen Einfluß auf die ärztlich/pflegerischen Ziele haben[220].

5.5.2.1. Kostenfaktoren

Für eine Beurteilung der Auswirkungen der Installation eines EDV-Systems auf die Wirtschaftlichkeit sind folgende Überlegungen anzustellen.[221] Es handelt sich hier um eine Untersuchung der Kosten bzw. der Veränderung von Kosten. Zu prüfen ist daher, welche Kosten im Rahmen des sekundären Leistungsprozesses entstehen, inwieweit diese, in welchen Zeiträumen, veränder-

---

218) Zur externen Wirtschaftlichkeitskontrolle vgl. u.a.: Kampe, D.M., Kracht, P.J., Unternehmen Krankenhaus (XIV); Externe Wirtschaftlichkeitsprüfungen, in: Blick durch die Wirtschaft, 4.5.1985, S. 3.
219) Vgl. Mildner, R., Kosten-Wirksamkeits-Analysen im Gesundheitswesen, in: Das Krankenhaus 3, 1983, S. 112.
220) Vgl. ebenda, S. 112.
221) Vgl. hiezu auch die Überlegungen bei: Barber, B., Summery of Group 3: The role of computers and data processing in improving hospital efficiency, in: World Hospitals, Vol.XIX, No. 4, 1983, S. 31 ff.

bar (beeinflußbar) sind und insbesonders, welche Auswirkungen das Informationssystem auf die Höhe und Struktur der Kosten hat.

Als eistes soll auf die Kosten[222] eingegangen werden, die durch das Informationssystem bzw. EDV-System selbst hervorgerufen werden.[223] Als Kosten des EDV-Systems sollen hier die Gesamtheit aller Personal-, Organisations-, Hardware- und Softwarekosten verstanden werden, die notwendig sind (im Sinne des Minimalprinzips des ökonomischen Prinzips), um den Informationsbedarf zur Unterstützung des administrativen und ärztlich/pflegerischen Entscheidungsprozesses zu decken. Die Höhe und Struktur der Kosten hängt dabei stark vom gewählten EDV-System (Grundphilosophie) und den insgesamt unterstützten Funktionen ab.[224]

Betrachtet man die Kosten, so kann unterschieden werden in Kosten die:

- aus der Anschaffung des EDV-Systems,

- aus der Bindung des Kapitals und

- aus dem laufenden Betieb des Systems resultieren.

Im Rahmen der Anschaffung (Installierung) des Systems treten folgende einmalige Ausgaben auf:[225]

- Ausgaben für die Systementwicklung und -einführung;

  (z.B. Organisation, Systemanalyse, interne Programmentwicklung, Datenerfassung, Schulung und Einweisung, Ausgaben im Rahmen der Personalbeschaffung und Arbeitsplatzeinrichtung)

- Ausgaben für Hardware;

  (z.B. Kaufpreis der EDV-Anlagen zuzüglich Transport und Installation, Anschaffungspreis von Hilfsgeräten);

---

222) Als Bsp. für die Kosten eines KIS vgl. u.a.: Van der Zanden, H.G.M., Bakker, A.R., Trends in costs of a hospital information System, in: Roger, F.H., ... (Hrsg.), Medical Informatics, Europe 84, Proceedings, Brussels, Belgium, September 10 - 13, 1984, Heidelberg 1984, S. 61 ff.

223) Vgl. Merz, W.A., Wirtschaftlichkeitsrechungen für EDV-Projekte im Krankenhauswesen: Richtlinien und Beispiele, in: Ehlers, C.Th., Klar, R. (Hrsg.), Informationsverarbeitung in der Medizin (Wege und Irrwege), 22. Jahrestagung der GMDS, Göttingen 3. 5.10.1977, Heidelberg 1979,S. 249 ff.

224) Vgl. u.a. Seelos, H.-J., Untersuchungen zur Wirtschaftlichkeit von ADV-Strukturen im Krankenhauswesen, in: Das Krankenhaus 1, 1985, S. 32.

225) Becker, M., Haberfellner, R., Liebetrau, G., EDV-Wissen für Anwender, Zürich 1982, S. 322.

- Ausgaben für Software;

  (z.B. Anschaffungspreis extern beschaffter Anwendungs- und Systemsoftware);

- Ausgaben für Einrichtungen zur Datenübertragung;

  (Datenträgertransport, Datendienst und/oder Datenübertragung);

- sonstige einmalige Ausgaben;

  (z.B. Erstausstattung an Datenträgern und Systemzubehör, Raumkosten);

Die genannten Ausgaben werden über Abschreibungen als Kosten erfaßt. Für die Kapitalbindung sind Kosten in Form von kalkulatorischen Zinsen anzusetzen.

Die laufenden Kosten sind jene Kosten, die erforderlich sind, um den routinemäßigen Betrieb des Informationssystems (EDV-Systems) aufrecht zu erhalten. Zu den laufenden Kosten gehören die Kostenkategorien:

- Personalkosten;

  (z.B. Programmpflege, Stammdatenpflege, Datenerfassung, Systembetreuung (Operating), Datenschutz , Arbeitsvorbereitung);

- Hardwarekosten;

  (z.B. Miete/Leasing von Anlagen, Wartungskosten);

- Softwarekosten;

  (z.B. Miete/Leasing von Software, Softwarewartungsverträge);

- Kosten für die Inanspruchnahme externer EDV-Dienstleistungen (Kosten aus Dienstleistungen von Service-Rechenzentren);

- Materialkosten;

  (z.B. Datenträger, Formulare);

- Kosten der Datenübertragung;

  (Datenträgertransport und/oder Datenübertragung);

- sonstige laufende Kosten;

  (z.B. Strom, Raum, Versicherungskosten);

Neben den bisher erwähnten Kostenkategorien treten noch nicht monetär bewertbare krankenhausbetriebliche Nachteile auf, die als "intangible Kosten"[226] bezeichnet werden können. Zu diesen intangiblen Kosten gehören eine erhöhte Abhängigkeit,[227] Anfälligkeit und Verletzlichkeit des Krankenhauses bei EDV-Unterstützung. Dies resultiert einerseits aus der starken Abhängigkeit der Entscheidungsträger von der Zuverlässigkeit des EDV-Systems und zum anderen aus einer doch relativ starken Abhängigkeit von EDV-Spezialisten. Durch die Tendenz zu integrierten Lösungen tritt bei Programmfehlern bzw. bei mangelnder Kontrolle der Ergebnisse der EDV die Gefahr von Fehlern in größerem Umfang und in mehreren Bereichen in verstärktem Maße auf.

Weitere Nachteile können aus Problemen im Rahmen der Implementierung des Systems entstehen. Auf die immer wieder auftretende mangelnde Koordination der Interessen der Beteiligten, betroffener Stellen und den EDV-Spezialisten sei hier nur hingewiesen.[228]

Ursache von Problemen kann hier auch der Widerstand von Mitarbeitern gegen Lösungen sein, die ihrer Meinung nach geeignet sind, die Qualifikation des Arbeitsplatzes herabzusetzen oder Personal einzusparen. Außerdem besteht oft der Verdacht, daß das Arbeiten mit den EDV-Geräten zu einer hohen physischen und psychischen Belastung führen könnte.

5.5.2.2. Nutzenfaktoren

Den entstandenen Kosten aus der Implementierung und den Kosten aus dem Routinebetrieb des KIS ist der Nutzen aus dem KIS gegenüberzustellen. Der Nutzen stellt dabei wie gesagt i.d.R. keine Erhöhung der Erfolgsgröße in der Relation Wirtschaftlichkeit[229] dar, sondern eine Minderung der Einsatzgröße (i.d.R. der Kosten).

---

226) Vgl. Anselstetter, R., Betriebswirtschaftliche Nutzeffekte der Datenverarbeitung, Anhaltspunkte für Nutzen/Kosten-Schätzungen, Berlin 1984, S. 18.

227) Vgl. Bakker, A.R., Dependence of a hospital on its HIS; measures to improve availability, in: Roger, F.H., ...(Hrsg.), Medical Informatics, Europe 84, Proceedings, Brussels, Belgium, September 10 - 13, 1984, Heidelberg 1984, S. 74 ff.

228) Vgl. u.a. Rienhoff, O., Ein Ansatz zur Optimierung des benutzerseitigen Systemdesigns mittels des semantischen Differentials, in: Ehlers, C.Th., Klar, R. (Hrsg.), Informationsverarbeitung in der Medizin (Wege und Irrwege), 22. Jahrestagung der GMDS, Göttingen 3.- 5. 10. 1977, Heidelberg 1979, S. 486 ff.

229) Zum Begriff Wirtschaftlichkeit vgl.: Siebig, J., Wirtschaftlichkeit ein relativer Begriff, in: Zfbf 1980, S. 631 ff. Vgl. auch: Löffelholz, J., Wirtschaftlichkeit und Rentabilität, in: Grochla, E., Wittmann, W. (Hrsg.), HWB der Betriebswirtschaft, vierte, völlig neu gestaltete Auflage, Stuttgart 1975, Sp. 4461 ff.
Zum Begriff der Wirtschaftlichkeit im Krankenhaus vgl.: Matschke, M.J., Wirtschaftlichkeit im Krankenhaus, Grundlagen, Wirtschaftlichkeitsprüfungen, Einigungsverhandlungen, in: Die Ortskrankenkasse, 19/1981, S. 777 ff.

Unterschieden werden soll in weiterer Folge zwischen direkt dem KIS zurechenbarem Nutzen und indirekt aus dem KIS resultierenden Nutzeffekten.[230]

Im Krankenhaus zielt die Einführung von KIS auf die Realisierung folgender direkter Nutzengrößen ab:

- Personaleinsparungen;

- Verweildauerverkürzungen in Verbindung mit der Optimierung der Bettenauslastung (Bettenbelegung);

- sonstige Nutzeffekte: z.B. Verbesserte Patientenabrechnung, Einsparungen bei Lebensmitteln.

Der Möglichkeit von Personaleinsparungen wurde und wird bei Überlegungen zur Einführung von KIS immer großes Augenmerk geschenkt. Dies resultiert nicht zuletzt aus der Tatsache, daß Krankenhäuser äußerst arbeitsintensive Betriebe sind und daher Kosteneinsparungsmöglichkeiten in diesem Bereich gesucht werden. Aus der Einführung eines KIS können nun je nach der Gesamtsituation des Krankenhauses folgende personalpolitische Maßnahmen in Erwägung gezogen werden. Dabei wird unterstellt, daß durch die Einführung aufgrund von Produktivitätssteigerungen und Zeiteinsparungen tatsächlich ein personalpolitischer Handlungsspielraum entsteht.

- Die Zahl der Mitarbeiter wird nicht reduziert. Es kann jedoch aufgrund der höheren Produktivität und der erzielten Zeiteinsparungen ein höheres Arbeitsvolumen bewältigt werden.

- Die gleichen Leistungen wie bisher werden mit einer geringeren Zahl von Mitarbeitern erbracht.

Die erste Möglichkeit unterstellt, daß tatsächlich ein Bedarf nach einer größeren Zahl von Leistungen gegeben ist. Dies kann im Krankenhaus eigentlich nur bei einer erhöhten Nachfrage nach Gesundheitsleistungen oder bei einem aufgrund des Fortschritts der ärztlich/pflegerischen Behandlung erhöhten Bedarfs an Einzelleistungen (qualitativ und quantitativ) auftreten. Der Nutzeffekt aus dem KIS kann dann mit der Vermeidung von Neueinstellungen erfaßt werden.

---

[230] Zum Nutzen von EDV-Systemen vgl. auch: Hammon, G.L., The Future of Hospital Information Systems, Effect on Costs of Patient-Care (Social, Hospital and Medical), in: Shannon,R.H. (Hrsg.), Hospital Information Systems, an international perspective on problems and prospects, IFIP working conference on Hospital Information Systems, Capetown, South Africa, 2. - 6. April 1979, Amsterdam 1979, S. 352.

Im zweiten Fall kann der potentielle Nutzeffekt nur dann realisiert werden, wenn das ursprüngliche Personal durch Personalabbau tatsächlich reduziert werden kann, bzw. wenn es durch Umschulung in andere Tätigkeitsbereiche des Krankenhauses geringer entlohnt werden kann.

Sowohl der Personalabbau als auch die geringere Einstufung von Mitarbeitern ist gerade im Krankenhausbetrieb äußerst problematisch. Neben rechtlichen Barrieren spielt im Krankenhausbetrieb der politische Einfluß auf die personalpolitische Zielsetzung des Krankenhauses (vor allem im Öffentlichen Krankenhaus) eine entscheidende Rolle.

Empirische Untersuchungen über die personalpolitischen Auswirkungen von KIS liegen vor allem aus den USA vor. Die erste Studie, in deren Rahmen in großem Umfang die Wirkung eines KIS auf die Kosten im Krankenhaus untersucht wurde, wurde 1975 am EL CAMINO Hospital, Mountain View, California, einem 500-Betten Krankenhaus abgeschlossen.[231] Der Nettonutzen aus dem KIS wurde dabei in einer vorsichtigen Berechnung auf 3 bis 5 $ pro Patiententag ermittelt. Von dieser Einsparung wurden 95 % im Personalkostenbereich erzielt.

"Of the total potential savings estimated for the MIS system at El Camino Hospital, roughly 95 percent represent labor benefits, the large bulk of which arises in nursing. Other areas having significant labor cost benefits include major ancillary services (viz., Pharmacy, Central Service, Inhalation Therapy, Radiology and the Clinical Laboratory), and certain support services (Business Office and Admitting)."[232] Dabei weist Gall schon darauf hin, daß es prinzipiell drei Arten der Erzielung von Kosteneinsparungen im Personalbereich gibt. Einmal sind es solche, die durch die Einführung des Systems automatisch anfallen (z.B. Wegfall des Arbeitsplatzes von Lochern); dann jene Gruppe von Kosteneinsparungen, die des Einsatzes von Managemententscheidungen bedarf (tatsächlicher Personalabbau bzw. keine Neueinstellungen) und schließlich solche, die als Nebeneffekt im Personalbereich anzusehen sind (z.B. Möglichkeit der Einführung eines Unit-Dose Systems ohne Personal dafür einzustellen.[233] Barett et al. registrierten in ihren beiden Stu-

---

231) Vgl. Barrett, J.P., Barnum, R.A., Gorden, B.B., Pesut, R.N., Evaluation of the Implementation of a Medical Information System in a General Community Hospital. Final Report to the Department of Health, Education and Welfare, Health Resources Administration, National Center for Health Service Research, a.a.O., S. 3-1 ff. Vgl. Gall, E.J., et al., Demonstration and Evaluation of a Total Hospital Information System, Final Report to the National Center for Health Services Research, a.a.O., S. 63 ff.

232) Gall, E.J., et al., Demonstration and Evaluation of a Total Hospital Information System, Final Report to the National Center for Health Services Research, a.a.O., S. 63.

233) Vgl. Gall, J., Cost-Benefit Analysis: Total Hospital Information Systems, in: Koza, R.C. (Hrsg.), Health Information Systems Evaluation, Proceedings of the Symposium on Health Information Systems Evaluation, August 15 - 17, 1973, Aspen Colorado, 1974, S. 306.

dien gleichfalls beträchtliche Auswirkungen des KIS im Personalbereich und damit verbundene Kosteneinsparungen.[234]

So wird von ihnen z.B. im Bereich der stationären Pflege ein Personalrückgang von 27,5 vollzeitbeschäftigten Personen, das sind 7,4 % aller Vollzeitbeschäftigten dieses Bereiches, festgestellt.[235]

Van de Bunt kommen im Jahr 1978 im Vergleich zu 1972 zu Einsparungen im Personalbereich in der Größenordnung von 913.000,-- Hfl, das sind 32 % des gesamten quantifizierbaren Nutzens aus der Einführung des KIS in Leiden.[236]

Goetzke[237] weist darauf hin, daß der Bedeutung des Personalsektors im Krankenhausbereich bisher in den wenigsten Krankenhäusern Rechnung getragen wird. Er betrachtet dabei weniger die Möglichkeit durch ein EDV-System Personal abzubauen, sondern sieht die Möglichkeit, durch ein Personalinformationssystem eine Art "Human Ressource Accounting" zu gestalten. Das EDV-System liefert dabei wichtige Informationen wie z.B. Fehlzeiten, Personalfluktuation, Stellenbesetzung oder detaillierte Vergütungsstrukturen. "Die Übertragung der Grunddaten von Mitarbeitern (Personalstammdatei) und Stellenplan (Stellenstammdatei) auf ein ADV-System schafft demgegenüber die Möglichkeit, die Entwicklung des Humanvermögens des Krankenhauses zu kontrollieren." [238]

Auch Dienes hebt hervor, daß eine Prüfung der Effizienz des Krankenhauses in erster Linie im Personalbereich ansetzen muß. Er sieht dabei die Prüfung des Personalaufwandes vor allem unter dem Aspekt der Abgeltung für Überstunden, Nachtdienste und Bereitschaftsdienste. "Die Frage,

---

234) Vgl. Barrett, J.P., Barnum, R.A., Gorden, B.B., Pesut, R.N., Evaluation of the Implementation of a Medical Information System in a General Community Hospital. Final Report to the Department of Health, Education and Welfare, Health Resources Administration, National Center for Health Service Research, a.a.O., S. 4-5 ff. Vgl. Barrett, J.P., Hersch, P.L., Caswell, R.J., Evaluation of the Implementation of the Technicon Medical Information System at El Camino Hospital: Part II. Economic Trend Analysis; Final Report to the National Center for Health Services Research, a.a.O., S. 5-19 f.

235) Vgl. Barrett, J.P., Barnum, R.A., Gorden, B.B., Pesut, R.N., Evaluation of the Implementation of a Medical Information System in a General Community Hospital. Final Report to the Department of Health, Education and Welfare, Health Resources Administration, National Center for Health Service Research, a.a.O., S. 4-8.

236) Vgl. Bunt, Van de, Evaluation of the Hospital Information System (ZIS) Leiden, a.a.O., S. 196 ff.

237) Vgl. Goetzke, W., Die Nutzung DV-gestützter Informationssysteme für die Betriebssteuerung im Krankenhaus, in: BFuP, Betriebswirtschaftliche Informationssysteme im Krankenhaus, Nr. 2, 1982, S. 145.

238) Goetzke, W., Die Nutzung DV-gestützter Informationssysteme für die Betriebssteuerung im Krankenhaus, a.a.O., S. 145.

ob diese Entgelte gerechtfertigt oder deren Ausmaß vom Betrieb her auch immer notwendig sind, führt unmittelbar zur Befassung mit den üblichen Dienstplänen des Personals, und zwar insbesonders im medizinischen Leistungsbereich."[239] Ohne Zweifel kann ein KIS hier wichtige Informationen zur Verfügung stellen.

Der zweite direkte Nutzeneffekt der von KIS erwartet wird, ist die Verkürzung der Verweildauer. Dieser erwartete Nutzeffekt ist eine nähere Betrachtung wert. Bevor auf die bisherige Erfahrung im Zusammenhang mit der Einführung von KIS und Verweildauerverkürzungen eingegangen wird, erscheinen einige kritische Vorwegbemerkungen angebracht.

Bei allen bisher in empirischen Untersuchungen festgestellten Verweildauerverkürzungen muß der kausale Zusammenhang zwischen der Einführung des KIS und den eingetretenen Veränderungen mit Vorsicht betrachtet werden. In aller Regel spielen gerade bei der Verweildauer eine Reihe von exogenen Faktoren mit, die zu Veränderungen der Größe führen und dann womöglich dem KIS zugerechnet werden. So wurde z.B. in den USA durch verstärkte Aktivitäten der sog. "utilisation review committees" signifikante Änderungen der Verweildauer erzielt[240]

In Österreich und Deutschland spielt vor allem das Pflegsatzsystem bei Verweildauerüberlegungen eine gravierende Rolle. Der Kostenersatz über einen fixen Pflegesatz führt unabhängig von der Möglichkeit Verweildauerverkürzungen durchzuführen zu einer tendenziell starren und zu langen Verweildauer. Es besteht somit aufgrund des Finanzierungssystems kein Anreiz zu Verweildauerverkürzungen. Tendenziell ist eher vom gegenläufigen Fall auszugehen. In letzter Zeit sind daher Überlegungen im Gange, das Entgeltsystem vom derzeit von der Leistung unabhängigen Tagespauschale in Richtung auf ein leistungsbezogenes Fallpauschale umzustellen.[241]

Die Überlegungen orientieren sich dabei an den in den USA an der Yale Universität entwickelten und von der Refundierung von Leistungen an Patienten in den im MEDICARE Programm verwendeten "Diagnosis Related Groups" (DRG-System).[242]

---

239) Dienes, H., Probleme der Gebarungsprüfung von Krankenanstalten, in: ÖGZ 1/1985, S. 4.

240) Vgl. Schmitz, H.H., Hospital Information Systems, a.a.O., S. 71.

241) Vgl. Dienes, H., Probleme der Gebarungsprüfung von Krankenanstalten, a.a.O., S. 7.

242) Vgl. auch die Überlegungen bei Young, D.W., Saltman, R.B., Preventive medicine for hospital costs, incorporating doctors into the management control system is the key to cost-containment efforts, in: Havard Business Review, January-February 1983, S. 132 f. Vgl. auch: Wood, Ch.T., Relate hospital charges to use of services. A new system links rates to productivity and benefits patients, insurers and the institutions themselves, in: Havard Business Review, March-April 1982, S. 123 ff.

Bei einer Gestaltung der Krankenhausfinanzierung in diese Richtung ist weit eher ein Anreiz zu erwarten, daß im Krankenhaus wirtschaftlich gedacht wird und somit u.a. die Verweildauer auf das medizinisch notwendige Maß gesetzt wird.

Als weiteren kritischen Punkt im Rahmen der Verkürzung der Verweildauer muß der Zusammenhang zwischen Bettenbelegung (Auslastung) und Verweildauer gesehen werden.

Können tatsächlich Verweildauerverkürzungen erzielt werden, so muß bei einer konstanten Zahl an Betten eine erhöhte Nachfrage nach Krankenhausleistungen auftreten oder die Anzahl der Betten muß reduziert werden. Letzteres wird krankenhausintern (aber auch im regionalen Bereich) mit relativ großer Wahrscheinlichkeit zu Konflikten führen.

Die tatsächlich realisierte Wirkung aus der Einführung eines KIS wird daher in der Regel stark von dem potentiellen Effekt abweichen. Sie ist vor allem unter Berücksichtigung etwaiger exogener Faktoren bzw. der innerbetrieblichen Machtstrukturen zu sehen.

In der Literatur sind u.a. folgende Veränderungen der Verweildauer dokumentiert.

Sowohl im Bericht von Gall,[243] als auch im Bericht von Barett[244] werden die Auswirkungen der KIS-Einführung auf die Verweildauer am El Camino Hospital angesprochen. Gall äußert sich eher vorsichtig zum Zusammenhang zwischen der Einführung des KIS und der Verkürzung der Verweildauer.

Er stellt fest, daß vor und nach der Einführung ein Absinken der Verweildauer festzustellen war. Im Jahr der Einführung des KIS kam es zu einer signifikanten Verkürzung der Verweildauer. Barett hat im Rahmen eines Regressionsmodelles versucht, die Kausalität zwischen dem KIS und der Verweildauerverkürzung nachzuweisen. Er weist jedoch darauf hin, daß gerade einer der interessantesten Einflußfaktoren - die "utilisation review (UR)" nicht in die Regressionsfunktion miteinbezogen werden konnte.

Aufgrund der Ergebnisse der Regressionsanalyse wurde von Barrett die Verweildauerverkürzung auf 3 - 5 % geschätzt. Die 3 - 5 % erscheinen Barrett aufgrund von zwei Überlegungen auch im Hinblick auf einen möglichen Einfluß des "utilisation review" als brauchbare Größe. Zum einen

---

243) Vgl. Gall, E.J., et al., Demonstration and Evaluation of a Total Hospital Information System, Final Report to the National Center for Health Services Research, a.a.O., S. 120.

244) Vgl. Barrett, J.P., Hersch, P.L., Caswell, R.J., Evaluation of the Implementation of the Technicon Medical Information System at El Camino Hospital: Part II. Economic Trend Analysis; Final Report to the National Center for Health Services Research, a.a.O., S. 5-15 f.

wurde in das Modell eine Trendvariable eingeführt, die einige der Effekte des "UR" auffangen dürfte. Außerdem wurden in die Untersuchung mehrere Krankenhäuser miteinbezogen. Geht man davon aus, daß der "utilisation review" bei allen Krankenhäusern in gleicher Weise durchgeführt wurde, so ist der geschätzte Wert in etwa richtig.

In dieser Untersuchung wurde auch festgestellt, daß es offensichtlich wichtig ist, ob die Verweildauer vor Einführung des EDV-Systems bereits relativ lang oder eher kurz war. Je nachdem ergibt sich ein unterschiedliches Nutzenpotential.[245]

Die Verkürzung der Verweildauer wird in vielen Beiträgen zur Wirtschaftlichkeit im Krankenhaus als Ziel angeführt.[246] Die Autoren gehen also davon aus, daß ein Rationalisierungspotential unter Berücksichtigung der medizinischen Erfordernisse vorhanden ist.[247]

Neben der Betrachtung der Verweildauer aus einzelbetrieblicher Sicht, wo vor allem das Finanzierungssystem von entscheidendem Einfluß ist, muß bei Überlegungen zur Verweildauer vor allem die gesamtwirtschaftliche Konsequenz von Verweildauerverkürzungen berücksichtigt werden. Gesamtwirtschaftlich gesehen bedeutet eine Verkürzung der Verweildauer eine Senkung der Zahl der Pflegetage je Fall. Bleibt die Nachfrage nach den Dienstleistungen des Krankenhauses konstant, so kommt es bei einer Vergütung nach Pflegtagssätzen[248] zu einer pflegtagsproportionalen Verminderung des Gesamtaufwandes der Krankenversorgung. Diese Überlegung ist allerdings nur dann zutreffend, wenn die Verweildauerverkürzung auch mit einem Bettenabbau einhergeht.[249] Ansonsten kommt es zu einer Erhöhung des Leerkostenanteils und damit einem nur unterproportionalen Abbau des Gesamtaufwandes der Krankenversorgung. Außerdem wäre zu berücksichtigen, daß eine Verkürzung der Verweildauer in der Regel mit einer Intensivierung der

---

245) Vgl. Barrett, J.P., Hersch, P.L., Caswell, R.J., Evaluation of the Implementation of the Technicon Medical Information System at El Camino Hospital: Part II. Economic Trend Analysis; Final Report to the National Center for Health Services Research, a.a.O., S. 5-19 f.

246) Zur Problematik der Verweildauer als Leistungsmaßstab vgl. u.a. Ehlers, Th., Informationsverarbeitung in der Medizin - Wege und Irrwege aus der Sicht der praktischen Erfahrung - , in: Ehlers, C.Th., Klar, R. (Hrsg.), Informationsverarbeitung in der Medizin (Wege und Irrwege), 22. Jahrestagung der GMDS, Göttingen 3. - 5. 10. 1977, Heidelberg 1979, S. 8 ff.

247) Vgl. u.a. Mildner, R., Schröder, M., Erweiterte Wirtschaftlichkeitsprüfung durch Effizienzbeurteilung, in: Das Krankenhaus, 1983, S. 301. Eichhorn, S., Das Krankenhaus als Dienstleistungsbetrieb - Probleme der Krankenhausökonomie, in: BfuP, 2/1977 S. 132 f.

248) Vgl. Kampe, D.M., Kracht, P.J., Unternehmen Krankenhaus(I); Vom Hospital zum modernen Dienstleistungsbetrieb, in: Blick durch die Wirtschaft, 18.3.1985, S. 3.

249) Mit dem Bettenabbau muß eine Anpassung der gesamten Infrastruktur einhergehen.

Behandlung und damit einer kostensteigernden Tendenz verbunden ist, die zu einer Erhöhung der Pflegtagssätze führen könnte.[250]

5.5.3. Stufe 2: Beurteilung der Beeinflussung der Zielerreichung im Hinblick auf die primäre Leistung bzw. der Beeinflussung der Zielvorgabe für den sekundären Leistungsprozeß (Leistungsbündelzusammensetzung)

Bei Überlegungen zu KIS tritt immer wieder der Verdacht auf, daß durch das Informationssystem das Krankenhaus inhumaner werden könnte. D.h. der Zielerreichungsgrad im Hinblick auf das Hauptziel des Krankenhauses würde vermindert. Zumindest auf die qualitative Patientenversorgung wird ein negativer Effekt unterstellt. Das dem nicht so sein kann, wird schon aus den bisherigen Ausführungen deutlich. Das KIS ist einerseits relativ unabhängig vom Patienten zu sehen, d. h. der Patient selbst kommt mit der EDV kaum in Kontakt. Zum anderen spürt er die Auswirkungen des EDV-Systems i.d.R. nur über die an ihm mittels Pflegepersonal, Ärzten, administrativem Personal erbrachten Dienstleistungen.

Erfüllt das KIS den ihm zukommenden Auftrag einer schnelleren, besseren und brauchbareren Informationsbereitstellung für alle im Zusammenhang mit der Patientenversorgung stehenden Personen, so müßte bei Ausnutzung dieses verbesserten Informationsstandes eine sowohl qualitative Verbesserung als auch eine quantitative Anpassung der Leistungen in der Patientenversorgung möglich sein.

Das Messen, inwieweit das Informationssystem tatsächlich zu einer Verbesserung des Gesundheitszustandes[251] der Patienten bzw. zu einer schnelleren Genesung beiträgt, ist wahrscheinlich in letzter Konsequenz nicht möglich.[252] Dies resultiert vor allem aus folgenden Faktoren:

- Das Gefühl der Gesundheit oder des Wohlbefindens ist ein höchst subjektives Gefühl;

- Das Ergebnis von Patientenversorgungsmaßnahmen hängt sehr stark vom Grad der Krankheit, von der angewendeten Therapie, von persönlichen Faktoren des Patienten und einer

---

250) Eichhorn, S., Das Krankenhaus als Dienstleistungsbetrieb - Probleme der Krankenhausökonomie, a.a.O., S. 133.

251) Vgl. zur Problematik dieser Zielsetzung auch: Van Brunt, E., Methodology of Evaluating Health Information Systems, in: Anderson, J., Forsythe, J.M. (Hrsg.), Medinfo 74, Proceedings of the First World Conference on Medical Informatics, Stockholm, August 5 - 10, 1974, Amsterdam, S. 1009.

252) Vgl. u.a. Mildner, R., Kosten-Nutzen-Kommunikation-Entscheidungen, in: Das Krankenhaus, 6/1984, S. 260 ff.

Vielzahl von anderen Faktoren ab, von denen zumindest einige nicht medizinischer Art sind.[253]

In der folgenden Abbildung 11 sind die denkmöglichen Auswirkungen der Einführung eines EDV-Systems auf den Zielerreichungsgrad in sehr vereinfachter Form erfaßt. Die Graphik zeigt den Zusammenhang zwischen Zielerreichungsgrad (Ordinate) und den Entwicklungsphasen des EDV-Systems im Zeitablauf (Abszisse). Es wird unterstellt, daß vor der ersten EDV-Anwendung im Krankenhaus (d.h. das Krankenhaus existiert bereits und verfügt zum Zeitpunkt t = 0 = Zeitpunkt der ersten EDV-Anwendung über ein nicht EDV-gestütztes Informationssystem) ein bestimmter Zielerreichungsgrad in der Höhe Y0 gegeben ist. Mit dem Beginn der Implementierung des EDV-Systems kann der Zielerreichungsgrad in 3 mögliche Richtungen beeinflußt werden. Die EDV-Anwendungen können zu einer Erhöhung des Zielerreichungsgrades führen (Variante 1 = V1). Mit der Einführung eines KIS würde daher eine Nutzenerhöhung in der Höhe Y1 - Y0 eintreten. Durch das Ansteigen des Zielerreichungsgrades in Form einer konkaven Kurve soll angedeutet werden, daß des Zielerreichungsgrad Y1 progressiv mit dem Näherrücken des Routinebetriebes des KIS angestrebt wird. Im Routinebetrieb sollte sich der Zielerreichungsgrad dann stabilisieren.

Die der Variante V1 entgegengesetzte Wirkungsrichtung ist in der Variante V2 dargestellt. Die Beeinflussung des Zielerreichungsgrades erfolgt mit umgekehrtem Vorzeichen. Durch die Einführung des EDV-Systems entsteht ein Schaden in der Höhe Y2 - Y0. Insgesamt pendelt sich in diesem Fall, nach Übergang des Systems in den Routinebetrieb, ein geringerer Zielerreichungsgrad ein als vor der ersten EDV-Anwendung.

Die dritte Möglichkeit stellt eine Indifferenz des Zielerreichungsgrades gegenüber der Einführung des EDV-Systems dar. Der Zielerreichungsgrad bleibt somit auf dem ursprünglichen Niveau von Y0 stehen.

Die drei dargestellten Varianten stellen Grundrichtungen der Beeinflussung oder Nichtbeeinflussung des Zielerreichungsgrades dar. In der Praxis kann weder von einem konstanten (im Zeitablauf stabilen) Zielerreichungsgrad ausgegangen werden, noch wird eine der dargestellten Varianten in reiner Form auftreten. Für die Entscheidungsträger im Krankenhaus ist die Grundtendenz von entscheidender Bedeutung. Wird langfristig eine Nutzenerhöhung (entsprechend der Variante 1) erwartet, so wird eine kurzfristige Zielereichungsgradverminderung in Kauf genom-

---

253) Vgl. Hodge, H.M., Medical Information Systems, A Resource for Hospitals, Germantown Maryland, 1977, S. 37.

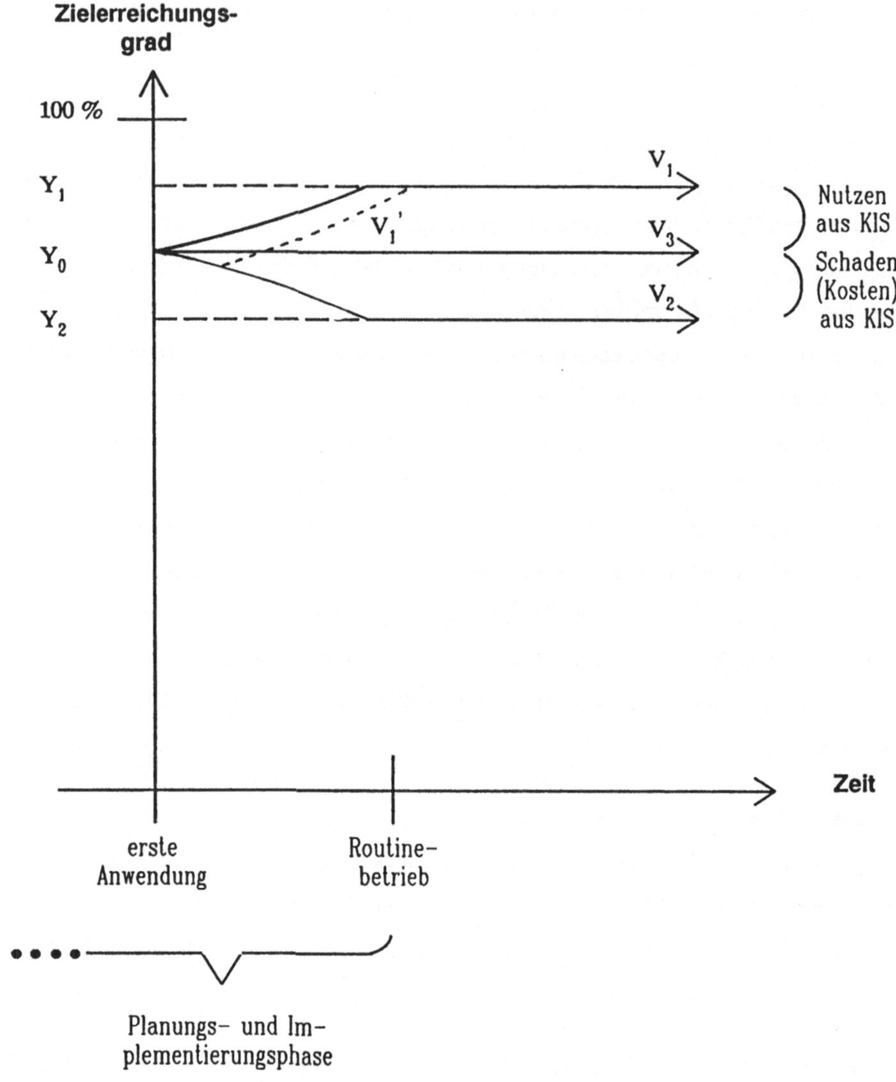

Abb. 11: Veränderungsmöglichkeiten im Bereich der Zielerreichung durch ein KIS

men werden. Als Beispiel für eine solche Zielerreichungsgradverminderung im Rahmen der Patientenversorung sei die wahrscheinliche Mehrbelastung des Pflegepersonals bei der Einschulung auf die EDV-Anwendung genannt, die zu einer verminderten Aufmerksamkeit bei der Patientenbetreuung führen kann (Variante V1'). Von den Plegekräften wird neben patientenorientiertem Wissen nunmehr auch EDV-Wissen verlangt.

Insgesamt ist somit eine Einführung eines EDV-Systems und der damit verbundenen aufbau- und ablauforganisatorischen Veränderungen sowie der anfallenden Kosten nur dann gerechtfertigt, wenn eine Erhöhung des Zielerreichungsgrads auftritt. Diese Aussage gilt in reiner Form wiederum nur dann, wenn man von einer eindimensionalen Zielsetzung ausgeht. Bei einem Zielsystem ist zu prüfen, inwieweit innerhalb des Zielsystems konkurrierende Zielsetzungen bestehen und damit zwangsweise die Erhöhung des Zielerreichungsgrades eines Zieles die Verminderung des Zielerreichungsgrades anderer Ziele nach sich zieht. Der Nutzenerhöhung aus der verbesserten Zielerreichung ist dann die Nutzenminderung aus dem Bereich der konkurrierenden Ziele gegenüberzustellen.

Im weiteren soll nun versucht werden, die wichtigsten Aspekte im Rahmen der Auswirkungen des KIS auf den Patienten bzw. die Patientenversorgung herauszuarbeiten.

Wie bereits erwähnt, wird der Patient heute noch weitgehend ohne direkten Kontakt mit dem EDV-System behandelt. Ausnahmen sind die Direkterfassung von Daten über medizinische Meßgeräte (diese Geräte stellen einen Grenzbereich der hier betrachteten Informationssysteme dar) und für diese Arbeit von größerem Interesse Versuche, Pflege und Diagnoseaufgaben[254] unmittelbar mit dem EDV-System durchzuführen. D.h. der Patient kommt hier unmittelbar in Kontakt mit dem EDV-System.

Erste Fragestellung ist daher, inwieweit der direkte Kontakt mit dem EDV-System die Versorgung des Patienten beeinflußt. Ein Patient ist immer eine Person, die sich in irgendeiner Form in einem Sonderzustand oder besser Notzustand befindet. Er wird aus seiner gewohnten Umgebung und seinem normalen Lebensrythmus gerissen, fühlt sich unwohl und hat auf jeden Fall Zeit, über sein Schicksal, seine Krankheit zu hadern. Aus diesen Gründen sind für den Patienten der per-

---

254) Vgl. Giglio, R.J., Progress and Prospects for Patient-Controlled Medical Information Systems, in: Grémy, F., ...(Hrsg.), Medical Informatics Europe 81, Third Congress of the European Federation of Medical Informatics, Proceedings, Toulouse, France, March 9 - 13, 1981, Heidelberg 1981, S. 185 ff.

sönliche Kontakt mit Pflegekräften und Ärzten von großer Bedeutung. Der Patient braucht das Gespräch zur Beruhigung und grundsätzliches Gefühl der Sympathie.[255]

Das Gefühl von Sicherheit und Sympathie kann nicht mit Hilfe von EDV-Systemen realisiert werden. Ein dementsprechendes Klima ist nur dann vorhanden, wenn ein intensiver Kontakt und ein dementsprechendes Bemühen von Seiten der Ärzte und vor allem der Pflegekräfte in der Alltagsroutine des Krankenhauses vorhanden ist. Kommt nun der Patient in unmittelbaren Kontakt mit dem EDV-System, d.h. mit technologischen Verfahren, so kann es zu einem Gefühl der Entfremdung, Entfernung von menschlichen Bedingungen kommen. Der Gewinn an Objektivität der Information und Kontrolle im Krankenhaus kann durch einen Verlust an persönlicher Stabilität und Vertrauen (Sicherheit) des Patienten kompensiert werden. So z. B. die Meinung von Hartgerink "It may under circumstances be the sober truth that perhaps the real goal and certainly the economy of introducing automated registration desks and history-taking will get lost by uneasiness of the patient".[256]

Die Ausgestaltung von KIS mit direktem Kontakt zum Patienten ist daher mit Vorsicht und unter Berücksichtigung von sozialen und psychologischen Aspekten zu betreiben.

Die Gestaltung eines KIS in der Form, daß nur ein indirekter Kontakt zwischen Patienten und EDV-System über das Krankenhauspersonal besteht, ist anders zu beurteilen als die Gestaltungsform mit direktem Kontakt zum EDV-System.

In der Literatur ist kein Beitrag zu finden in dem die positiven Auswirkungen von KIS in dieser Form grundsätzlich in Frage gestellt werden.

Im Regelfall besteht der Nutzen für die Patientenversorgung in engem Zusammenhang mit der größeren Zeitnähe, der Genauigkeit, der Vollständigkeit und der Verfügbarkeit der benötigten Informationen. So stellt z.B. Gall in seinem Abschlußbericht fest, daß das KIS zu vollständigeren Anweisungen führt, weil das EDV-System den Arzt dazu anhält, alle für eine vollständige Anweisung notwendigen Informationen anzugeben. Durch die Vermeidung von Übertragungsfehlern kann eine hohe Genauigkeit erreicht werden. Durch die krankenhausweite Verfügbarkeit der Informationen über den Patienten kann eine bessere Versorgung der Patienten erreicht werden. Durch die schnellere Übertragbarkeit von Informationen im EDV-System kann außerdem eine

255) Vgl. Hartgerink, M.J., The Effects of Hospital Information Systems on the Patient, in: Shannon, R.H. (Hrsg.), Hospital Information Systems, an international perspectiveon problems and prospects, IFIP working conference on Hospital Information Systems, Capetown, South Africa, 2.- 6. April 1979, S. 364.

256) Hartgerink, M.J., The Effects of Hospital Information Systems on the Patient, a.a.O., S. 364.

größere Zeitnähe der Patienteninformation an den betroffenen Leistungsstellen erzielt werden.[257]

Im Bericht zum ZIS, Leiden wird zur Frage, inwieweit das KIS zu einer Verbesserung der Patientenversorgung beigetragen hat, festgestellt, daß Informationen im Zusammenhang mit der Patientenversorgung schneller, vollständiger und mit größerer Verläßlichkeit verfügbar sind als vor der Implementierung des Systems. Der Effekt daraus ist eine bessere und schnellere Behandlung der Patienten. Außerdem wird in dem Bericht festgestellt, daß auch durch Verbesserung im administrativen Bereich eine positive Auswirkung auf die Patientenversorgung zu erwarten ist. Dies resultiert zum einen aus geringeren Wartezeiten bei der Aufnahme von Patienten und in den Abteilungen selbst und zum anderen aus einer weniger unpersönlichen Aufnahmeprozedur (dies ist allerdings auch in Zusammenhang mit den langen Wartezeiten zu sehen).

Sehr eindrucksvoll erläutert Hodge[258] den Einfluß eines KIS auf die Patientenversorgung am Beispiel der möglichen Fehler, die bei der Anforderung eines Medikamentes aus der Krankenhausapotheke auftreten können.

Bei einem repräsentativen Beispiel kommt er bei einer notwendigen Aktivitätenanzahl von 26 Einzelaktivitäten zu dem Schluß, daß die Wahrscheinlichkeit für eine fehlerfreie Beschaffung des Medikaments bei nur 77 % liegt. Durch das KIS wird der Vorgang auf 8 Einzelaktivitäten reduziert. Fehler können bei einmal richtig erfolgter Eingabe nahezu nicht entstehen.

Hodge vertritt außerdem die Meinung, daß die meisten Krankenhäuser, die ohne EDV arbeiten, vor dem Zusammenbruch ihres "traditionellen" Informationssystems stehen. Anzeichen dafür sind auftretende Fehler, Verzögerungen und schlechte Entscheidungsfindungsprozesse aufgrund des Fehlens relevanter Informationen.

Dies führt zu schlechten Ergebnissen und damit erhöhtem Risiko für den Patienten.

Zu den bisher erwähnten Aspekten, die die wichtigsten Einflußgrößen des KIS für die Patientenversorgung darstellen, treten noch eine Anzahl weiterer Aspekte hinzu, die geeignet sind, die Patientenversorgung positiv zu beeinflussen. Dies sind unter anderem die Sammlung von medizinischen Daten in Datenbanken (z.B. Informationen über die gegenseitige Beeinflussung von bestimmten Medikamenten) und die Gestaltung von Standardbehandlungsplänen für bestimmte Krankheiten. Ein Arbeiten mit solchen Standardbehandlungsplänen bringt den Vorteil einer Be-

---

257) Vgl. Gall, E.J., et al., Demonstration and Evaluation of a Total Hospital Information System, Final Report to the National Center for Health Services Research, a.a.O.,S. 55 f.
258) Vgl. Hodge, M.H., Medical Information Systems, A Resource for Hospitals, a.a.O., S. 34 ff.

handlung mit sich, in der keine Schritte für die als bestmöglich erachtete Behandlung fehlen. Voraussetzungen für solche Standardbehandlungspläne sind zum einen, daß sie von Ärzten entwickelt werden, die die höchstmögliche Qualifikation dafür haben, und zum anderen, daß der behandelnde Arzt, wenn es ihm notwendig erscheint, jederzeit von dem Standardvorgehen abweichen kann.

Weiters können positive Effekte für die Patientenversorgung aus der Verbesserung der Beziehung zwischen Krankenhäusern und zwischen dem Krankenhaus und dem behandelnden Arzt (Hausarzt, Facharzt) außerhalb des Krankenhauses erreicht werden.

Die Vorteile sind auch hier Ausschaltung von Fehlerquellen beim Informationsaustausch, schnelle Information und Verfügbarkeit von bereits einmal erhobenen Daten. Aus den bisherigen Darstellungen zum Einfluß des KIS auf die Patientenversorgung wird deutlich, daß hier weitgehend nur mit qualitativen Größen gearbeitet werden kann.

Außerdem sind die betrachteten Aspekte Indikatoren einer Prozeßqualität. D.h. gemessen wird der Einfluß auf die Patientenversorgung nicht anhand des Ergebnisses des Behandlungsprozesses im Krankenhaus, sondern am Prozeß selber. Es wird somit unterstellt, daß die Verbesserung des Behandlungsprozesses auch zu einer Verbesserung des Ergebnisses = Ergebnisqualität führt. Die Messung der Ergebnisqualität erscheint aus den am Anfang dieses Kapitels erwähnten Gründen kaum möglich. Charakteristisch hierfür ist die Aussage von Schmitz: "The art of measuring the impact of computerised management information systems on patient care is, at best, at a primitive stage of development."[259]

Berichte, die einen zwingenden Zusammenhang zwischen der Einführung eines KIS und der Verbesserung der Patientenversorgung herstellen, sind dementsprechend noch nicht vorhanden. Die angeführten Aspekte sind demzufolge nur Überlegungen, wie ein KIS wirken könnte. Auch hier muß darauf hingewiesen werden, daß die Nutzung des Potentials aus einem KIS vor allem durch das Krankenhauspersonal von entscheidender Bedeutung ist. Die Akzeptanz spielt eine wichtige Rolle. In den folgenden Abbildungen 12 und 13 sind die wichtigsten Einflußfaktoren nach den Kriterien der Prozeß- bzw. Ergebnisqualität kurz zusammengefaßt.[260]

---

259)   Schmitz, H.H., Hospital Information Systems, a.a.O., S. 84.
260)   Vgl. auch Schreier, K., Krankenhäuser und neuere technische Kommunikationsmittel, Pfaffenweiler 1984, S. 116 ff.

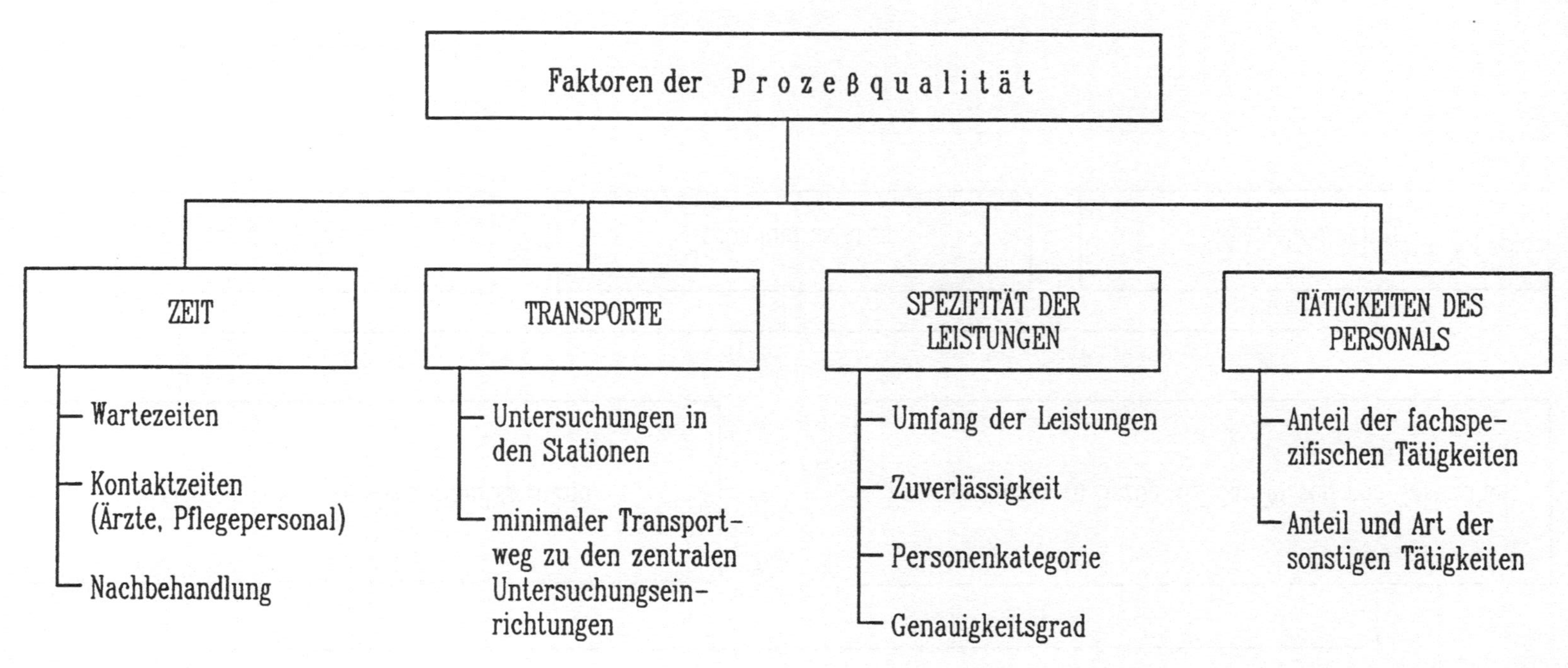

Abb. 12: Faktoren der Prozeßqualität

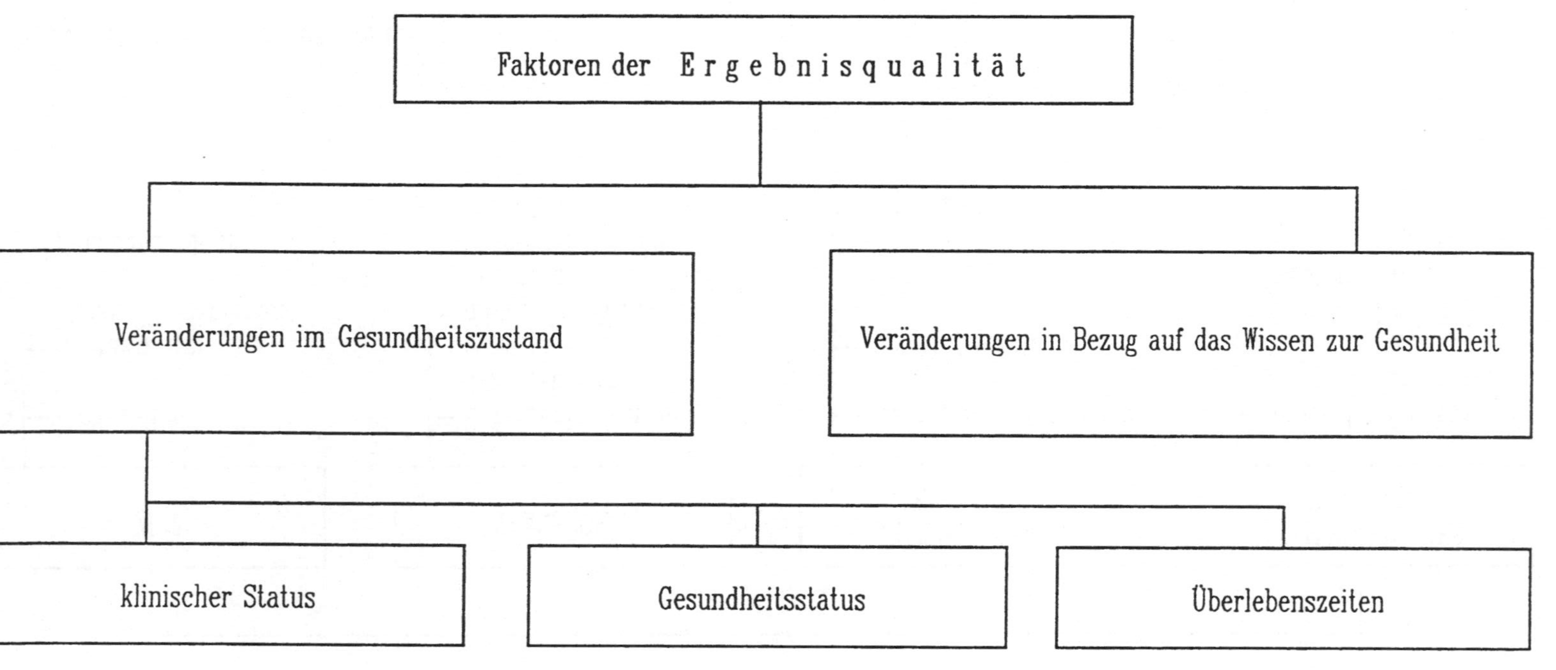

Abb. 13: Faktoren der Ergebnisqualität

5.5.4. Stufe 3: Beurteilung der Beeinflussung der Versorgung der Bevölkerung mit Gesundheitsleistungen auf der Ebene der Gesamtgesellschaft

Bei den bisherigen Überlegungen ging es um die Beeinflussung der Effektivität bzw. Effizienz im Krankenhausbetrieb selbst.

Bereits bei den Ausführungen zur Verweildauer und zum Bettenbelegungsgrad wurde angedeutet, daß eine isolierte Betrachtung eines Krankenhauses nicht zielführend ist, sondern daß gerade bei Wirtschaftlichkeitsüberlegungen die Ebene der Gesamtwirtschaft mitzuberücksichtigen ist.[261]

Nutzeffekte aus der Installierung von KIS im Hinblick auf die Versorgung der Bevölkerung mit Gesundheitsleistungen können nur im Rahmen der Planungsaktivitäten des gesamten Gesundheitsapparates gesehen werden.

Denkbare gesamtwirtschaftliche Nutzeffekte könnten sein:

- Verbesserung der zwischen- bzw. überbetrieblichen Gesundheitsversorgung durch Zurverfügungstellung von relevanten Planungsdaten;

- Austausch von Patientendaten und daraus resultierende Kosteneinsparungen durch schnellere Leistungserbringung;[262]

- Koordination der Auslastung mehrerer Krankenhäuser;

- Effizientere Gestaltung der Finanzierungsstruktur in Verbindung mit der tatsächlichen Leistungserbringung;

- Erarbeitung von Daten für die Gesundheitsplanung mit Bezug auf die Angebotsentwicklung, Bedarfs- und Investitionsplanung.

---

261) Vgl. zu diesbezüglichen Überlegungen u.a.: Voss, D.J., Kosten-Nutzen-Überlegungen bei der Implementierung und Anpassung von "Standardsoftware" und EDV-Entwicklungen, in: Ehlers, C.Th., Klar, R. (Hrsg.), Informationsverarbeitung in der Medizin (Wege und Irrwege), 22. Jahrestagung der GMDS, Göttingen 3. - 5.10.1977, Heidelberg 1979, S. 300 ff.

262) Vgl. Überla, K., The uses of Hospital Information Systems in the Total Health Care System, in: Shannon, R.H. (Hrsg.), Hospital Information Systems, an international perspective on problems and prospects, IFIP working conference on Hospital Information Systems, Capetown, South Africa, 2. - 6. April 1979, S. 364.

Der aus den KIS in den einzelnen Krankenhäusern für die Gesamtgesellschaft resultierende Nutzen bzw. die Kosten entziehen sich in vielen Bereichen einer Quantifizierung.[263] Außerdem handelt es sich speziell bei der Frage des Nutzens des öfteren um Fragen der Bewertung der aufgetretenen Effekte durch die Gesellschaft (ethisches Problem). Trotz dieser Probleme darf nicht übersehen werden, daß wahrscheinlich gerade in der Gesamtplanung und Koordination des gesamten Gesundheitswesens in der Zukunft noch große Rationalisierungspotentiale liegen. Die Möglichkeit einer solchen Gesamtplanung wird durch die Ausstattung der einzelnen Krankenhäuser mit KIS und deren Verknüpfung wahrscheinlich erst geschaffen.

---

263) Vgl. u.a.: Schach, E., Gesundheitssysteme und Informationssysteme, in: Reichertz, P.L., Schwarz, B. (Hrsg.), Informationssysteme in der medizinischen Versorgung, Ökologie der Systeme: Bericht von der 21. Jahrestagung der Deutschen Gesellschaft für medizinische Dokumentation, Informatik und Statistik e.V., Hannover, 26. - 29. September 1976, Stuttgart 1978, S. 363 ff. Vgl. auch: Hirel, J-C., Future of Hospital Information Systems, General impact of new technology on health care, in: Shannon, R.H. (Hrsg.), Hospital Information Systems, an international perspective on problems and prospects, IFIP working conference on Hospital Information Systems, Capetown, South Africa, 2. - 6. April 1979, S. 322 f.

5.6. Der Einfluß des KIS auf die Organisation

Die Grundlage der Beurteilung der Auswirkungen der Installierung eines KIS auf die Organisation im Krankenhaus ist der Informationsfluß im Krankenhaus.[264] Das KIS verändert diesen Informationsfluß sowohl qualitativ als auch quanititativ.

Dies führt zu ablauf- als auch aufbauorganisatorischen Änderungen. Der Umfang und die Art dieser Veränderungen hängen dabei zum einen vom neuen System selbst ab, werden aber auch durch die Qualität der organisatorischen Gestaltung vor Einführung des KIS beeinflußt. D.h. besteht bereits vor der Gestaltung des neuen Informationssystems eine gute Organisation im Krankenhaus, so wird eine Vielzahl von Veränderungen nicht vorgenommen werden müssen, die bei "schlecht organisierten" Krankenhäusern notwendig werden, um das KIS sinnvoll implementieren zu können. In der Praxis wird meist während der Implementierung umorganisiert (- die Mängel in der Organisation werden erst während der Einführung erkannt).

5.6.1. Ablauforganisatorische Änderungen

Die Einführung des KIS hat unmittelbare Auswirkungen auf eine Vielzahl von Arbeitsabläufen. Der Arbeitsablauf ist dabei eine Tätigkeit, die aus einer Folge von Aktivitäten besteht. Diese Abläufe können ärztlich/pflegerisch oder administrativer Art sein. Soll nun der Einfluß des KIS auf diese Abläufe festgestellt werden, so gibt es zwei mögliche Vorgangsweisen:[265]

- Die Arbeitsabläufe werden durch verschiedene Abteilungen, Leistungsstellen oder sonstige Stellen im Krankenhaus verfolgt.

- Die Tätigkeiten einzelner Abteilungen, Leistungsstellen oder sonstiger Stellen des Krankenhauses und ihre Beteiligung an verschiedenen Arbeitsabläufen werden erfaßt.

Das Ergebnis einer solchen Untersuchung ist ein Bild der räumlich-zeitlichen Strukturierung der einzelnen Arbeitsabläufe im Krankenhaus.

Mögliche Veränderungen in den Arbeitsabläufen sind z.B.:

---

264) Vgl. u.a., Louwerse, C.P., Van der Zanden, H.G.M., Impact of a Hospital Information System on hospital organisation, in: Roger, F.H., ... (Hrsg.), Medical Informatics, Europe 84, Proceedings, Brussels, Belgium, September 10 - 13, 1984, Heidelberg 1984, S. 694.
265) Vgl. Hill, W., Fehlbaum, R., Ulrich, P., Organisationslehre 2, Ziele, Instrumente und Bedingungen der Organisation sozialer Systeme, 3., verbesserte Auflage, Bern 1981, S. 513.

- Die Verlegung oder der Wegfall von fachfremden Aufgabenbestandteilen (z.B. Wegfall von Schreibarbeiten für das Pflegepersonal);

- Die Neugruppierung von einzelnen Teilaufgaben (z.B. Informationsschwester, die die zentrale Patientenrufbeantwortung bzw. -weiterleitung übernimmt);

- Zuordnung von neuen Teilaufgaben (z.B. EDV-Koordinationsaufgaben für Stabstellen im administrativen Bereich, Ausbau von Managementaufgaben);

- Änderungen in Diagnose- und Therapieaufgaben (z.B. schnellere und bessere Information führt zu zeitlichen und räumlichen Veränderungen im Diagnose- und Therapieprozeß);

Als Ergebnis der Untersuchung der Arbeitsabläufe bzw. der Veränderung der Arbeitsabläufe sollte erkennbar sein, inwieweit das KIS zu einer Verbesserung der Ablauforganisation geführt hat (z.B. Beseitigung von Doppelspurigkeit, Vermeidung von langen Transportwegen und -zeiten für Informationen, weniger Fehler in der Aufgabenerfüllung, Beseitigung von Engpässen, Beseitigung von sinnlosen Tätigkeiten).

5.6.2. Aufbauorganisatorische Änderungen

Neben den ablauforganisatorischen Änderungen im Krankenhaus wird es bei Einführung eines KIS in der Regel auch zu aufbauorganisatorischen Änderungen kommen. Die Auswirkungen des KIS sind hier in Bezug auf die funktionale Gliederung, das Leitungssystem und das Kommunikationssystem zu sehen.

Die Veränderungen, die bei großen KIS-Projekten auftreten, sind sicher nur zum Teil durch das EDV-System selbst verursacht. Im Rahmen der Installierung eines solchen Systems werden immer größere Reorganisationsvorhaben gleichzeitig realisiert. Die Veränderung der Aufbauorganisation läßt sich durch Erfassung der Beziehungen im Krankenhaus in Form von Organigrammen, Funktionsdiagrammen und Stellenbeschreibungen erkennen.[266] Im Organigramm können die Gliederung des Krankenhauses in Bereiche (Abteilungen, Leistungsstellen und sonstige Stellen) und die Anordnungsbefugnisse dargestellt werden. In den beiden anderen Darstellungsweisen geht es vor allem um die Regelung der Aufgaben, Kompetenzen und Verantwortung jeder Stelle im Krankenhaus. Da sich daraus der Informationsbedarf der jeweiligen Stelle ableiten läßt, können hieraus Veränderungen im Kommunikationssystem erkannt werden.

---

266) Vgl. Hill, W., Fehlbaum, R., Ulrich, P., Organisationslehre 2, Ziele, Instrumente und Bedingungen der Organisation sozialer Systeme, a.a.O., S. 357.

Veränderungen in der Leitungsstruktur dürften bei der Einführung von KIS vor allem in zwei Richtungen auftreten. Zum einen entsteht die Frage nach der organisatorischen Einordnung der EDV-Abteilung selbst (soweit eine solche geschaffen wird). Die Tendenz geht dabei in Richtung auf die Gestaltung von Stabstellen.

Die zweite Richtung der Umgestaltung der Leitungsstruktur, die ja, wie oben dargestellt, doch weitgehend eine Linienstruktur darstellt, zielt in Richtung auf eine Umgestaltung der gesamten oder zumindest eines Teils der Leistungsstruktur (z.B. Gestaltung einer Matrixorganisation). Das KIS wird sicherlich nicht der ausschlaggebende Faktor für eine solche Umgestaltung sein, könnte aber gewisse Anstöße dazu liefern.[267]

Daß das Kommunikationssystem starken Veränderungen unterliegen wird, wird aus den Überlegungen zu den ablauforganisatorischen und den bisher genannten aufbauorganisatorischen Veränderungen deutlich. Der Informationsbedarf vieler Stellen des Krankenhauses wird sich durch die Umgestaltung der Aufgabenstellung bzw. der Arbeitsabläufe und eventuell der Verantwortung und Kompetenzen verändern. Dementsprechend ändern sich auch die Kommunikationsinhalte, -wege und -mittel.

5.6.3. Exkurs: Organisatorische Auswirkungen auf das gesamte Gesundheitssystem

Durch die Einführung von KIS in verschiedenen Krankenhäusern eines Gebietes oder eines ganzen Staates und der Nutzung dieser KIS über den krankenhausinternen Bereich hinaus, könnten in der Zukunft gewisse Zentralisierungs- und Dezentralisierungstendenzen im Gesundheitswesen auftreten.[268][269] Zentralisierungsmöglichkeiten sind vor allem im Bereich von medizinischen Unterstützungseinrichtungen (z.B. Befundungszentren - Radiologie und Nuklearmedizin), medizin- und betriebstechnischen Zentren (z.B. Bioingenieure, medizinisches Servicepersonal) sowie Verwaltungszentren (z.B. zentrale Planungsteams, Systemanalytiker) gegeben.

---

267) Vgl. z.B. Keldenich, K., Krankenhausstruktur, a.a.O., S. 5 ff.
268) Vgl. Schreier, K., Krankenhäuser und neuere technische Kommunikationsmittel, a.a.O., S. 274 ff.
269) Vgl. zu Überlegungen zur Gestaltung eines krankenhausübergreifenden Informationssystems für ein ganzes Land: Van de Werff, A., Implementation consideration of Hospital Information Systems: Organisational factors, in: Shannon, R.H. (Hrsg.), Hospital Information Systems, an international perspective on problems and prospects, IFIP working conference on Hospital Information Systems, Capetown, South Africa, 2. - 6. April 1979, Amsterdam 1979, S. 99 ff.

Die Informationstechnologie spielt dabei eine zweifache Rolle. Einerseits bedingt sie die Realisierung diesbezüglicher Einrichtungen. Andererseits können diese erst durch die Gestaltung von KIS in den einzelnen Krankenhäusern mit entsprechenden Informationen versorgt werden.

Dezentralisierungstendenzen, die aus der neuen Informationstechnologie resultieren, sind etwas schwerer zu erfassen. Solche Dezentralisierungsmöglichkeiten könnten in der Patientenversorgung selbst liegen. Dies dann, wenn es möglich wird, durch eine Verbesserung des Behandlungsprozesses Leistungen dezentral (also z.B. auch in kleineren Krankenhäusern) zu erbringen, die ohne den Einsatz der neuen Informationstechnologie nur zentral (z.B. in einem Universitätskrankenhaus) behandelt werden hätten können. Weiters könnten im Bereich der Lehre und Forschung Aufgaben dezentral erfüllt werden.

6. Durchführung der Evaluation eines KIS

Nachdem in den obigen Kapiteln die Ziele, Auswirkungen und Beurteilungsmöglichkeiten von KIS aufgezeigt wurden, gilt es nun darzustellen, wie die Evaluation durchzuführen ist. Aufgrund der unterschiedlichen Zielsetzungen von Evaluationen, die vor allem aus dem Zeitpunkt der Durchführung der Evaluation resultieren, soll die Darstellung der Vorgangsweise bei der Evaluation entsprechend dem Lebenszyklus bei der Entwicklung eines KIS vorgenommen werden. Wie weiter oben dargestellt wurde, können Evaluationen sinnvollerweise,

- vor der Entscheidung über die Installierung eines KIS bzw. alternativer Realisierungsmöglichkeiten für ein KIS oder

- zur Beurteilung bzw. Kontrolle der Entwicklung des KIS in der Entwicklungs-/Installationsphase oder

- zur Beurteilung der Wirkungen des KIS nach erfolgter Installation bzw. Beurteilung des KIS im Routinebetrieb des Krankenhauses durchgeführt werden.

Im folgenden wird auf alle drei Evaluationsanlässe eingegangen. Ziel der Ausführungen ist es dabei nicht, die Darstellung an einem spezifischen Krankenhaus oder Typ von Krankenhaus zu orientieren. Vielmehr gilt es eine grundsätzliche Systematik für die Beurteilung von Informationssystemen darzulegen.

Die konkrete Ausprägung der durchzuführenden Beurteilung hängt für die praktische Evaluation sehr stark von den Zielen und Vorstellungen, die von den Entscheidungsträgern im Krankenhausbereich mit dem KIS verfolgt werden, ab. Die Definition des jeweils relevanten Zielbündels kann nur durch die Entscheidungsträger im Krankenhausbereich selbst vorgenommen werden.

128

6.1. Die Evaluation als Entscheidungsunterstützung vor der Installierung eines KIS (Entscheidungsanalyse - Pre-Installation-Evaluation)

Steht ein Krankenhaus bzw. die Entscheidungsträger dieses Krankenhauses vor der Entscheidung über die Einführung eines KIS, so bedarf es einer systematischen Analyse zur Verfügung stehender Lösungsalternativen. Die Entscheidung ist eine Investitionsentscheidung von krankenhausweiter Bedeutung. Herkömmliche Verfahren der Investitionsrechnung sind für die Unterstützung solcher Entscheidungen wenig geeignet. Das Kriterium bei Investitionsrechnungen ist gewöhnlich der voraussichtliche Gewinn (Nutzen) der Investitionsalternative, der monetär ausgedrückt wird.

Der Gewinn ist aber als einziges Zielkriterium häufig unzureichend und kann gerade bei KIS nur sehr schwer ermittelt werden.

Im Fall eines Informationssystems ist es vielmehr notwendig, eine Vielzahl entscheidungsrelevanter Zielkriterien zu berücksichtigen, und die Beiträge der einzelnen Lösungsalternativen zur Erreichung dieser Ziele zu einer eindeutigen Aussage zusammenzufassen.

Bei einem entscheidungsorientierten Denken im Krankenhaus ist die Beurteilung der Konsequenzen der Einführung eines KIS vor dem Treffen der Entscheidung

- für oder gegen ein KIS bzw.

- zwischen alternativen Lösungsmöglichkeiten für das KIS

von grundlegender Bedeutung.

Die Entscheidung über die Installation eines KIS erreicht bei integrierten Anwendungen mit Sicherheit Größenordnungen, die bei vergleichbaren Entscheidungen im Bereich des Sachanlagevermögens in Industriebetrieben streng formalisierte Entscheidungsprozesse auslösen.[270] D.h. es müssen detaillierte Entscheidungsunterlagen erarbeitet werden. Da auch im Krankenhausbetrieb die Mittel nicht unbegrenzt zur Verfügung stehen und die organisatorischen und psychologischen (personellen) Probleme ähnlich denen anderer Betriebe sind, liegt es nahe, Methoden zur Beurteilung von Informationssystemen aus Industrie- und Dienstleistungsbetrieben in den Krankenhausbereich zu übernehmen. Dabei darf jedoch die spezifische Zielsetzung des Krankenhauses (Patientenversorgung) nicht unberücksichtigt bleiben.

---

270) Vgl. u.a.: Kettner, K.H., Scharmann, K.G., Wirtschaftlichkeitsbeurteilung von Datenverarbeitungs-Projekten, in: ZfbF, Kontaktstudium, 1982, S. 1002 ff. Vgl. auch: Kloster, W., Obelode, G., Verfahren zur Beurteilung der Wirtschaftlichkeit von EDV-Projekten und ihre Anwendungsprobleme in der Praxis, in: Zfbf, Kontaktstudium, 1978, S 83 ff.

Die Dimension eines KIS wird durch die folgenden Überlegungen noch einmal verdeutlicht:

- Das KIS verändert die Organisation im Krankenhaus;

- Die Planungsdauer für ein KIS ist in der Regel sehr lang. Es besteht die Gefahr, daß die Lösung zum Zeitpunkt der Realisierung bereits teilweise veraltet ist;[271]

- Die Umstellung einmal eingeführter KIS ist sehr schwierig. Ein einmal eingeschlagener Weg kann nur mit erheblichen Kosten und großen Widerständen gewechselt werden;

- Die Vielfalt der Lösungsalternativen in Verbindung mit dem schnellen technischen Fortschritt macht die konkrete Wahl eines KIS sehr schwierig.

Die Dimension des KIS für das Krankenhaus unterstreicht die Notwendigkeit zu einem formalisierten Beurteilungsprozeß bei EDV-Anwendungen im Krankenhaus.[272] Eine diesbezügliche Vorgangsweise ist auch die einzige Möglichkeit, Fehlinvestitionen mit einiger Sicherheit vorzubeugen und sachgerechte Entscheidungen zu treffen.

Vor der Durchführung einer detaillierten Beurteilung der Konsequenzen einer EDV-Großanwendung, wie es die Krankenhausapplikationen ohne Zweifel darstellen, ist es zweckmäßig, eine grobe Einschätzung der Durchführbarkeit des Vorhabens mit Hilfe einer Vorstudie vorzunehmen. In dieser Vorausschau ist zu prüfen, ob die Anforderungen aus dem Vorhaben an die personelle, organisatorische, eventuell DV-technische und finanzielle Ausstattung prinzipiell gegeben sind. Hierfür sind abzuschätzen die vorhandene Personalkapazität, die verfügbaren EDV-Ressourcen, die benötigten finanziellen Mittel sowie die erwarteten Vorteile aus dem Informationssystem.

Erst wenn die grundsätzlichen Überlegungen zu einem positiven Ergebnis führen, sollte zu einer detaillierten Beurteilung des potentiellen KIS bzw. der alternativen Lösungsmöglichkeiten übergegangen werden.

Die Entscheidungsunterlagen müssen bei sehr kapitalintensiven und langfristigen Projekten alle relevanten Daten enthalten. Dazu gehören neben quantitativen Daten auch Daten über Sachverhalte, die nicht quantifiziert werden können, d.h. rein qualitative Größen sind.

Die klassischen Verfahren zur Beurteilung von Investitionen wie die statischen und dynamischen Investitionsrechnungsverfahren befassen sich nur mit Teilaspekten aus dem Bereich der quantifi-

---

271) Dieses Problem kann durch die Gestaltung des KIS in Form von Modulen (vorläufige Insellösungen) etwas gemildert werden.
272) Vgl. auch: Goodhart, M.D., Selecting a computerized information system, in: Hospitals, Dezember 1, 1983, S. 66 ff.

zierbaren Faktoren. Bei Anwendung dieser Verfahren wird somit auf eine umfassende Beurteilung des Informationssystems verzichtet.

Im folgenden soll versucht werden darzustellen, wie sowohl quantitative als auch qualitative Aspekte für die Entscheidungsunterstützung zur Installierung eines KIS herausgearbeitet werden können. Die Einführung des KIS wird im Hinblick auf einen beabsichtigten (erwarteten) Vorteil unternommen. Dabei ist das Wissen über den möglichen Vorteil (Nutzen, Wert) an sich, insbesonders aber über die Höhe des potentiellen Nutzens bzw. Werts in der Regel sehr wage. Dem Nutzen- bzw. Wertpotential aus einem KIS stehen die aus dem KIS resultierenden Nachteile gegenüber. Sowohl die Vorteile als auch die Nachteile (Kosten)[273] umfassen monetäre und nicht monetäre Aspekte. Im Rahmen des verfolgten Zielsystems ist Nutzen bzw. Wert jeder positive Zielerfüllungsbeitrag. Analog sind Kosten jeder negative Zielerfüllungsbeitrag (alles was zur Zielerreichung in Kauf genommen wird). Unter diese Betrachtungsweise fallen auch die Begriffspaare Leistung/Kosten, Erträge/Aufwendungen, Einnahmen und Ausgaben des traditionellen Rechnungswesens,[274] welches nur von Wirtschaftlichkeits-, Gewinn-, Rentabilitäts- und Liquiditätszielen ausgeht.

Nutzen und Kosten einer Alternative beziehen sich somit auf die Zielerfüllungsbeiträge einer realisiert gedachten Alternative. Dabei werden nicht alle Konsequenzen im wörtlichen Sinne wiedergegeben, sondern nur jene die aus der Sicht des Entscheidungsträgers relevant sind. Wie oben erwähnt wurde, können monetäre und nichtmonetäre Entscheidungsfolgen der Installierung eines KIS unterschieden werden. Die im folgenden entwickelte Vorgangsweise zur Pre-Installation-

---

273) Der hier verwendete Begriff der Kosten unterscheidet sich von dem in der Betriebswirtschaftslehre herrschenden - in der Betriebswirtschaftslehre sind Kosten der bewertete Einsatz an Gütern und Dienstleistungen zu einer Leistungserstellung. Der hier gewählte Kostenbegriff ist weiter und erscheint für die Betrachtung von Evaluationen im Rahmen von Investitionsentscheidungen geeigneter. Vgl. zum herrschenden Kostenbegriff insbesonders: Schmalenbach, E., Kostenrechnung und Preispolitik, 8., erweiterte und verbesserte Auflage, bearbeitet von Bauer, R., Köln 1963, S. 5 ff. Zum hier gewählten Begriff vgl.: Reinermann, H., Kosten /Nutzen-Analyse, in: Kosiol, E., ... (Hrsg.), HWB des Rechnungswesens, 2., völlig neu gestaltete Auflage, Stuttgart 1981, Sp. 1051.

274) Vgl. Strebel, H., Das betriebliche Rechnungswesen als Objekt von Nutzen-Kosten-Untersuchungen, in: DBW 1980, S. 280. Zum Zusammenhang zwischen den genannten Begriffen vgl.: Vodrazka, K., Zum Zusammenhang zwischen Kosten-, Ausgaben- und Aufwandsrechnung, in: Bratschitsch, R., Vodrazka, K. (Hrsg.), Gedanken zu aktuellen Problemen der Betriebswirtschaftslehre in Österreich, Festgabe für Bouffier, W., zur Vollendung des 65. Lebensjahres, Innsbruck 1968, S. 91 ff.

Evaluation wird daher in vier Blöcken durchgeführt. Abb. 14 zeigt die in diesem Zusammenhang verwendeten Begriffe.

Bewertung Zielwirkung	monetär	nicht monetär
positiv (Vorteil aus KIS)	Nutzen	Wert
negativ (Nachteil aus KIS)	Kosten im engeren Sinn	intangible Kosten

Abb. 14: Begriffe im Rahmen der Evaluation

In weiterer Folge werden daher die monetären Vorteile als "Nutzen" und die monetären Kosten als "Kosten" bzw. "Kosten im engeren Sinn" bezeichnet. Die nichtmonetären auch als intangible Faktoren bezeichneten Vor- bzw. Nachteile werden als "Wert" bzw. "intangible Kosten" bezeichnet. Es soll also versucht werden, alle monetär bewertbaren Folgen der Installationsentscheidungen zu ermitteln. Außerdem sollen die nicht monetären Faktoren, die gerade im Krankenhaus eine große Rolle spielen dürften, einer detaillierten Analyse unterzogen werden. Es wird bewußt darauf verzichtet, die nicht monetär bewertbaren Wirkungen der Entscheidungen über schwer begründbare Annahmen oder Hilfsgrößen in monetäre Größen umzuwandeln.[275] Es erscheint dem Verfasser viel mehr sinnvoll, nach Ermittlung der monetär bewertbaren Faktoren und der intangiblen Faktoren eine Art Gesamtwert aus allen Größen durch Umformung der monetären Größen in die Dimension (z.B. Punktewert) der intangiblen Faktoren vorzunehmen.

Es kann dann zur Entscheidung sowohl auf monetäre und nichtmonetäre Kenngrößen zurückgegriffen werden. Außerdem steht durch den Gesamtwert eine vergleichbare Kenngröße für alle Lösungsalternativen zur Verfügung.

Das Grundkonzept der Pre-Installation-Evaluation sieht dann wie folgt aus:[276]

Die Identifizierung der realen Folgewirkungen der Entscheidung über ein KIS wirft außerdem zwei grundlegende Abgrenzungsprobleme auf. Das erste Abgrenzungsproblem betrifft die räumlich-institutionellen Grenzen der Folgewirkungen aus dem KIS. Die Einführung des KIS hat positive und negative Auswirkungen innerhalb des Krankenhauses (betriebliche Ebene) als auch außerhalb des Krankenhauses (überbetriebliche Ebene). Die Frage, die sich somit stellt ist die, inwieweit überbetriebliche Folgewirkungen (z.B. Nutzen für ein Unternehmen durch die schnellere Gesundung seines Arbeitnehmers; Kosten für den privaten Haushalt aus der Verkürzung der Verweildauer im Krankenhaus, mit gleichzeitiger Notwendigkeit einer intensivierten Pflege zu Hause) für die Entscheidung über ein KIS relevant sind. Eine Mitberücksichtigung der externen Vor- und Nachteile würde bedeuten, daß das Krankenhaus unmittelbar für die Auswirkungen seines Handelns im gesellschaftlichen Raum verantwortlich wäre. Eine Miteinbeziehung der externen Kosten und Nutzen in den krankenhausbetrieblichen Entscheidungsprozessen hat somit nur dann zu erfolgen, wenn man diese Verantwortung bejaht.

Ansätze zu einer Berücksichtigung externer Wirkungen gibt es in der Betriebswirtschaftslehre im Rahmen des Konzeptes der sog. Sozialbilanzen, nach denen die Rechnungslegung um externe Kosten und Nutzen zu erweitern ist. Diese Miteinbeziehung der externen Kosten und Nutzen

---

275) Vgl. u.a. Eichhorn, P., Friedrich, P., Verwaltungsökonomie I, Methodologie und Management der öfftlichen Verwaltung, Baden-Baden 1976, S. 176 ff. Vgl. auch: Willems, J.S., Cost-Effectiveness Analysis of Medical Technologies as an aid to policymakers, in: Lindberg, D.B.A., Reichertz, P.L. (Hrsg.), Health Technology Evaluation, Proceedings, Columbia, Missouri, Nov. 6. - 7. 1978, Heidelberg 1979, S. 43 ff. Vgl. auch: Flagle , Ch.D., An overview of evaluation methods, in: Lindberg, D.B.A., Reichertz, P.L. (Hrsg.), Health Technology Evaluation, Proceedings, Columbia, Missouri, Nov. 6. - 7. 1978, Heidelberg 1979, S. 38 f.

276) Der Begriff Potential wird gewählt, um darauf hinzuweisen, daß die im Entscheidungszeitpunkt aufgeführten Nutzen- und Wertfaktoren in der Regel erst durch weitere Entscheidungen realisiert werden müssen. Die Größen sind somit zum Zeitpunkt der Entscheidung erst potentiell vorhanden und fallen nicht zur Gänze automatisch mit dem Fällen der Entscheidung an.

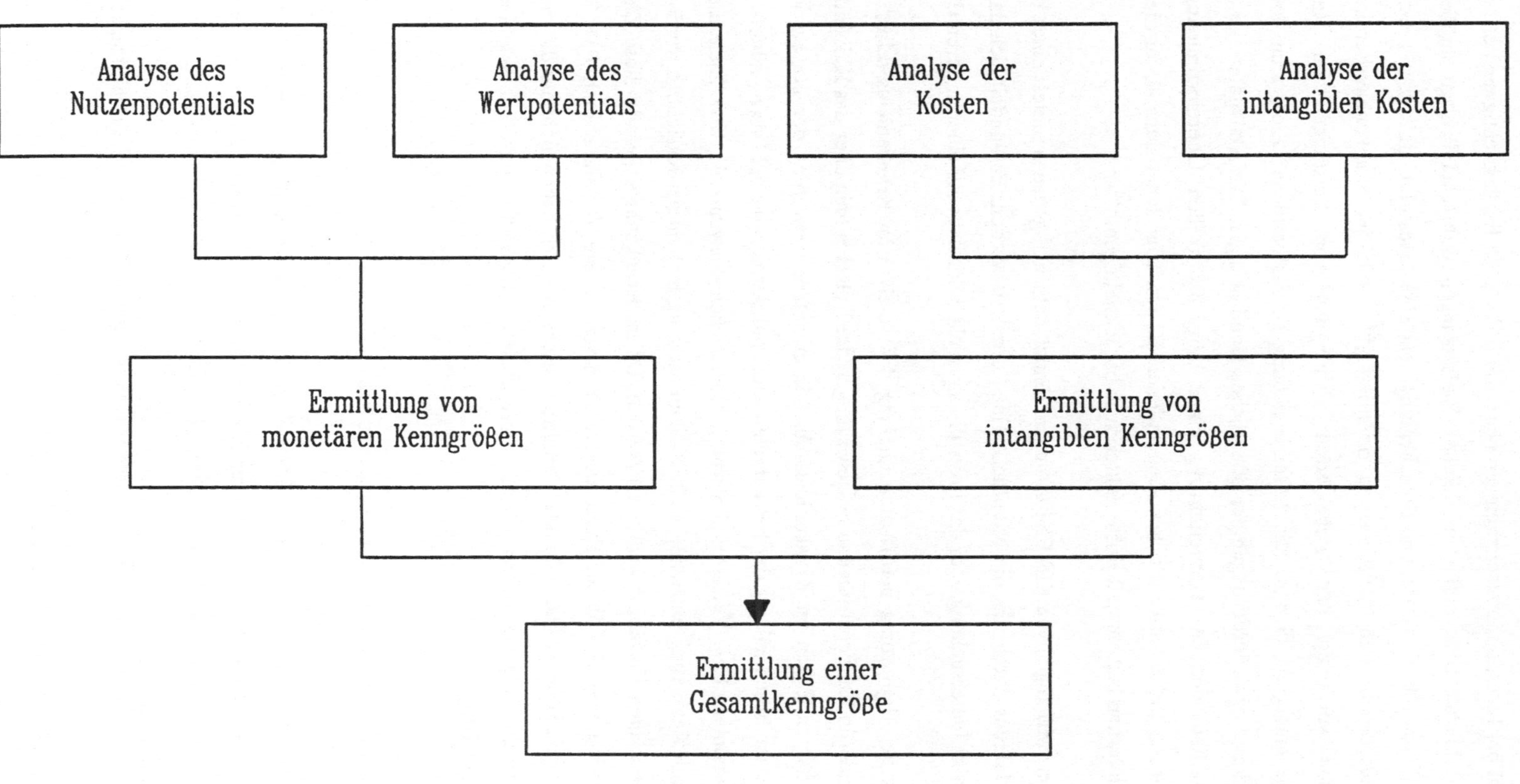

Abb. 15: Grundkonzept der Pre-Installations-Evaluation

erscheint bei Investitionsentscheidungen nicht sinnvoll, da die Berücksichtigung betrieblicher und überbetrieblicher bzw. außerbetrieblicher Zielsetzungen wahrscheinlich zu unüberwindbaren Zielkonflikten führen würde. Die Entscheidung über eine Investition muß sich in erster Linie an den innerbetrieblichen Zielsetzungen orientieren,[277] d.h. im Krankenhausbereich soll eine Investition vorrangig der verbesserten Erbringung von Leistungen im Rahmen der Patientenversorgung dienen. Die Miteinbeziehung gesellschaftlicher Ziele kann indirekt über Restriktionen bzw. Förderungen der öffentlichen Hand erfolgen. Die Aktivitäten der öffentlichen Hand sollten hier der Herbeiführung einer möglichst großen Übereinstimmung zwischen betrieblichen und gesellschaftlichen Zielen dienen. Es erscheint daher sinnvoll, für die Evaluation nur die internen Nutzen und Kostenfaktoren zu berücksichtigen.[278]

Die Externwirkungen von KIS-Einführungen können natürlich genauso mittels eines Kosten-Nutzen-Verfahrens durch z.B. die öffentliche Hand ermittelt werden. Es handelt sich dann um eine gleichartige Untersuchung über das Investitionsprojekt, allerdings auf einer anderen Ebene.

Eine zweite Abgrenzung betrifft den Umfang der Analyse im Krankenhaus selbst. Was angestrebte oder in Kauf genommene Folgewirkungen der Entscheidung über das KIS sind, hängt von den verfolgten Zielen im Krankenhaus ab. Die monetäre Bewertung der Folgewirkungen entspricht einer Beschränkung der betrachteten Ziele auf das Gewinnziel (kurz-, mittel-, langfristige Gewinnerzielung bzw. Verlustminimierung). Sollen Nicht-Gewinnziele, bzw. Ziele die sich einer monetären Bewertung entziehen (z.B. Patientenversorgung) mitberücksichtigt werden, muß mit einem speziellen Verfahren gearbeitet werden. Da im Krankenhaus gerade diese Ziele von Bedeutung sind, muß das für die Evaluation des KIS verwendete Verfahren auch diese Ziele mitberücksichtigen können. Das folgende Verfahren beschränkt sich daher nicht auf die monetäre Bewertungen der Folgewirkungen, sondern bezieht sich insbesonders auf die intangiblen Folgewirkungen des KIS.

6.1.1. Die Analyse der Nutzenfaktoren des KIS

Die Analyse der Nutzenfaktoren des KIS richtet sich auf die Ermittlung der monetär bewertbaren positiven Auswirkungen des KIS auf die Zielerreichung im Krankenhaus. Für die Ermittlung des Nutzens eines KIS sind die folgenden Schritte erforderlich:

---

277) Es soll hier außerdem davon ausgegangen werden, daß die Entscheidungsträger keine irrationalen Ziele verfolgen.

278) In praktische Entscheidungen werden natürlich immer in irgendeiner Form externe Faktoren miteinfließen, da die Entscheidungsträger in ihrem Denken von der Umwelt beeinflußt werden.

- Schritt 1:   Festlegung der Nutzenarten;

- Schritt 2:   Ermittlung des Nutzens je Nutzenart;

- Schritt 3:   Hochrechnung des Nutzens zu einem Gesamtnutzen je Alternative;

- Schritt 4:   Sensitivitätsanalyse;

- Schritt 5:   Beurteilung des Ergebnisses aus der Analyse des Nutzens.

6.1.1.1. Festlegung der Nutzenarten

In einem ersten Schritt müssen alle aus der Implementierung des KIS erwarteten positiven Auswirkungen, die monetär bewertbar sind, aufgezeigt werden. Die im Rahmen der Einführung eines KIS erwarteten Nutzenfaktoren wurden bereits im Rahmen der Darstellung des Nutzens (in Verbindung mit der Wirtschaftlichkeitsüberlegung zu Krankenhausinformationssystemen) weiter oben dargelegt. Es handelt sich dabei weitestgehend um Kosteneinsparungen im Personalbereich sowie um Kosteneinsparungen im Materialbereich und im Bereich von Dispositionsentscheidungen (z.B. Lagerbestandssenkung in der Apotheke, verbesserte Bestellpolitik von medizinischem Verbrauchsmaterial). Die Möglichkeit einer Realisation eines monetären positiven Effektes durch eine Verweildauerverkürzung ist im Zusammenhang mit dem Finanzierungssystem zu sehen.

Für die Zuordnung zum monetären Faktorenbereich ist wesentlich, daß die Einsparungen bzw. positiven Effekte in einem direkten Zusammenhang mit den umzustellenden Arbeiten stehen müssen.

6.1.1.2. Ermittlung des Nutzens je Nutzenart

Bei der konkreten Ermittlung der einzelnen Nutzenfaktoren ist als erstes ein Mengengerüst der Folgewirkungen (im Falle eines Krankenhausinformationssystems z.B. Senkung der Lagerbestände im Bereich der Apotheke, Senkung der Lagerbestände im Bereich des medizinischen Verbrauchsmaterials, Umfang möglicher Personaleinsparungen, geschätzte Verbesserung der Kapazitätsauslastung im Bereich der stationären Krankenversorgung, usw.) zu erstellen. An diese Ermittlung eines Mengengerüstes der Nutzenfaktoren schließt sich die Umrechnung in Geldbeträge an. Von Bedeutung ist hier die Anwendung des Preissystems. Bei der Bewertung erscheint die Unterteilung in einzahlungswirksamen (mit Einzahlungen verbunden) und nicht einzahlungswirksamen Nutzen sinnvoll. Dem einzahlungswirksamen Nutzen kann über Abschätzung der Marktpreise ein "Zeitwert" zugeordnet werden. Beim nicht einzahlungswirksamen Nutzen sollten soweit als möglich Marktpreise als Ausgangsgrößen gewählt werden. Außerdem sollte hier der Zeitfaktor (früheres oder späteres Auftreten des Nutzens) in der Form mitberücksichtigt werden, daß sofort ein entsprechender "Gegenwartswert" (z.B. über einen Gewichtungsfaktor) bestimmt wird. Die Bestimmung des Gegenwartswerts des zahlungswirksamen Nutzens kann über eine Zinseszinsberechnung erfolgen.[279]

Generell sollten für die Bewertung so weit als möglich echte bzw. korrigierte "Marktpreise" verwendet werden. Ansonsten muß mit Verrechnungpreisen gearbeitet werden. Als Ansätze für die Bewertung können z.B. verwendet werden:

- für Personaleinsparungen - die Durchschnittsgehälter einschließlich der Sozialleistungen auf Basis einer Tätigkeitsanalyse im jeweiligen Anwendungsbereich;

- für Personalnebenkosten - Erfahrungssätze aus einer allenfalls bestehenden Kostenrechnung;

- für Lagerbestandssenkungen - Zinsen für geringere Kapitalbindung;

- für eine verbesserte Kapazitätsauslastung - Mehreinnahmen entsprechend dem jeweiligen Abrechnungssystem (Pflegesatzsystem, Gebühren für die kurative Behandlung).

6.1.1.3. Die Ermittlung des Gesamtnutzens je Alternative

Sind alle monetär bewertbaren positiven Auswirkungen des EDV-Systems in ihren Mengenkomponenten erfaßt, nach Zahlungswirksamkeit unterteilt und bewertet, so soll in weiterer Folge in der Regel eine vergleichbare Größe für die vorhandenen Lösungsalternativen ermittelt werden. Hierfür kommen prinzipiell zwei Vorgangsweisen in Betracht:

- Ermittlung eines durchschnittlichen periodischen Nutzenbetrages;

- Abzinsung aller zahlungswirksamen Nutzenbeträge auf einen einheitlichen Bezugszeitpunkt und Summierung mit den nicht zahlungswirksamen.

Die erste Vorgangsweise ist die einfachere der beiden genannten. Es werden alle im Laufe der Betrachtungs(Planungs-)periode anfallenden (erwarteten) Nutzenfaktoren ermittelt (Bewertung des zahlungswirksamen Nutzens zum Zeitwert), aufsummiert und durch die Division, durch die Anzahl der betrachteten Perioden (in der Regel Jahre), in einen periodischen Nutzenbetrag um-

---

279) Zum Problem der Bewertung vgl. auch: Sieben, G., Löcherbach, G., Matschke, M.J., Bewertungstheorie, in: Grochla, E., Wittmann, W. (Hrsg.), HWB der Betriebswirtschaftslehre, 4., völlig neu gestaltete Auflage, Stuttgart 1974, Sp. 839 ff.

gewandelt. Der ermittelte Vergleichsmaßstab ist ein sehr grober. Zeitliche Unterschiede im Anfall des Nutzens werden nicht mitberücksichtigt.

Bei der zweiten Berechnungsweise wird der unterschiedliche zeitliche Anfall des zahlungswirksamen Nutzens durch die Einführung eines Kalkulationszinssatzes berücksichtigt. Mit Hilfe von Zinseszinsrechnungen werden die betreffenden Nutzengrößen auf einen einheitlichen Bezugszeitpunkt hindiskontiert. Die Summe aus den auf den Bezugszeitpunkt hin diskontierten Nutzengrößen und den nicht zahlungswirksamen Nutzengrößen ergibt den Vergleichswert. Inwieweit der ermittelte Wert der zahlungswirksamen Nutzengrößen in Nutzenannuitäten umgerechnet wird und mit einem periodischen Durchschnittswert des nicht zahlungswirksamen Nutzens addiert wird, hängt von der gewünschten Kenngröße bzw. von der Beurteilung der dem Verfahren zugrundeliegenden Prämissen (z.B. Nutzungsdauerdifferenzen) ab. Im Anschluß an die Ermittlung der Gesamtnutzengröße je Alternative kann eine Rangfolge der Lösungsmöglichkeiten nach den erzielbaren Nutzengrößen erstellt werden. Das Ergebnis der bis hierher erfolgten Berechnungen ist somit eine Reihenfolge der Lösungsmöglichkeiten entsprechend ihren Nutzenerwartungen, wobei die Differenzen zwischen den Nutzenerwartungen der Lösungsmöglichkeiten monetär ausgedrückt werden.

6.1.1.4. Sensitivitätsanalyse des Nutzens

Die Ermittlung der Auswirkungen von Krankenhausinformationssystemen ist mit einer Vielzahl von Unsicherheiten behaftet.[280] Dies gilt insbesonders für die Nutzenseite der erwarteten Auswirkungen. Die einzelnen Nutzenarten sind daher nach ihrer grundsätzlichen Festlegung und Bewertung auf die Empfindlichkeit beim Auftreten von Veränderungen, der für sie betreffenden Einflußfaktoren zu untersuchen. Die Untersuchung hat sich dabei einerseits auf das Herausarbeiten von Nutzenarten zu konzentrieren, bei denen es zu Abweichungen kommen kann bzw. bei denen Abweichungen im erhöhten Maße zu erwarten sind und andererseits auf die Prämissen der Berechnungsmethoden, die sich auf das Ergebnis auswirken können (z.B. Kalkulationszinssatz, Nutzungsdauerdifferenz, statische oder dynamische Betrachtung). Nutzenfaktoren, bei denen vor allem Abweichungen gegenüber der Planung zu erwarten sind, sind insbesonders die Personalkosten. Weiters besteht die Möglichkeit der Erhöhung der Einnahmen durch Verweildauerverkürzungen in Verbindung mit einer erhöhten Nachfrage nach Gesundheitsleistungen.

---

280) Zu den Möglichkeiten der Mitberücksichtigung der Unsicherheit im Entscheidungsprozeß vgl. auch die Ausführungen zur präskriptiven Entscheidungsanalyse bei: Bamberg, G., Coenenberg, A.G., Betriebswirtschaftliche Entscheidungslehre, 3. überarbeitete Auflage, München 1981. Oberhofer, H.J., Nutzung eines Geschäftsflugzeuges, Eine Entscheidungsanalyse, Diss., Innsbruck 1984.

138

Die Abschätzung der Nutzeffekte im Personalbereich dürfte insbesonders aus Gründen der schweren Vorhersehbarkeit der Reaktion der allenfalls abzubauenden Arbeitnehmer bzw. der für den Abbau zuständigen Instanzen liegen. Bei erwarteten Einsparungen im Bereich von Neueinstellungen könnten vor allem machtpolitische Tendenzen einer genaueren Abschätzung im Wege stehen.

Inwieweit eine verbesserte Kapazitätsauslastung aufgrund des Informationssystems entstehen kann bzw. ob gleichzeitig mit einer Verweildauerverkürzung eine erhöhte Nachfrage nach Gesundheitsleistungen erwartet werden kann, ist nur nach einer eingehenden Analyse des Einzugsgebietes des Krankenhauses mit einiger Sicherheit abzuschätzen. Aufgrund des bestehenden Pflegsatzsystems sind eher negative Auswirkungen auf die Einnahmenseite des Krankenhauses bei Verweildauerverkürzungen zu erwarten.

Die Durchführung der Sensitivitätsanalyse kann in der Weise erfolgen, daß für die kritischen Werte jeweils Bandbreiten ermittelt werden, indem man einen optimistischen und einen pessimistischen Wert für den jeweiligen Nutzenfaktor ansetzt. Der dritte Wert (derjenige Wert, der bereits oben ermittelt wurde) sollte zwischen diesen beiden extremen Werten liegen und den wahrscheinlichsten Wert darstellen.

6.1.1.5. Beurteilung der erhaltenen Ergebnisse

Mit der Beendigung der Sensitivitätsanalyse der Nutzenfaktoren wird der erste Bereich der Evaluation möglicher Lösungsalternativen abgeschlossen. Die erhaltenen Ergebnisse ermöglichen eine Aussage dahingehend, welche Lösungsmöglichkeit im Hinblick auf die ermittelten und monetär bewertbaren Nutzenfaktoren am vorteilhaftesten erscheint. Unter Berücksichtigung der Sensitivitätsanalyseergebnisse kann dann entschieden werden, inwieweit die erreichte Reihenfolge der Alternativen aufgrund der wahrscheinlichsten Werte tatsächlich als endgültige Reihenfolge angesehen werden soll.

Bei Lösungsmöglichkeiten, bei denen relativ große Abweichungen betragsmäßiger Art im Falle des Eintretens des pessimistischen Zustandes eintreten können, wird eine allfällige Reihung an einen schlechteren Platz in Erwägung gezogen werden müssen. Neben der Betrachtung der Ergebnisse des eigentlichen Bewertungsvorganges sowie der Sensitivitätsanalyse sollte auch der gesamte Beurteilungsprozeß nocheinmal gedanklich durchdacht werden, um allfällige Schwächen erkennen und beheben zu können.

6.1.2. Beurteilung der "Wertgrößen" des KIS

Jede Bewertung ist mit einem Ziel bzw. mehreren Zielen verbunden. D.h., Ausgangspunkt aller Überlegungen zur Bewertung müssen Ziele oder besser gesagt Zielsysteme sein.[281] Bei der Bewertung der Nutzenfaktoren erfolgte eine Beschränkung der Betrachtung auf monetäre Ziele. Nichtmonetäre Ziele wurden ausgeklammert. Gerade bei der Gestaltung von Informationssystemen im Krankenhaus werden, wie aufgezeigt wurde, eine Vielzahl von nichtmonetären Zielen verfolgt. Auf diese Ziele bzw. auf die Bewertung im Hinblick auf diese Ziele wird in diesem Abschnitt eingegangen. Eine diesbezügliche Beurteilung kann nur dann erfolgen, wenn die mit der Entscheidung verfolgten nichtmonetären Ziele explizit dargestellt werden können.[282] Es gilt daher vorab alle nichtmonetären Ziele, die mit einer Entscheidung verfolgt werden, zu definieren und in ein System zu bringen. Diese Ziele sind in der Regel subjektiver Art, d.h. sie hängen sehr stark vom Wertsystem der Entscheidungsträger bzw. dem Wertsystem derjenigen, die die Entscheidungsunterlagen ausarbeiten, ab. Die Präferenzstruktur der Personen wirkt sich dabei einerseits auf die angestrebten Ziele und andererseits auf die Bedeutung (Stellung) des angestrebten Zieles im Zielsystem aus. Außerdem kommt der Präferenzstruktur bei der Beurteilung, inwieweit alternative Handlungs- bzw. Lösungsmöglichkeiten einen Beitrag zur Zielerreichung bieten, entscheidende Bedeutung zu.

Die Beurteilung zur Verfügung stehender Lösungsmöglichkeiten im Hinblick auf die Wahl der "günstigsten" Variante nach den Wertkriterien kann nach dem in Abb. 16 dargestellten Grundschema[283] durchgeführt werden.

"Günstigste" Alternative steht dabei für jene Alternative, die unter Berücksichtigung aller nicht monetär bewertbaren Faktoren am höchsten zu bewerten ist.

---

281) Vgl. auch: Lexa, H., Bewertung, kalkulatorische, a.a.O., Sp. 833.

282) Vgl. u.a.: Schweizerische Vereinigung für Datenverarbeitung (SVD) (Hrsg.), Evaluation von Informatiklösungen, Verfahren, Methoden, Beispiele, Bern 1985, S. 17.

283) Vgl. zu ähnlichen Schemata: Alastair, M.G., The role of Economics in health care evaluation, in: Grémy, F., ... (Hrsg.), Medical Informatics, Europe 81, Third Congress of the European Federation of Medical Informatics, Proceedings, Toulouse, France, March 9 - 13, 1981, Heidelberg 1981, S. 138 ff. Vgl. auch: Zangemeister, Ch., Nutzwertanalyse in der Systemtechnik, vierte Auflage, München 1979, S. 55 ff.

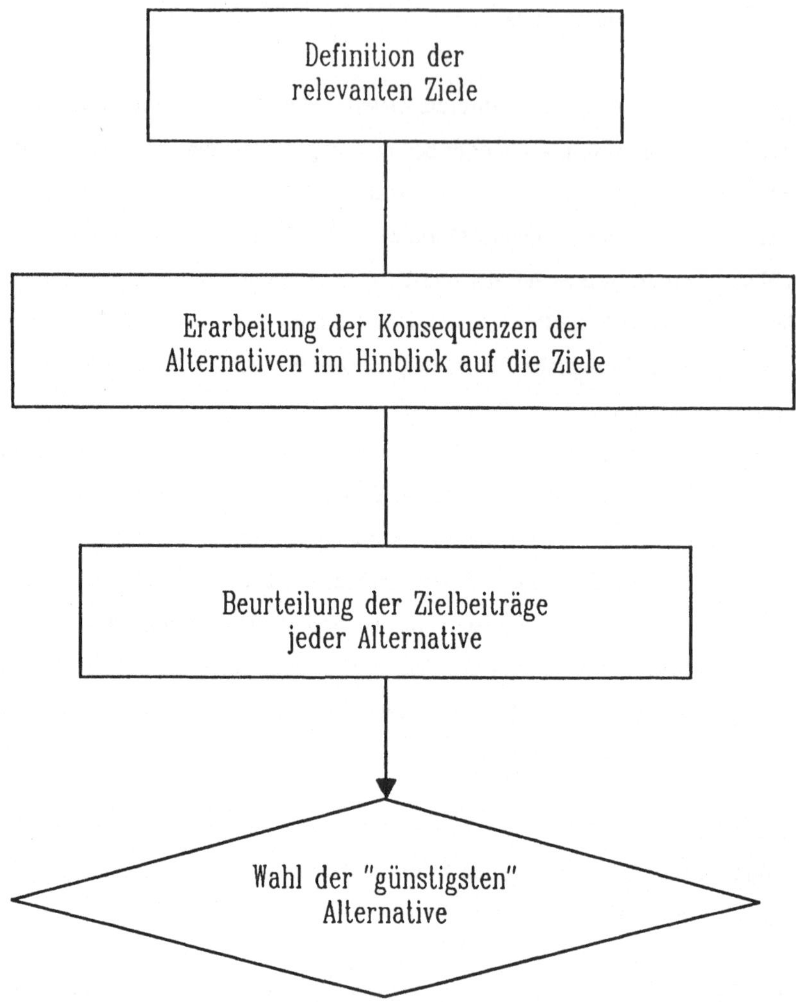

<u>Abb. 16</u>: Grundkonzept der Analyse der Wertfaktoren

Für die Festlegung von Beurteilungskriterien sind Ziele bzw. Präferenzstrukturen oder im weitesten Sinn gesagt das Wertsystem der Entscheidungsträger von Relevanz. Dem subjektiven Wertsystem stehen die realisierbaren Lösungsalternativen als Objektsystem gegenüber.

Für eine Beurteilung der Wertgrößen von KIS ergibt sich somit die in Abbildung 17 dargestellte grundsätzliche Vorgangsweise:

Für eine praktische Anwendung muß die oben aufgezeigte Grobstruktur für das Beurteilungsverfahren noch etwas verfeinert werden. Für die Analyse eines zukünftigen Informationssystems ergeben sich dann die folgenden 10 Schritte:[284]

- Schritt 1: Aufstellen der relevanten, nichtmonetären Ziele;

- Schritt 2: Aufgliederung des Zielsystems in Zielkriterien;

- Schritt 3: Gewichtung der Zielkriterien;

- Schritt 4: Erarbeiten von Wertetabellen oder -funktionen;

- Schritt 5: Darstellung der Lösungsmöglichkeiten hinsichtlich ihrer Zielbeiträge;

- Schritt 6: Bewertung der Zielbeiträge mit Hilfe der Wertetabellen oder -funktionen;

- Schritt 7: Gewichtung des Wertes entsprechend der Bedeutung des Zielkriteriums für die Gesamtbeurteilung;

- Schritt 8: Ermittlung des Gesamtwertes der Lösungsmöglichkeit(en);

- Schritt 9: Sensitivitätsanalyse der Gesamtwerte;

- Schritt 10: Beurteilung des Gesamtergebnisses.

Die Problematik einer in dieser Form durchgeführten Analyse von Lösungsalternativen besteht in der Wahl der Ziele, der Gewichtung der Ziele und der Bewertung der Lösungen im Hinblick auf

---

284) Vgl. u.a.: Diebold (Hrsg.), Methoden der "Nutzwertberechnung von ADV - Systemen; Arbeitsgruppenbericht AB 11, o.O., 1977, S. 30 ff. Vgl. Rinza, P., Schmitz, H., Nutzwert-Kosten-Analyse; Eine Entscheidungshilfe, Düsseldorf 1977, S. 21 ff.

142

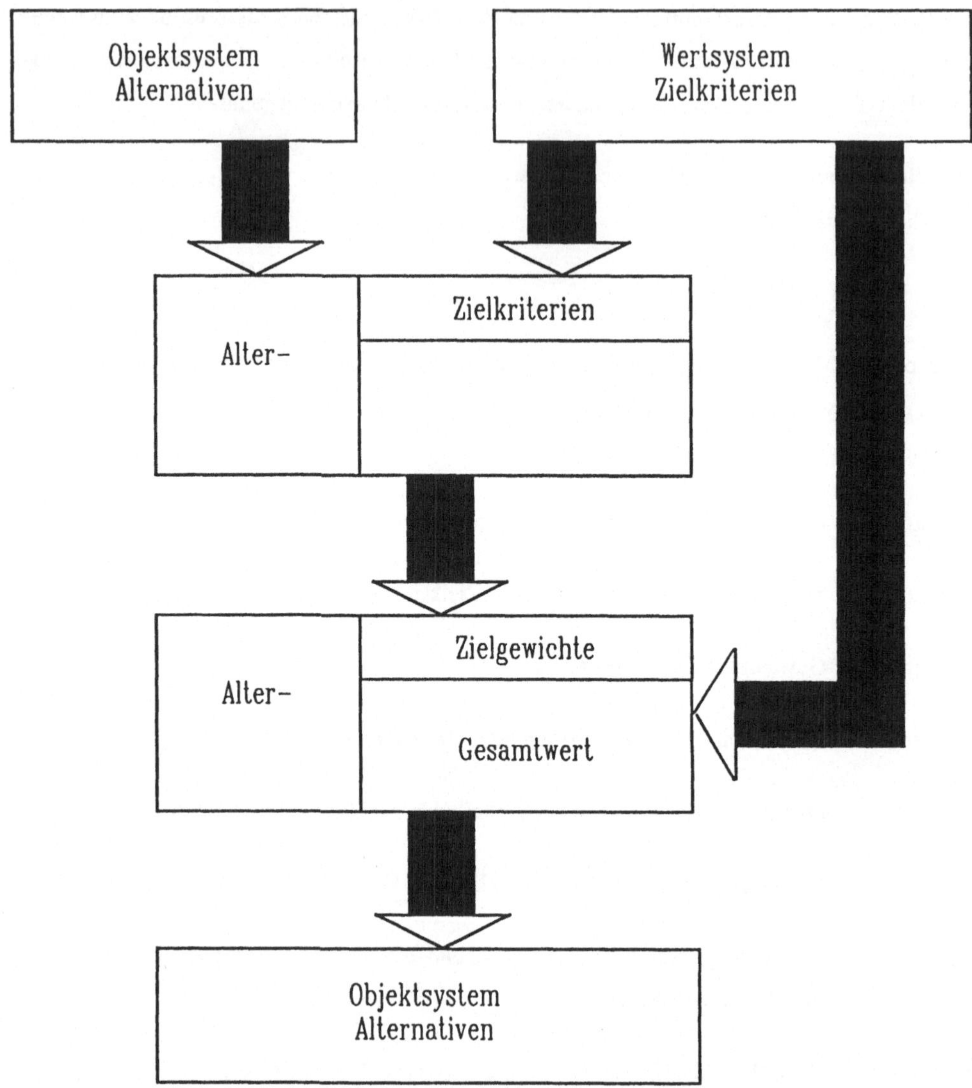

Abb. 17: Vorgangsweise bei der Analyse des Wertbereichs

die Zielerreichung. Diesen Punkten ist daher erhöhte Aufmerksamkeit zu schenken. Da hier die Möglichkeit von unkontrollierten subjektiven Einflüssen am größten ist, empfiehlt es sich, sowohl die Zielfestlegung als auch die Gewichtung der Zielkriterien und die Bewertung der Lösungen von einem Evaluationsteam durchführen zu lassen. Auf diese Weise können extreme Standpunkte (Interessen) am ehesten ausgeglichen bzw. verhindert werden.

6.1.2.1. Aufstellen der relevanten, nichtmonetären Ziele

Die für das Entscheidungsproblem sehr wichtige erste und gleichzeitig kreativste Phase ist die der Aufstellung der Ziele. Dieses Aufstellen der Ziele ist aufgrund der Tatsache, daß es sich hierbei um einen kreativen Vorgang handelt alles andere als einfach. Eine allgemein gültige Methode zur Aufstellung der Ziele gibt es nicht. Es scheint jedoch sinnvoll, ein Gesamtziel zu bestimmen und aus diesem Gesamtziel Unterziele abzuleiten, d.h. eine Art Zielbaum zu schaffen.

Aus den Unterzielen können dann in der zweiten Phase weitere Unterordnungen, bis hin zu detaillierten Beurteilungskriterien, getroffen werden.

Bei der Gestaltung des Zielsystems werden bei der Pre-Installation-Evaluation die Schwerpunkte auf dem Software und Hardwarekonzept liegen. Die Möglichkeiten des Datenschutzes bzw. der Datensicherung werden als notwendige Vorgaben miteingehen. Die Auswirkungen auf die Patientenversorgung, die Organisation sowie auf das Personal in allen Unternehmensbereichen kann in diesem Stadium wahrscheinlich nur sehr schwer abgeschätzt werden. Trotzdem sollten Kriterien für diese Bereiche entwickelt werden.

Das nichtmonetäre Zielsystem für eine Evaluation könnte für eine umfassende Anwendung wie in Abb. 18 aussehen:

Die Abbildung zeigt ein 4-stufiges Zielsystem für die Beurteilung. Die Größen auf der untersten Ebene stellen diejenigen Kriterien dar, anhand derer die Lösungsalternativen beurteilt werden.

Das Gesamtziel "Gestaltung eines Informationssystems" wird in der ersten Ebene in 5 Teilbereiche aufgespalten. Eine weitere Aufspaltung wäre möglich. Allerdings sollten nicht zuviele horizontale Teilziele gebildet werden, da ansonsten das Zielsystem recht bald sehr unübersichtlich wird.

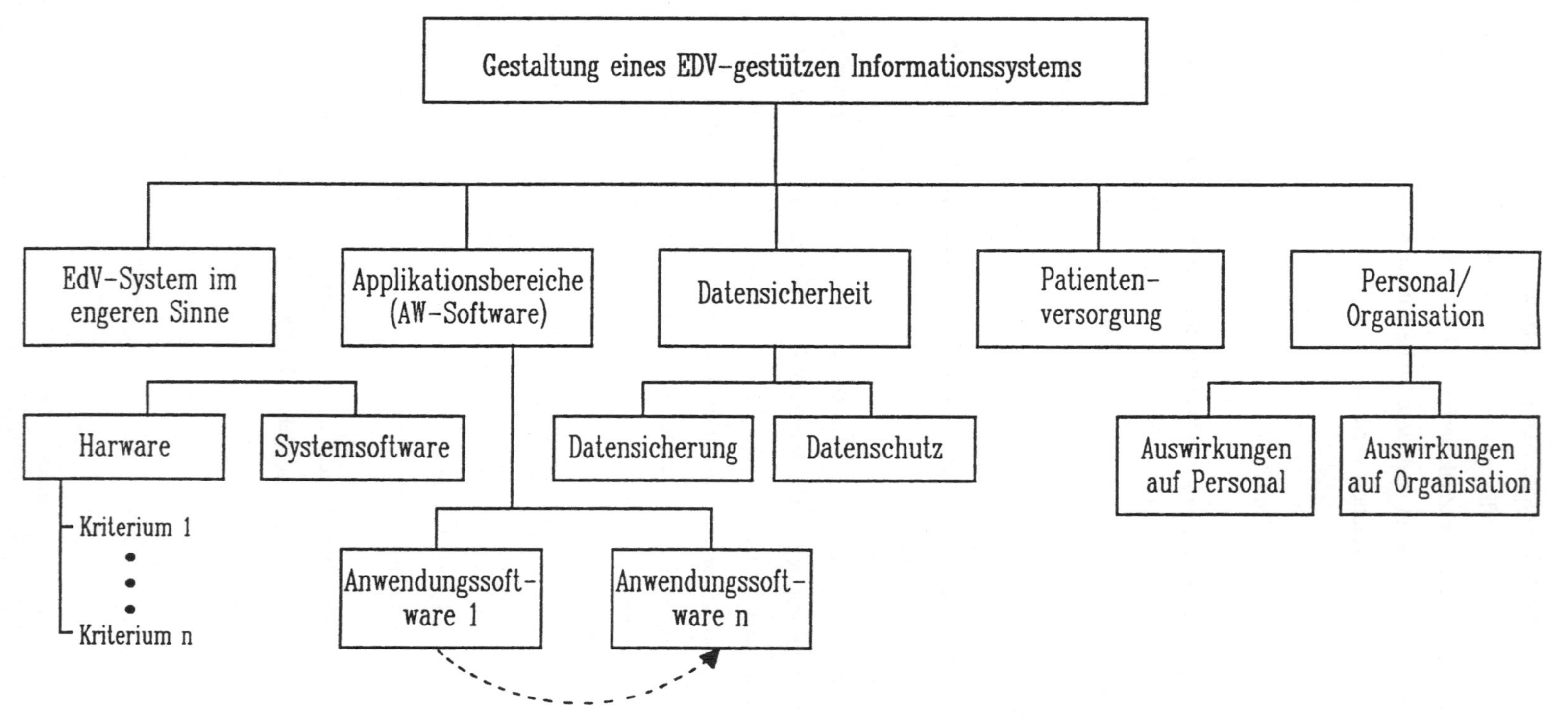

Abb. 18: Zielsystem für die Beurteilung des Wertbereichs eines KIS

Jedes der horizontalen Teilziele wird dann wieder vertikal aufgegliedert. Im oben angeführten Beispiel werden so insgesamt 4 Ebenen gebildet. Die Anzahl der Ebenen hängt vor allem von der Komplexität des Informationssystems ab. Sobald sich die Ziele ausreichend beschreiben und damit auch in irgendeiner Form bewerten lassen, bedarf es keiner weiteren Untergliederung mehr. Eine sehr weite Untergliederung führt, wie man bereits an dem oben dargestellten einfachen Bsp. erkennen kann, sehr schnell zu einer ausufernden Zahl an Kriterien.[285]

6.1.2.2. Aufgliederung des Zielsystems in Zielkriterien

Grundsätzliche Aussagen über die Aufgliederung des Zielsystems wurden bereits oben getroffen.[286] Die in der letzten Ebene angeführten Kriterien können direkt bewertet werden; dies ist vor allem bei kleinen Lösungen der Fall. Bei sehr großen Anwendungen wird eine Unterteilung der Kriterien in Einzelkriterien erforderlich sein. D.h. die angeführten Kriterienbereiche müssen mit Hilfe einer Dekomposition weiter untergliedert werden. Die so gewonnenen Einzelkriterien sind teils quantitativer und teils qualitativer Natur.

Die wichtigsten Kriterien für die in der Abbildung 18 angegebenen Bereiche/Ziele wurden bereits in den Kap. 5.3. und 5.4. besprochen. Hier soll daher nur noch eine Listung und gegebenenfalls eine Vervollständigung der Kriterien durchgeführt werden.[287]

a) Das EDV-System im engeren Sinn

1. Hardware;

Leistungsfähigkeit (z.B. Zugriffszeiten, Übertragungsraten, Druckerleistung, Lesegeschwindigkeit);

Portabilität/Kompatibilität (z.B. Datenträger, Komponenten der Hardware, Zeichensätze, Schnittstellen);

Ausbaufähigkeit (z.B. Hauptspeicherkapazitäten, Peripherieanschlüsse);

---

285) Zur Bestimmung der Struktur eines Zielsystems vgl. insb.: Zangemeister, Ch., Nutzwertanalyse in der Systemtechnik, a.a.O., S. 114 ff.

286) Zu Zielsystemen bei EDV-Anwendungen vgl. u.a.: Diebold (Hrsg)., Methoden der "Nutzenbewertung von ADV - Systemen; a.a.O., S. 42.

287) Molteno, B.W.H., A new approach to evaluation in the NHS experimental computer program, in: Anderson, J. (Hrsg.), Medical Informatics, Europe 1978, First Congress of the European Federation for Medical Informatics, Proceedings, Cambridge, England, September 4 - 8, 1978, Heidelberg 1978, S. 698 ff. vgl. auch: Bottler, J., Horvath, P., Kargl, H., Methoden der Wirtschaftlichkeitsbeurteilung für die Datenverarbeitung, Quantitative Methoden zur Beurteilung der ADV, München 1972, S. 109 ff.

Wartung (z.B. Diagnoseunterstützung, Austauschbarkeit von Komponenten);

Ausfallssicherheit (z.B. Ausweichmöglichkeiten bei peripheren Geräten, Erfahrungswerte über Zuverlässigkeit der Systemkomponenten);

Ergonomie (Gestaltung des Arbeitsplatzes, Farbe, Auflösung der Bildschirme);

Spezielle Funktionen (z.B. Text, Graphikdarstellung, inverse Zeichendarstellung, spezielle Druckfunktionen);

2. Systemsoftware;

Funktionen (z.B. Hilfsprogramme, Accounting);

Standardisierung/Kompatibilität (z.B. Übersetzer, Betriebssystem);

Anwenderfreundlichkeit (z.B. Gestaltung der Benutzerschnittstelle);

Stabilität des Betriebssystems (z.B. Häufigkeit von neuen Releases);

Allgemeiner Aufbau des Betriebssystems (Auftrags-, Prozeß- und Datenmanagement);

3. Systemnahe Software (z.B. DBMS);

Datenstrukturen (hierarchisch, relational, netzwerkartig);

Interne Verwaltung der Daten (Speicherverwaltung und Zugriffsverfahren);

Anwenderfreundlichkeit/Benutzerfreundlichkeit (Methodenbank, DML, Hilfsprogramme);

b) Applikationsgebiete (Anwendungssoftware);

Funktionen in den einzelnen Anwendungsgebieten (Vgl. die Ausführungen in Kap. 4.3.1.);

Vollständigkeit und Richtigkeit der Ergebnisse;

Benutzerfreundlichkeit/Verständlichkeit (z.B. Bildschirmaufbau, Menüs);

Zuverlässigkeit (z.B. Anzahl der Installationen, Help-Funktionen, Benutzerführung, Checkpoints, Fehlermeldungen);

Dokumentation (z.B. allgemeine Beschreibung, technische Dokumentation, Bedienungsanleitung);

Effizienz (z.B. Hauptspeicherbedarf, Antwortzeiten, Laufzeitverhalten);

Wartung (modularer, parametrischer Aufbau, Größe der Files, Records und Datenelemente);

Kompatibilität/Portabilität (z.B. Programmiersprache, Einhaltung internationaler Protokollnormen);

c) Datenschutz/Datensicherheit;

Zutritts- und Zugriffskontrolle (z.B. Ausweis, Paßwort);

Technische Sicherungsmaßnahmen (z.B. Schlüssel, Codes);

Aufbewahrung von Datenträgern / Kopien;

Übermittlungsprotokolle;

Benutzerkontrolle;

Eingabekontrolle;

d) Personal / Organisation;

Personalabbau;

Umschulung (z.B. auf andere Gebiete, EDV-Arbeitsgebiete);

Ablauforganisatorische Änderungen (Belegfluß, Tätigkeitsschritte);

Aufbauorganisatorische Änderungen (Zusammenfassung von Stellen, Abbau von Hierarchiestufen);

e) Patientenversorgung;

Behandlungsprozeßveränderungen (z.B. vollständige Anweisungen, Medikamenteanforderung);

Medizinische Informationen (Zugriff auf medizinische Datenbanken, Vernetzung zu anderen Krankenhäusern);

6.1.2.3. Gewichtung der Zielkriterien

Mit der Aufstellung der Ziele und der Dekomposition dieser Ziele in Richtung auf meßbare Kriterien ist der Rahmen für die Beurteilung abgesteckt.

Da die einzelnen Ziele bzw. Kriterien für die Evaluation nicht gleichwertig sind, gilt es sie in einem nächsten Schritt entsprechend ihrer Bedeutung zu gewichten. Erfolgt keine Gewichtung der Ziele, so wird unterstellt, daß alle Kriterien die gleiche Bedeutung für den Gesamtwert haben.

Die Festlegung der Gewichte ist sicherlich eines der schwierigsten Probleme des gesamten Beurteilungsvorganges. In diesem Schritt können die unterschiedlichsten persönlichen Vorstellungen über die Vorziehenswürdikeit und Bedeutung der einzelnen Ziele (Kriterien) zum Ausdruck kommen. Um zu starke subjektive Einflüsse im Bewertungsschema zu vermeiden, sollte die Festlegung der Gewichte durch eine Gruppe durchgeführt werden. Dadurch ergibt sich ein Gewichtssystem, das nicht den Vorstellungen einzelner Bewerter, sondern einem mittleren Präferenzsystem entspricht.

Unter Umständen kann es sinnvoll sein, auch extreme Gewichtungsvorschläge zu erfassen. Die Berücksichtigung sollte jedoch nicht im Rahmen des eigentlichen Bewertungsverfahrens sondern eher später in der Sensitivitätsanalyse durchgeführt werden.

6.1.2.4. Erarbeitung einer Bewertungsskalierung (Wertetabellen und Wertefunktionen)

Im Rahmen des Bewertungsprozesses muß für jedes Kriterium der Grad der Erfüllung des Kriteriums durch die Lösungsalternativen ermittelt werden. Hierzu bedarf es zuerst einer Bewertungsskalierung.[288]

Für die Bewertungsskalierung der Einzelkriterien werden i.d.R. Ordinal- oder Kardinalskalen verwendet. Im ersteren Fall wird die Rangordnung in Bezug auf das Kriterium bewertet, im zweiten der Grad der Erfüllung direkt bewertet.

Je detaillierter die Bewertungsskala ist, desto stärker wachsen die Anforderungen an den Informationsgehalt der Kriterien und Merkmale. Je gröber das Bewertungsschema ist, um so einfacher können die Kriterien operationalisiert werden; andererseits sinkt die Aussagekraft mit einer gröberen Skalierung.

---

288) Vgl. u.a.: Möhr, J.R., Sawinski, R., Kluge, A., Alle, W., On Selecting Commercial (Laboratory) Information Systems, in: Roger, F.H., ... (Hrsg.), Medical Informatics, Europe 84, Proceedings, Brussels, Belgium, September 10 - 13, 1984, Heidelberg 1984, S. 687.

Eine weitere mögliche Art der Skalierung[289] ist die sogenannte Verhältnisskalierung. Verhältnisskalen werden dann angewendet, wenn die Eigenschaften der zur Auswahl stehenden Alternativen gezielt ins Verhältnis zu den gewünschten Eigenschaften dieser Alternative gesetzt werden sollen. Der Anteil der quantifizierbaren Kriterien sollte dabei möglichst hoch sein.

Unter Verwendung von Skalierungsmethoden können für nicht quantifizierbare Bewertungskriterien Wertetabellen aufgestellt werden. Bei den quantifizierbaren Bewertungskriterien besteht die Möglichkeit, Wertefunktionen aufzustellen, die die Eigenschaftswerte den Skalenwerten in Form von mathematischen Funktionen zuordnen. Natürlich können auch bei quantifizierbaren Kriterien Wertetabellen verwendet werden.

Die Handhabung von Wertetabellen ist in der Regel etwas einfacher als die von Wertefunktionen. Aus diesem Grund dürften die Tabellen in der praktischen Anwendung eher Verbreitung finden.

6.1.2.5.   Darstellung der Lösungsmöglichkeiten hinsichtlich ihrer Zielwirkung

Nach Aufstellung der Wertefunktionen und Wertetabellen gilt es, detaillierte Informationen über die Wirkungen einzelner Lösungsalternativen in Bezug auf die gewählten Ziele bzw. Kriterien zu erarbeiten.[290]

Die Beschreibung der alternativen Lösungsmöglichkeiten sollte bewußt erst nach der Festlegung der Ziele und Wertetabellen/Wertefunktionen erfolgen, da auf diese Weise eine Ausrichtung der Bewertungskriterien auf eine bestimmte Alternative verhindert wird. Die Beschreibung der Alternativen im Hinblick auf ihre Zielbeiträge ist eine der aufwendigsten Teile des Bewertungsverfahrens. Die Sammlung diesbezüglicher Informationen und Ausarbeitung der Konsequenzen in einer Form, die eine Bewertung dieser Konsequenzen ermöglicht, stößt oft auf große Schwierigkeiten. Zumal es sich im vorliegenden Fall um die Beurteilung sehr komplexer integrierter Lösungen handelt.

Dies sollte jedoch nicht dazu verleiten, die Auswirkungen der Alternativen nicht sehr gründlich zu überdenken bzw. wenn möglich zu überprüfen.

Im Bereich der Hard- und Software sowie der damit verbundenen Datensicherheitsüberlegungen dürfte eine Ermittlung der Nutzeffekte mit einem absehbaren Aufwand möglich sein. Sehr

---

289)   Vgl. u.a: Eichhorn, P., Friedrich, P., Verwaltungsökonomie I, Methodologie und Management der öffentlichen Verwaltung, a.a.O., S. 177.
290)   Vgl. Möhr, J.R., Sawinski, R., Kluge, A., Alle, W., On Selecting Commercial (Laboratory) Information Systems, a.a.O., S. 688.

schwierig ist zu diesem Zeitpunkt sicherlich die Abschätzung der Auswirkungen der einzelnen Alternativen auf den Personalbereich, den organisatorischen Bereich und insbesonders auf die Patientenversorgung.

6.1.2.6. Bewertung der Konsequenzen der einzelnen Lösungsmöglichkeiten - Ermittlung der Zielbeiträge

Die ermittelten Detailinformationen zu den einzelnen Alternativen sind nun unter Heranziehung der Wertetabellen bzw. Wertefunktionen zu bewerten.[291]

Auf diesem Weg wird für jede Lösungsalternative der Erfüllungsgrad hinsichtlich jedes Kriteriums (Zieles) ermittelt. Die Beurteilung des Erfüllungsgrades muß dabei durch eine Gruppe, bestehend aus Personen der betroffenen Bereiche und EDV-Spezialisten durchgeführt werden. Die Zusammensetzung der Gruppe ist hier von grundlegender Bedeutung. Repräsentiert die Gruppe nicht die betroffenen Bereiche, so besteht die Gefahr, daß Interessen einseitig vertreten werden. Da bei den einzelnen Teammitgliedern erfahrungsgemäß unterschiedliche Ansichten über den Grad der Zielerreichung bestehen, ergibt sich die Notwendigkeit, die Wertungen entweder durch Diskussion auf einen einheitlichen Wert zu bringen, oder die Wertung durch eine Mittelwertbildung aus den vergebenen Wertungen zu ermitteln.

6.1.2.7. Gewichtung der ermittelten Zielbeiträge entsprechend deren Bedeutung für den Gesamtwert

Die ermittelten Zielbeiträge stehen bis zu diesem Zeitpunkt gleichgewichtig nebeneinander. Im Rahmen der Zielsystemerstellung wurde darauf hingewiesen, daß in der Regel nicht von einer Gleichgewichtigkeit der Ziele ausgegangen werden kann. Es wurden daher Gewichte für die einzelnen Kriterien (Ziele) vergeben. In diesem Schritt sind nun die Zielbeiträge des jeweiligen Kriteriums mit den festgelegten Gewichten zu multiplizieren. Ergebnis ist der der Bedeutung des Zieles (Kriteriums) entsprechende Zielbeitrag jedes Kriteriums.

Dieses Verfahren der Zuordnung von Gewichten wird dann über alle Ebenen fortgeführt.[292]

---

291) Vgl. Möhr, J.R., Sawinski, R., Kluge, A., Alle, W., On Selecting Commercial (Laboratory) Information Systems, a.a.O., S. 688. Vgl. Rinza, P., Schmitz, H., Nutzwert-Kosten-Analyse; Eine Entscheidungshilfe, a.a.O., S. 48 ff.

292) Vgl. u.a.: Schweizerische Vereinigung für Datenverarbeitung (SVD) (Hrsg.), Evaluation von Informatiklösungen, Verfahren, Methoden, Beispiele, a.a.O., S. 84 ff.

6.1.2.8.   Ermittlung des Gesamtwertes der Alternativen und Erstellung einer Rangfolge

Die Gestaltung des Zielsystems erfolgte über mehrere Ebenen. Die tatsächliche Bewertung erfolgt auf der untersten Ebene, der Ebene der Einzelkriterien.

Nach Ermittlung des gewichteten Beitrages der Alternativen zu den einzelnen Kriterien erfolgt nun stufenweise eine Kumulierung der gewichteten Werte über alle Ebenen in Richtung zum Gesamtziel.

Der Wert auf der Ebene des Gesamtzieles stellt dann den Gesamtwert der Lösungsmöglichkeiten dar. Ist die Ermittlung des Gesamtwertes über alle Alternativen erfolgt, so kann eine Rangfolge unter den gegebenen Alternativen aufgestellt werden.

Wurden die Wertetabellen bzw. -funktionen so gewählt, daß der größte Zahlenwert den höchsten Erfüllungsgrad darstellt, so steht die Alternative mit dem höchsten Gesamtwert an erster Stelle der Rangfolge.

Das stufenweise Aufkumulieren und Gewichten der Zielbeiträge der Alternativen ergibt den Vorteil, daß neben dem Endergebnis - dem Gesamtwert - auch die Erfüllung der Teilziele bewertet und für die Alternativen ersichtlich gemacht werden kann.

6.1.2.9.   Sensitivitätsanalyse der Ergebnisse

Wurde die Beurteilung von Projektalternativen in der hier aufgezeigten Art und Weise durchgeführt, so herrscht mit ziemlicher Sicherheit Unsicherheit über die Genauigkeit bzw. Richtigkeit der Ergebnisse.

Die Durchführung einer Sensitivitätsanalyse ist in einem solchen Fall auf jeden Fall ratsam. Gleiches gilt, wenn die Ergebnisse des Bewertungsverfahrens relativ nahe beieinanderliegen.

Sinn der Sensitivitätsanalyse ist es, zu ermitteln, wie sich der Gesamtwert ändert, wenn es zu Veränderungen in den das Ergebnis beeinflussenden Größen kommt.[293]

Zu untersuchen sind daher die folgenden Größen:

-   Wertetabellen bzw. -funktionen;

-   Beurteilung der Zielbeiträge (vor allem bei extremen Meinungsunterschieden);

---

[293]   Vgl. u.a.: Schweizerische Vereinigung für Datenverarbeitung (SVD) (Hrsg.), Evaluation von Informatiklösungen, Verfahren, Methoden, Beispiele, a.a.O., S. 91.

- Gewichtung der Zielkriterien.

Die Sensitivitätsanalyse im Bereich der Wertetabellen und Wertefunktionen kann durch eine Veränderung der diesbezüglichen Tabellen bzw. Funktionen durchgeführt werden. Durch solche Änderungen werden in der Regel keine Veränderungen in der Vorziehenswürdigkeit von Alternativen auftreten, es kommt hier vielmehr zu einer Veränderung in den Schwankungsbreiten zwischen den Gesamtwerten.

Die Beurteilung der Empfindlichkeit der Ergebnisse, in Zusammenhang mit der Bestimmung der Zielerreichung, kann durch die Wahl eines Intervalles durchgeführt werden. Sinnvollerweise werden dann Erfüllungswerte für den pessimistischen, den optimistischen und den wahrscheinlichsten Fall getroffen. Die Wahl der Breite des Intervalls hinsichtlich des Zielerreichungsgrades hängt vom Informationsstand (Sicherheit der Information) über die Alternativen bezüglich des betreffenden Kriteriums ab. Je besser der Informationsstand, desto kleiner kann die Intervallbreite angesetzt werden.

Die Sensitivitätsanalyse hinsichtlich der Gewichtung der Ziele erfolgt, indem man die Gewichtung systematisch ändert und die Auswirkungen dieser Veränderungen kontrolliert. Die Veränderung der Gewichte wird sinnvollerweise nur für die oberen Ebenen des Zielsystems durchgeführt, da nur hier starke Effekte auf das Gesamtergebnis zu erwarten sind.

Die Anwendung der Sensitivitätsanalyse ist sehr aufwendig. Es sollten daher Überlegungen angestellt werden, wie viele der Alternativen in die Analyse miteinbezogen werden sollen, und ob eine Analyse aller drei Bereiche (Einflußgrößen) notwendig erscheint. Am wichtigsten dürfte in der Regel die Überprüfung der Veränderung der Gesamtwerte bei Veränderungen der Zielbeiträge (Erfüllungsgrade) sein. Hier ergibt sich vor allem die Möglichkeit, stark abweichende Meinungen der Mitglieder des Evaluationsteams bei der Bestimmung der Erfüllungsgrade zu berücksichtigen.

6.1.2.10. Beurteilung der erhaltenen Ergebnisse

Die ermittelten Gesamtwerte wurden in den vergangenen Schritten in eine Rangfolge gebracht. Im Rahmen der Sensitivitätsanalyse wurden die kritischen Größen variiert und die Veränderungen des Gesamtergebnisses registriert. Zusätzlich zur Gesamtgröße können auch die einzelnen Zielbeiträge der Alternativen zu den Zielen der jeweiligen Ebene ermittelt werden. Die Betrachtung dieser einzelnen Zielbeiträge ermöglicht das Erkennen, inwieweit es sich bei den Alternativen um sehr differierende Lösungsmöglichkeiten handelt.

Unter Berücksichtigung aller dieser Faktoren kann nun in der letzten Stufe eine abschließende Diskussion über die beurteilten Alternativen erfolgen.

Die Gesamtwerte bilden den Ausgangspunkt für die Überlegungen. Über die Sensitivitätsanalyse können kritische Alternativen erkannt werden und eventuell eine Umreihung in der Rangfolge der Gesamtwerte erfolgen. Das Erkennen sehr ausgefallener (differierender) Alternativen schließlich kann bei nahe beieinandererliegenden Gesamtwerten noch zu Überlegungen führen, ob nicht besser eine der weniger differierenden Alternativen mit einem geringfügig niedrigeren Gesamtwert genommen werden soll.

Es gilt auch in diesem Schritt noch einmal den gesamten Beurteilungsprozeß zu durchdenken, um allfällige Schwächen zu erkennen und damit Fehlentscheidungen zu vermeiden.

154

6.1.3. Analyse der Kosten für die Lösungsalternativen

Die Analyse der Kosten zielt auf die Ermittlung der monetär bewertbaren Nachteile, die aus der Realisierung des KIS resultieren, ab. Für diese Ermittlung sind folgende Schritte erforderlich:[294]

Schritt 1:   Festlegung der Kostenarten;

Schritt 2:   Ermittlung der Kosten entsprechend den einzelnen Kostenarten;

Schritt 3:   Hochrechnung der Kosten zu den Gesamtkosten je Alternative;

Schritt 4:   Sensitivitätsanalyse der Kosten;

Schritt 5:   Beurteilung des Ergebnisses.

6.1.3.1.   Festlegung der Kostenarten (Kostenstruktur)

Für die Ermittlung der Kosten hat sich bei Investitionsvorhaben die Unterteilung in einmalige Kosten (Investitionskosten) und laufende Kosten (Kosten des Betriebes) bewährt.[295] Wichtig ist hierbei, daß bei der Festlegung der Kostenarten, die zum jeweiligen Kostenblock gehören, keine Kostenart vergessen wird, das heißt, daß eine vollständige Kostenstruktur erstellt wird.

Die Grundstruktur der bei einem KIS relevanten Kostenarten wurde oben dargestellt. Die dort angeführte Kostenstruktur hat beispielhaften Charakter und ist für den jeweiligen Praxisfall anzupassen, d.h. zu erweitern oder einzuschränken.

Probleme bringt oft die Zuordnung von Kostenarten zu den einmaligen oder laufenden Kosten mit sich. Als Bsp. seien hier Koordinationsaufgaben genannt, bei denen sich öfter nicht beurteilen läßt, inwieweit sie noch in die Entwicklungsphase eines Systems gehören oder schon in den laufenden Betrieb hineinreichen.

Weiters entstehen Probleme bei der Abgrenzung von Kosten des Systems zu Kosten, die zwar im Rahmen der Entwicklung des Systems entstehen, aber nicht durch die Einführung des Systems unmittelbar bedingt sind. Solche Probleme treten z.B. auf, wenn im Rahmen der Einführung Or-

---

294)   Vgl. Rinza, P., Schmitz, H., Nutzwert-Kosten-Analyse; Eine Entscheidungshilfe, a.a.O., S. 64 ff.

295)   Vgl. u.a.: Schweizerisches Krankenhausinstitut (Hrsg.), Wirtschaftlichkeitsrechnung bei EDV-Projekten im Krankenhauswesen, Aarau 1977, S. 4 ff.

ganisationsanalysen durchgeführt werden, die zu Veränderungen in der Organisation führen, die aber auch ohne Realisierung eines KIS erforderlich gewesen wären. Solche Kosten sind nicht kausal durch das KIS verursacht und sind daher nicht diesem zuzurechnen.

Wie bei der Analyse des Nutzens, ist auch bei der Betrachtung der Kosten eine Unterteilung in zahlungswirksame und nicht zahlungswirksame Größen sinnvoll. Die Bewertung der zahlungswirksamen Kosten kann gleichfalls in Form eines Zeitwertes erfolgen. Die nicht zahlungswirksamen Kosten sind wie der nichtzahlungswirksame Nutzen in Richtung auf einen Gegenwartswert zu bewerten.

6.1.3.2.   Ermittlung der Kosten je Kostenart

In der Literatur wird immer wieder erwähnt, daß die Kosten einer EDV verhältnismäßig einfach festzustellen sind.

Das bedeutet aber keinesfalls, daß sie in ihrer Gesamthöhe bereits irgendwo abgelesen werden könnten, vielmehr muß man auch sie, zumindest für den größten Teil, mit einigem Arbeitsaufwand ableiten.[296] Die geringsten Schwierigkeiten dürften bei der Herleitung der Anschaffungs- und Einrichtungskosten zu erwarten sein. So regelt der Vertrag zwischen dem Hersteller und dem eigenen Unternehmen den Kaufpreis für den Rechner, seine peripheren Einheiten und die konventionellen Hilfseinrichtungen. Für die Ermittlung der Kosten der weiteren Einrichtung des Rechenzentrums hat man den Vorteil, daß die Anforderungen ausreichend genau bekannt sind. Die Kosten der allenfalls notwendigen baulichen Veränderungen bzw. eines Neubaues für das Rechenzentrum ergeben sich aus den Kostenvoranschlägen der Baufirmen. Ebenso die Kosten der maschinellen Hilfseinrichtungen. Bei den restlichen einmaligen Kosten liegen die Dinge nicht mehr ganz so einfach. Die Kosten von Organisationsanalysen und Planung können insofern noch einigermaßen exakt angesetzt werden, als ein großer Teil der in diesem Zusammenhang aufgetretenen Ausgaben bereits bekannt ist. D.h. hier können die effektiv angefallenen Kosten angesetzt werden. Zum anderen verfügt man für die Schätzung des noch zu erwartenden Aufwandes aus der bisherigen Durchführung heraus über Erfahrungswerte, die eine ausreichend genaue Vorausbestimmung wesentlich unterstützen.

Ähnliche Hilfestellung gibt es auch für die Ermittlung der Ausbildungs- und Informationskosten. Aufgrund der mittlerweile doch längeren Erfahrung mit der EDV haben sich Erfahrungswerte

---

296) Vgl. insbes.: Hopperdietzel, W., Bewertung der Kosten- und Leistungsfaktoren, in: Grochla, E., Die Wirtschaftlichkeit automatisierter Datenverarbeitungssysteme, Wiesbaden 1972, S. 185 ff.

herausgebildet, die sich auf die Dauer und den Umfang der oben erwähnten Aufgaben beziehen und hierdurch eine doch recht sichere Planung ermöglichen. Bei der Ermittlung der Kosten für die Umstellung liegen für die Kosten für die Aufbereitung und Übernahme der Stammdaten rationale Anhaltspunkte für die erforderlichen Berechnungen vor. Jedoch haben Faustzahlen für die Dauer von allfälligen Parallelläufen keine ausreichende Aussagekraft, um daraus für die einzelnen Unternehmen konkrete Hinweise entnehmen zu können. Außerdem spielen hier zudem manche qualitativen Faktoren eine Rolle.

Die größten Probleme wirft die Ermittlung der Kosten der Programmierung auf. Hier gibt es zwar Durchschnittszahlen für die Geschwindigkeit der Programmierung, die sich im Laufe der Jahre herausgebildet haben. Aber die Abweichungen, die immer wieder genannt werden, erreichen beachtliche Werte. Es ist noch verhältnismäßig einfach, wenn bereits eine Datenverarbeitungsanlage verwendet wird. Es liegen dann Anhaltspunkte für die Leistungsfähigkeit des Personals vor. Außerdem kann man die auftretenden Probleme leichter überblicken. Setzt man jedoch zum ersten Mal ein EDV-System ein, so existieren diese Hilfen nicht. Es besteht nur die Möglichkeit, sich an den von Anbietern genannten durchschnittlichen Werten bei gleichartigen Aufgaben zu orientieren.

Die Höhe der einmaligen Kosten wird aus folgenden Gründen oft unterschätzt:

- Unterschätzung des zeitlichen Bedarfs für die Lösung der einzelnen Aufgaben im Rahmen der Vorbereitung des EDV Systems;

- Außerachtlassen einzelner Kostenarten;

- Fehlbeurteilungen im Hinblick auf die anstehenden Aufgaben im Rahmen der Einführung;

Die Bestimmung der laufenden Kosten des EDV-Systems sollte im wesentlichen keine Schwierigkeiten bereiten. Diese Aufgabe beinhaltet zwar auch einige Probleme, die jedoch für eine Betrachtung der hier angestrebten Art in befriedigender Weise gelöst werden können.

Einige der hier interessierenden Kostenarten[297] sind wiederum vertraglich fixiert oder in ihren Grundlagen so fest vorgegeben, daß ihre Höhe von vornherein feststeht (z.B. Maschinenmieten, Wartungsverträge und Versicherungsprämien).

Die Höhe von allfälligen Abschreibungen und Zinsen ist aus den einmaligen Kosten vorgegeben.

---

297) Vgl. u.a.: Grochla, E., Felicitas, A., Rüschmann, F., Untersuchung zur Wirtschaftlichkeit alternativer Strukturen der Automatisierten Datenverarbeitung in den Krankenhäusern im Land Nordrhein-Westfalen, Teil I: Textband, Köln 1982, S. 39 ff.

Für die Ermittlung der meisten anderen laufenden Kosten liegen rationale Anhaltspunkte vor. Außerdem kann bis zu einem gewissen Maß auf die Erfahrungen der Anbieter und anderer Anwender (Krankenhäuser oder andere Betriebe) zurückgegriffen werden. Dies gilt zum Beispiel für Energiekosten, Materialverbrauch an Vordrucken u.ä., sowie für die Kosten der Datenübermittlung und Archivierung.

Nicht ganz einfach ist die Bestimmung der laufenden Personalkosten. Zwar gibt es auch hier Hilfsmittel für die Bestimmung, wie den Mindestbedarf für das Operating, die durchschnittliche Leistungsfähigkeit - z.B. bei Eingaben in das System -, die Planung künftiger Aufgaben und den voraussichtlichen Beleganfall. Insgesamt gesehen ist jedoch hier die Bandbreite für die möglichen Kosten größer, zumal in der Regel eine Personalreserve gehalten werden muß.

Schwierigkeiten bei der Kostenermittlung treten in größerem Umfang nur im Zusammenhang mit der Bestimmung der zu erwartenden Aufwendung bei Ausfall des Systems oder Teilen des Systems auf. Für das Auftreten solcher Störungen, die Dauer der Behebung sowie der Kosten für Ausweichmöglichkeiten bestehen kaum irgendwelche konkreten Anhaltspunkte.

Wegen des zufälligen Charakters von Betriebsausfällen bei EDV-Systemen lassen sich auch Erfahrungen anderer Unternehmen nahezu nicht verwerten. Der Ansatz eines rationalen Kostenbetrages ist hier nahezu unmöglich. Indirekt wird eine Berücksichtigung oft insofern versucht, als die Kosten einer Maschinenbetriebsunterbrechungsversicherung angesetzt werden.

Einen weiteren Problembereich stellen die zukünftig zu erwartenden Steigerungen im Preis- und Gehaltsbereich dar. Eine annähernd exakte Bestimmung dieser Kostenfaktoren ist oft sehr schwierig.

Obwohl die Ermittlung der laufenden Kosten nach gängiger Meinung keine besonderen oder gar unüberwindbaren Schwierigkeiten bereitet, treten doch in der Praxis immer wieder beträchtliche Abweichungen zwischen den geplanten laufenden Kosten und den tatsächlich eingetretenen auf.

Folgende Gründe führen oft zu Fehleinschätzungen:

- Der Grad der möglichen Auslastung der Anlage wird überschätzt. Es treten dadurch Engpässe auf, die zu nicht erwarteten, unter Umständen sehr hohen Kostensteigerungen führen.

- Die für die Abwicklung einzelner Applikationen notwendige Zeit wird unterschätzt. Die Folge sind Überstunden und zusätzliche Schichten des Personals im EDV-Bereich.

Die Zurechnung der Kosten zum EDV-System hat nur dann zu erfolgen, wenn:

- Die Kosten durch das EDV-System bzw. durch die Einführung des EDV-Systems verursacht sind.

- Die im Zusammenhang mit der Entwicklung des EDV-Systems auftretenden Aufgaben nicht auch gleichzeitig anderen Zwecken dienen.

- Die erzielten Ergebnisse allein mit dem geplanten EDV System verbunden sind und nicht weiter in die Zukunft reichen.

Aus diesen Aussagen ergibt sich, daß auf jeden Fall die Kosten der Anschaffung der Hard- und Software, der Umgestaltung der Organisation und der zusätzlichen Einrichtungen voll in die Betrachtung miteingehen.

Etwas problematisch ist die Berücksichtigung von Ausbildungs- und Informationskosten. Das gleiche gilt in gewissem Umfang für die Übernahme von Stammdaten, die Programmierung eigener Programme oder Programmteile sowie für die Sicherung der Energieversorgung der EDV-Anlage (z.B. Anschluß an das Notstromaggregat des Krankenhauses). Diese Kosten voll zu berücksichtigen, ist insofern etwas problematisch, als sie in aller Regel Effekte über die Nutzungsdauer des aktuell geplanten Systems hinaus haben. Da aber einerseits eine starke Änderung und Entwicklung im Bereich der EDV-Anlagen gegeben ist und zum anderen die organisatorischen Anforderungen nicht kostant bleiben, werden in der Regel auch diese Kosten voll dem geplanten System angelastet.

Die Kosten einer Organisationsanalyse können im Normalfall nicht zur Gänze der EDV-Entwicklung zugerechnet werden. Hier werden im Rahmen von diesbezüglichen Studien auch Verbesserungsmögichkeiten in anderen Bereichen an bestehenden Verfahren aufgezeigt und zum Teil auch verwirklicht. Idealerweise müßten hier die Kosten entsprechend dem Anteil für die Entwicklung des EDV-Systems angesetzt werden.

Inwieweit Kosten für bauliche Maßnahmen genereller Art in die Betrachtung miteinbezogen werden sollen, ist strittig. Unumstritten ist dagegen der Ansatz der Kosten für speziell für das EDV-System vorzunehmender Einbauten und bauliche Besonderheiten.

Im Rahmen der laufenden Kosten des EDV-Systems treten in der Regel keine größeren Zurechnungsprobleme auf. Alle oben erwähnten Kostenarten stehen unmittelbar in Zusammenhang mit dem Betrieb des EDV-Systems. Sie sind daher in voller Höhe in die Betrachtung miteinzubeziehen.

6.1.3.3. Ermittlung der Gesamtkosten je Alternative

Nach Ermittlung der Kosten für jede definierte Kostenart soll im Regelfall eine einzige Größe ermittelt werden, die den Vergleich zwischen alternativen Lösungsmöglichkeiten auf Kostenbasis ermöglichen soll. Hierfür kommen prinzipiell 2 Vorgangsweisen in Betracht:

- Ermittlung eines periodischen (i.d.R. jährlichen) Gesamtkostenbetrages;

- Ermittlung einer Kenngröße, die zusätzlich den zeitlich unterschiedlichen Anfall der zahlungswirksamen Kosten berücksichtigt;

Die erste Vorgangsweise ist die einfachere. Es werden einfach alle im Laufe der Zeit erwarteten zahlungswirksamen und nicht zahlungswirksamen Kosten ermittelt und zusammengefaßt. In weiterer Folge wird ein durchschnittlicher (periodischer) Kostenbetrag berechnet. Die Anschaffungskosten sind durch entsprechende Abschreibungsbeträge zu berücksichtigen. Der Kapitalbindung wird durch Berücksichtigung von kalkulatorischen Zinsen Rechnung getragen.

Der zeitliche unterschiedliche Anfall der zahlungswirksamen Kosten wird nicht berücksichtigt. Der so ermittelte Maßstab ist ein grober und wenig aussagefähiger. Durch die periodisierte Betrachtung kommt es zu einer Durchschnittsbetrachtung. Veränderungen in der Kostenstruktur über den Zeitablauf werden nicht berücksichtigt.

Beim zweiten Verfahren wird mit Zinseszinsberechnungen dem zeitlich unterschiedlichen Anfall der zahlungswirksamen Kosten Rechnung getragen. Ob die Berechnung von Endwerten, Barwerten oder Kostenannuitäten erfolgt, hängt wiederum von den gewünschten Kenngrößen bzw. von der Beurteilung der den einzelnen Verfahren zugrundeliegenden Prämissen ab (z.B. Nutzungsdauerdifferenzen). Die Kostenkenngröße jeder Alternative ergibt sich aus der Summierung der jeweiligen zahlungswirksamen Kosten zum Gegenwartswert mit den nichtzahlungswirksamen Kosten.

Im Anschluß an die Ermittlung einer Gesamtkostenkenngröße kann eine Rangfolge erstellt werden. Die Alternative mit der geringsten Kostenkenngröße erhält den ersten Rang. Das Ergebnis dieses Schrittes ist somit ein Vektor von Kostenkenngrößen, der die Unterschiede in den monetär bewertbaren Nachteilen aus den geplanten Lösungsalternativen aufzeigt.

6.1.3.4. Sensitivitätsanalyse der Ergebnisse

Obwohl bei der Gestaltung von Informationssystemen im Regelfall davon ausgegangen wird, daß sich die Kostenseite relativ exakt ermitteln läßt, treten immer wieder beträchtliche Kostenabweichungen auf. Die Ermittlung der Kosten birgt also durchaus eine Zahl von Unsicherheiten in sich.

Die einzelnen Kostenarten sollten daher einer Überprüfung auf Empfindlichkeit bei verschiedenen Annahmen unterzogen werden. Die Überprüfung bezieht sich einerseits auf das Feststellen von Kostenarten, bei denen es zu Abweichungen kommen könnte, und andererseits auf die Prämissen der Berechnungsmethoden, die sich auf die Ergebnisse auswirken (z.B. Höhe des Kalkulationszinssatzes). Kostenarten, bei denen es zu Abweichungen kommen kann, sind z.B. die Personalkosten (Programmierung, Analyse- u. Koordinationsbereich), da bei Auftreten von Problemen (fachlicher und zeitlicher Art) vor allem hier sehr schnell wesentliche Kostenveränderungen auftreten können.

6.1.3.5. Beurteilung des Gesamtergebnisses

Die Analyse der Kosten ermöglicht einen Vergleich der Lösungsalternativen auf Kostenebene.

Durch die Durchführung der Sensitivitätsanalyse der Ergebnisse ist es möglich, auch einen Teil der Unsicherheit abzufangen, der mit der Abschätzung der Kosteneffekte verbunden ist.

Das Ergebnis der Analyse ist ein Vektor von Kostenkenngrößen, der die Rangfolge der Lösungsalternativen unter Kostengesichtspunkten darstellt.

Die Rangfolge sollte in einer letzten Phase noch einmal unter Berücksichtigung des gesamten Verfahrens auf seine Richtigkeit bzw. Plausibilität überprüft werden, bevor das Ergebnis in den Entscheidungsprozeß miteingeht.

6.1.4. Die Analyse der intangiblen Kosten

Die intangiblen Kosten wurden als jene negativen Effekte definiert, die nicht unmittelbar oder gar nicht monetär bewertet werden können. Für eine umfassende Beurteilung ist die Mitberücksichtigung dieser Effekte aber unerläßlich.

Zu beachten ist hier, daß nicht Faktoren, die bei der Wertermittlung im Rahmen der Gesamtwertermittlung zu einer geringeren Wertung geführt haben, in der Kostenanalyse noch einmal berücksichtigt werden. Dies würde zu einer Doppelbewertung von negativen Faktoren führen.

Die Erfassung der intangiblen Kosten erfolgt zweckmäßigerweise in einer dem Gesamtwertschema ähnlichen Vorgangsweise.

Der Beurteilungsvorgang umfaßt dann die folgenden Schritte:

-   Schritt 1:   Festlegung der intangiblen Kostenstruktur;

-   Schritt 2:   Bewertung der intangiblen Kostenfaktoren;

-   Schritt 3:   Ermittlung der intangiblen Gesamtkosten;

-   Schritt 4:   Sensitivitätsanalyse der intangiblen Kosten;

-   Schritt 5:   Beurteilung des Ergebnisses.

6.1.4.1. Festlegung der intangiblen Kostenstruktur

Der erste Schritt ist somit die Aufstellung der Kostenstruktur. Diese Aufstellung entspricht in der Vorgangsweise derjenigen der Entwicklung der Ziele hin zu den Einzelkriterien bei der Gesamtwertanalyse.

Die Grundstruktur der intangiblen Kosten zeigt die Abbildung 19.

Das dargestellte Schema ist nur ein Beispiel für mögliche Nachteile, die zu Kosten für ein Krankenhaus führen können. Konkrete Beispiele für diese intangiblen Faktoren im Krankenhaus sind:

-   Negative Auswirkungen auf die Patientenversorgung durch die Vorgabe von Standardbehandlungsplänen (Standardisierung);

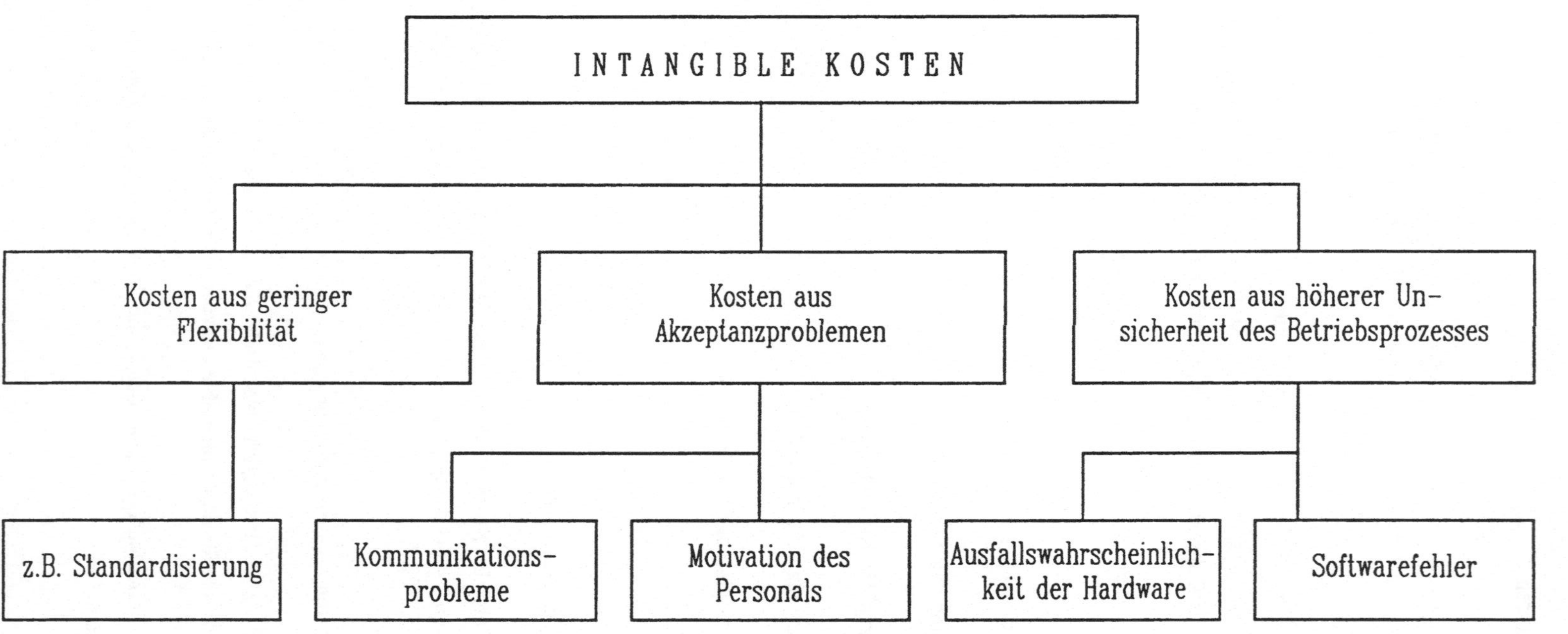

Abb. 19: Intangible Kostenfaktoren

- Motivationsprobleme vor allem im Hinblick auf die direkte Nutzung des Systems durch die Ärzteschaft;

- Kommunikationsprobleme durch eine schlechte organisatorische Einbindung des Systems (Pflege/Leistungsbereich);

- Unsicherheiten im Betriebsprozeß aufgrund von Ausfällen des bzw. Fehlern im EDV-System.[298]

6.1.4.2. Gewichtung und Bewertung der intangiblen Kostenstruktur

Die Wichtigkeit der einzelnen intangiblen Kostenfaktoren bzw. Kriterien für die Beurteilung wird über eine Gewichtung der Ergebnisse herausgearbeitet. Bei einer Nichtgewichtung der Faktoren würden wiederum alle Faktoren als gleichbedeutend angesehen.

Ist Klarheit über die Bedeutung der einzelnen Faktoren erzielt worden, so müssen die einzelnen Kriterien mit Hilfe einer ordinalen oder kardinalen Skalierung bewertet werden. Die Beurteilung der Kostenwirkungen der einzelnen Alternativen ist naturgemäß, wie die Beurteilung der Wertauswirkungen, mit vielen subjektiven Elementen behaftet. Die Bewertung sollte daher wieder durch ein gut zusammengesetztes Team erfolgen. Die letztlich herangezogenen Werte sind dann wiederum Mittelwerte aus den Meinungen der Mitglieder der Gruppe.

6.1.4.3. Ermittlung des intangiblen Gesamtkostenwertes

Sind die einzelnen Kostenkriterien strukturiert aufgestellt und bewertet worden, so ist bei einer ungleichen Einschätzung der Bedeutung der einzelnen Faktoren im nächsten Schritt eine Multiplikation der einzelnen bewerteten Kostenwirkungen mit den zugeteilten Gewichten durchzuführen. Durch Aufsummierung der gewichteten Werte über alle Ebenen erhält man schließlich den intangiblen Gesamtkostenwert.

Diese Ermittlung eines intangiblen Gesamtkostenwertes wird für alle Alternativen vorgenommen. Abschließend kann dann eine Rangfolge der Lösungsmöglichkeiten erstellt werden.

Wurde jeweils für die geringste kostenmäßige Auswirkung der höchste Bewertungsfaktor vergeben, so ist die jeweilige Alternative mit der höchsten Punktezahl an die erste Stelle zu reihen.

---

298) Das System muß im Regelfall 24 Stunden am Tag und 365 Tage im Jahr verfügbar sein. Ausfälle des Systems bzw. Fehler im System können daher gravierende Folgen haben. Dies umso mehr als vor allem bei größeren Defekten des Systems Ausweichmöglichkeiten auf andere EDV-Anlagen (Rechenzentren) i.d.R. nicht gegeben sind.

6.1.4.4. Sensitivitätsanalyse der intangiblen Kosten

Da in der Regel sowohl bei der Beurteilung der Wichtigkeit der einzelnen Kostenfaktoren als auch bei der Beurteilung der kostenmäßigen Auswirkungen keine einheitliche Meinung unter den Bewertenden besteht, sollte auf jeden Fall eine Sensitivitätsanalyse der Ergebnisse durchgeführt werden. In dieser Analyse werden einerseits die Gewichte der einzelnen Kriterien variiert und die daraus resultierenden Veränderungen des Ergebnisses registriert. Andererseits können über die Verwendung eines Intervalls optimistische, pessimistische und wahrscheinlichste Werte bei der Beurteilung der kostenmäßigen Auswirkungen der einzelnen Kriterien herangezogen werden. Aus den resultierenden Veränderungen können Rückschlüsse über die Stabilität der erzielten Ergebnisse gezogen werden.

Bezüglich der Veränderungen in der Rangfolge der Alternativen und der eventuellen Vorziehenswürdigkeit nicht allzu stark differenter Lösungsmöglichkeiten gilt das im Rahmen der Gesamtwertanalyse Gesagte analog.

6.1.4.5. Beurteilung des Ergebnisses

Die Analyse der intangiblen Kosten eines Informationssystems ist im Krankenhaus genau wie in anderen Betrieben mit großen Problemen behaftet und wird daher in der Regel nicht durchgeführt oder nur durch einen pauschalen Zuschlag zu den Kosten berücksichtigt.[299]

Durch die oben aufgezeigte Vorgangsweise erscheint es möglich, diese Faktoren zumindest in Form einer ordinalen Reihung der Alternativen zu berücksichtigen. Diese Ermittlung intangibler Nachteile kann zu wichtigen Erkenntnissen für die Gesamtbeurteilung des KIS führen.

Durch die Durchführung der Sensibilitätsanalyse sollte es möglich sein, die mit der Ermittlung dieser intangiblen Faktoren verbundenen Unsicherheiten zu bewältigen.

---

[299] Die laufenden Kosten werden meist pauschal um 25% bis 50% erhöht. Vgl. hiezu u.a.: Anselstetter, R., Betriebswirtschaftliche Nutzeffekte der Datenverarbeitung; Anhaltspunkte für Nutzen-Kosten-Schätzungen, a.a.O., S. 21.

6.1.5. Synthese der ermittelten Nutzen-, Wert- und Kostenkenngrößen

Bis jetzt ging es bei der Ermittlung der Kenngrößen um eine isolierte Betrachtung der aus den Alternativen resultierenden Vorteile bzw. der von den jeweiligen Lösungsmöglichkeiten hervorgerufenen Nachteile. Betrachtet wurden absolute und relative Größen im jeweiligen Bereich. In einem weiteren Schritt können nun die ermittelten Nutzen-, Wert- bzw. Kostenkenngrößen zusammengefaßt werden. Dabei bieten sich folgende Möglichkeiten an:

- Bildung eines Nutzen/Kosten-Quotienten, Mitberücksichtigung der intangiblen Faktoren;

- Transformation der Nutzengrößen in eine Wertgröße, Zusammenfassung aller Wert- und intangiblen Kostengrößen, die Kosten im engeren Sinn bleiben als monetäre Größe bestehen (Kostenwirksamkeitsanalyse);

- Transformation aller monetären Kenngrößen in die Dimension der Wert-, bzw. intangiblen Kostengrößen, Ermittlung eines Gesamtwertes je Alternative.

6.1.5.1. Nutzen/Kosten-Quotient

Die Bildung eines Quotienten aus Nutzen- und Kostengrößen ermöglicht eine Aussage darüber, welcher monetäre Vorteil je Kosteneinheit erzielbar ist. Bei der Ermittlung des Quotienten werden in erster Linie die monetär bewertbaren Teile der Vor- und Nachteile aus dem Informationssystem berücksichtigt. Die intangiblen Kenngrößen können in zweifacher Weise in die Betrachtung mit eingehen. Entweder werden sie als Restriktionen benutzt, d.h. nur solche Alternativen kommen in die engere Wahl, die gesetzte Ausprägungen der intangiblen Faktoren nicht überschreiten oder sie werden lediglich als Zusatzinformation zum Nutzen/Kosten-Quotienten verwendet. Es muß jedoch darauf hingewiesen werden, daß die isolierte Betrachtung des Nutzen/Kosten-Quotienten in der Regel nicht ausreichend ist. Die gleiche Relation kann durch unterschiedliche Nutzen- und Kostengrößen erzielt werden. Es ist daher sinnvoll, immer die absoluten Größen mitzubetrachten.

6.1.5.2. Kostenwirksamkeitsanalyse

Eine andere Möglichkeit der Zusammenfassung aller Kenngrößen besteht darin, daß sämtliche Faktoren in die Dimension der Wertgrößen bzw. intangiblen Kostengrößen gebracht werden (z.B. Punktewerte). Der einzige Bereich, der nicht umgewandelt wird, sind die Kosten im engeren Sinn. Sinn dieser Vorgangsweise ist es, sämtliche nicht monetär bewertbaren Vor- und Nachteile, sowie die prinzipiell monetär bewertbaren Vorteile den relativ einfach monetär bewertbaren Kostenfaktoren gegenüberzustellen. Vorteil dieser Vorgangsweise ist, daß eine Aussage dahingehend getroffen werden kann, welche Vorteile insgesamt aus dem monetär bewerteten Einsatz (Nachteile) durch die Installierung des Informationssystems entstehen. Als Nachteil muß die Tatsache angesehen werden, daß bei der Transformation des monetären Nutzens in Wertkategorien Informationen verloren gehen.

6.1.5.3.   Zusammenfassung aller Faktoren zu einem Gesamtwert

Eine dritte Möglichkeit besteht darin, daß sowohl die Nutzenfaktoren als auch die Kostenfaktoren im engeren Sinn in die Dimensionen der Wertgrößen bzw. der intangiblen Kostengrößen gebracht werden. Es sind dann keine monetären Kenngrößen mehr gegeben, sondern es besteht ein einheitliches Beurteilungsmaß für alle Größen. Die Ergebnisse aus den einzelnen Blöcken (Nutzen, Wert, Kosten im engeren Sinn, intangible Kosten) können dann addiert werden und ergeben einen Gesamtwert der jeweiligen Lösungsalternative.

Bei der Transformation sind zwei Aspekte zu berücksichtigen. Erstens geht durch die Überführung der monetären Faktoren in Wertgrößen einiges an Informationen verloren, da anstatt absoluter monetärer Beträge nur noch qualitative Aussagen stehen. Zweitens ist darauf zu achten, daß nicht monetäre Größen in Wertgrößen umgewandelt werden, die bereits im Rahmen der Wertermittlung bzw. der intangiblen Kostenermittlung in irgend einer Form mitberücksichtigt wurden. Der Gesamtwert der jeweiligen Alternative ergibt sich bei dieser Berechnungsweise aus der Summe der Nutzen- und Kostengrößen, die alle in einen vergleichbaren Bewertungsmaßstab gebracht wurden. Vorteil dieser Betrachtungsweise ist die Möglichkeit der unmittelbaren Vergleichbarkeit aller Alternativen aufgrund eines einzigen Beurteilungsmaßstabes.

6.1.6. Exkurs: Beispiel für die Pre-Installation-Evaluation eines KIS

Um das beschriebene Verfahren zu veranschaulichen, wird in der Folge anhand eines vereinfachten Beispiels die Vorgangsweise bei der Evaluation (mit Schwerpunkt auf der Analyse des Wertbereichs) demonstriert.

An diesem Beispiel soll gezeigt werden:

- Wie die Bewertungsunterlagen (z.B. Kriterienkatalog und Bewertungsbogen im Rahmen der Analyse des Wertbereiches) für einen praktischen Fall aussehen können;

- Wie die Gewichtung ermittelt wird;

- Wie das Gesamtergebnis ermittelt wird.

Als Beispiel wird die Gestaltung des patientenorientierten Subsystems gewählt.

Ziel der Evaluation soll somit die Auswahl eines EDV-Systems zur Unterstützung der Informationsaufgaben im patientenorientieren Subsystem des Krankenhauses unter Berücksichtigung möglichst aller relevanten Kriterien sein.

Damit die Berechnungen nicht unübersichtlich werden und damit das Ziel dieses Demonstrationsbeispiels (eine Verdeutlichung der Methodik) verfehlt wird, werden aus den einzelnen interessierenden Kriterienbereichen nur jeweils einige Kriterien beispielhaft angeführt. Es sollte bei einer praktischen Anwendung dieser Methode nicht besonders schwierig sein, einen umfassenden Kriterienkatalog für die jeweilige Zielsetzung zu entwickeln. Außerdem wird auf eine Durchführung von Sensitivitätsanalysen verzichtet, da diese einen gleichartigen Bewertungsvorgang mit geänderten Daten darstellen.

Die Evaluation soll die Analyse des Wert-Bereiches, des intangiblen Kosten-Bereichs, des Kosten-Bereiches und des Nutzen-Bereiches umfassen. Auf eine Darstellung aller Einzelschritte wird verzichtet. Vielmehr sollen Problembereiche erläutert werden und durch eine vereinfachte Darstellung eine Verdeutlichung der theoretischen Ausführungen erfolgen.

Der Nutzen- und Kostenbereich wird als bereits ermittelt vorausgesetzt, da die Methodik hier keine besonderen Schwierigkeiten bereiten sollte, wenn die jeweiligen Kosten- und Nutzenfaktoren einmal erkannt wurden.

6.1.6.1.   Ermittlung des Wertes

6.1.6.1.1.   Wahl der Kriterien, Unterkriterien und Einzelkriterien

Für die Ermittlung des Wertes jeder alternativen Lösungsmöglichkeit - untersucht werden 3 Alternativen (A1, A2, A3) - werden folgende Kriterienbereiche analysiert:

- funktionsbezogene Kriterien;

- systemtechnische Kriterien;

- datensicherheitsbezogene Kriterien;

- organisations-/personalbezogene Kriterien.

Insgesamt wird ein 3-stufiges Ziel(Kriterien)system verwendet. Die jeweilige Stufe wird mit SI bezeichnet (I = 1 bis 3).

Für die Evaluation ergibt sich folgendes Kriteriensystem:

Stufe	Krit. Nr.	Kriterium
1	1	funktionsbezogene Kriterien
	2	systemtechnische Kriterien
	3	datensicherheitsbezogene Kriterien
	4	organisations-/personalbezogene Kriterien
2	1	Patienteneinbestellung
	2	Bettenbelegung
	3	Patientenaufnahme
	4	Patientenverwaltung
	5	Patientenbestandsverwaltung
	6	Leistungsplanung und Leistungsverfassung
	7	Patientensteuerung
	8	Entlassung und Abschluß
	9	Diagnose und Therapie
	10	Medizinische Leistungsstellen
	11	Hardware
	12	Systemsoftware
	13	Datenbank
	14	Datenschutz
	15	Datensicherung
	16	Ablauforganisation
	17	Aufbauorganisation
	18	Personal

Stufe	Krit. Nr.	Kriterium	- Fortsetzung -
3	1	Detaillierungsgrad der Daten	
	2	Einbestellungspläne	
	3	Umfang der Daten	
	4	Zeitlicher Bezug	
	5	Belegungspläne	
	6	Druck von Aufnahmeunterlagen	
	7	Verknüpfung zu anderen Bereichen	
	8	Stammdatenverwaltung	
	9	Erfassung der Bewegungsdaten	
	10	Statistiken	
	11	Stammdatenverwaltung	
	12	Belegungsstände	
	13	Differenzenermittlung	
	14	Auswertungsmöglichkeiten	
	15	Planleistungen	
	16	Detaillierungsgrad der Leistungserfassung	
	17	Schnittstellen	
	18	Terminplanung	
	19	Dokumentation	
	20	Umfang der Leistungsanforderungen	
	21	Dokumentation	
	22	Fakturierung	
	23	Statistiken	

Stufe	Krit. Nr.	Kriterium
		- Fortsetzung -
3	24	Leistungserfassung
	25	Überwachung
	26	Erstellung von Unterlagen
	27	Leistungserfassung
	28	Statistiken
	29	Arbeitsablaufplanung
	30	Leistungsfähigkeit
	31	Dimensionierung
	32	Zuverlässigkeit
	33	Benutzerfreundlichkeit
	34	allgemeiner Aufbau
	35	Programmiersprachen
	36	Stabilität der Software
	37	Datenstrukturen
	38	Benutzerfreundlichkeit
	39	Eigenschaften des DBMS
	40	Art der Datenschutzmöglichkeiten
	41	Umfang der Datenschutzmöglichkeiten
	42	technische Maßnahmen
	43	Datenträger
	44	Art der Datensicherungsmaßnahmen
	45	Standardisierung von Abläufen
	46	Zuordnung der Tätigkeiten

Stufe	Krit. Nr.	Kriterium — Fortsetzung —
3	47	Belegorganisation
	48	Zentralisierung
	49	Verfügbarkeit von Informationen auf verschiedenen Hierarchie-stufen
	50	Personalabbau
	51	Umschulung

Abb. 20: Kriteriensystem für das patientenorientierte Subsystem

Die Evaluation soll hier also mit einem 3-stufigen Zielsystem und Berücksichtigung von 51 Einzelkriterien (Kriterien der Stufe 3) durchgeführt werden.

6.1.6.1.2. Gewichtung

Nach Erstellung eines Kriteriensystems sind im nächsten Schritt die Kriterien auf den einzelnen
Stufen entsprechend ihrer Bedeutung zu gewichten.

Die Gewichtung drückt dabei den relativen Anteil der einzelnen Kriterien in einer Ebene durch
Angabe von Prozentsätzen pro Ebene aus. Die Summe der Prozentsätze pro Ebene muß daher
100 ergeben.

Die Gewichtung der Kriterien soll die Bedeutung der jeweiligen Haupt-, Unter- und Einzelkriterien deutlich zum Ausdruck bringen. Für die hier durchgeführte Evaluation soll die Gewichtung
der Haupt(S1-Kriterien)- und Unterkriterien(S2-Kriterien) mit Hilfe der Methode der Paarver-
gleiche[300] durchgeführt werden. Hierzu werden jeweils 2 Kriterien (A und B genannt)
verglichen. Für beide zusammen wird die Punktezahl 10 vergeben. Die Verteilung dieser 10
Punkte auf das jeweilige Kriterium A und B erfolgt nach folgenden Regeln:

---

300) Vgl. Schweizerische Vereinigung für Datenverarbeitung (SVD) (Hrsg.), Evaluation von
        Informatiklösungen, Verfahren, Methoden, Beispiele, a.a.O., S. 53 ff.

A	B	Beziehung der Kriterien zueinander
9	1	Kriterium A ist sehr viel wichtiger als Kriterium B (Kriterium B spielt gegenüber A praktisch keine Rolle)
7	3	Kriterium A ist viel wichtiger als Kriterium B
6	4	Kriterium A ist wichtiger als Kriterium B
5	5	Beide Kriterien sind gleich wichtig
4	6	Kriterium A ist weniger wichtig als Kriterium B
3	7	Kriterium A ist viel weniger wichtig als Kriterium B
1	9	Kriterium A ist sehr viel weniger wichtig als Kriterium B (Kriterium A spielt gegenüber B praktisch keine Rolle)

Abb. 21: Bewertungsschema des Paarvergleichs

175

Die Ermittlung der Gewichte für das patientenorientierte EDV-System ist in der Abbildung 22 dargestellt.

Nr. Kriterien	Kriterien				Gewicht	
	1	2	3	4	Punkte	in %
1 funktionsbezogene Kriterien	x	7	6	7	20	33
2 systemtechnische Kriterien	3	x	4	5	12	20
3 datensicherheitsbezogene Kriterien	4	6	x	6	16	27
4 organisations–/personalbezogene Kriterien	3	5	4	x	12	20
Summe					60	100

Erläuterung:
Die funktionsbezogenen Kriterien sind viel wichtiger als die systemtechnischen (7:3), wichtiger als die datensicherheitsbezogenen Kriterien (6:4) und viel wichtiger als die organisations–/personalbezogenen Kriterien (7:3).
Die systemtechnischen Kriterien sind weniger wichtig als die datensicherheitsbezogenen Kriterien(4:6) und gleichwichtig wie die organisations–/personalbezogenen Kriterien (5:5).
Die datensicherheitsbezogenen Kriterien sind wichtiger als die organisations–/personalbezogenen Kriterien (6:4).

Abb. 22: Gewichtung der Kriterien der Stufe 1

Für die Gewichtung der Kriterien auf der Stufe 2 wird nach dem gleichen Schema vorgegangen.

Die Abbildungen 23 bis 26 zeigen die auf diese Weise ermittelten Gewichte.

Die Festlegung der Gewichtung auf der untersten Ebene erfolgt in diesem Beispiel nicht mehr durch einen Paarvergleich, sondern durch grobes Abschätzen der Bedeutung des jeweiligen Kriteriums im Hinblick auf das übergeordnete Kriterium.

Die in Abbildung 27 aufgelistete Gewichtung wurde gewählt (die Angaben kennzeichnen das relative Gewicht auf der Stufe 3 in Prozentsätzen):

Nr.	Kriterien	Kriterien										Gewicht	
		1	2	3	4	5	6	7	8	9	10	Punkte	in %
1	Patienteneinbestellung	x	3	5	4	4	3	3	3	1	1	27	6
2	Bettenbelegung	7	x	7	6	6	4	4	4	1	1	40	9
3	Patientenaufnahme	5	3	x	5	5	4	4	4	1	1	32	7
4	Patientenverwaltung	6	4	5	x	5	4	4	4	1	1	34	8
5	Patientenbestandsverwaltung	6	4	5	5	x	4	4	1	1	1	34	7
6	Leistungserfassung u. −planung	7	6	6	6	6	x	5	6	3	3	48	11
7	Patientensteuerung	7	6	6	6	6	5	x	5	3	3	47	10
8	Entlassung und Abschluß	7	6	6	6	6	4	5	x	3	3	46	10
9	Diagnose und Therapie	9	9	9	9	9	7	7	7	x	5	71	16
10	Medizinische Leistungstellen	9	9	9	9	9	7	7	7	5	x	71	16
	Summe											450	100

Abb. 23: Gewichtung der funktionsbezogenen Kriterien (Stufe 2)

	Kriterien			Gewicht	
Nr. Kriterien	1	2	3	Punkte	in %
1 Hardware	x	7	6	13	43
2 Systemsoftware	3	x	4	7	23
3 Datenbank	4	6	x	10	34
Summe				30	100

Abb. 24: Gewichtung der systemtechnischen Kriterien (Stufe2)

	Kriterien			Gewicht	
Nr. Kriterien	1	2	3	Punkte	in %
1 Ablauforganisation	x	9	6	15	50
2 Aufbauorganisation	1	x	3	4	13
3 Personal	4	7	x	11	37
Summe				30	100

Abb. 25: Gewichtung der organisations-/personalbezogenen Kriterien (Stufe2)

Nr. Kriterien	**Gewicht in %**
1 Datenschutz	50
2 Datensicherung	50
Summe	100

Abb. 26: Gewichtung der datensicherheitsbezogenen Kriterien (Stufe2)

Kriterium Nr.	Gewicht in %	Kriterium Nr.	Gewicht in %
1	50	27	50
2	50	28	30
	- - -	29	20
	100		- - -
			100
3	30		
4	30	30	20
5	40	31	10
	- - -	32	40
	100	33	30
			- - -
6	40		100
7	40		
8	20	34	40
	- - -	35	20
	100	36	40
			- - -
9	40		100
10	40		
11	20	37	30
	- - -	38	40
	100	39	30
			- - -
12	50		100
13	20		
14	30	40	50
	- - -	41	50
	100		- - -
			100

- - Fortsetzung - nächste Seite - -

- - Fortsetzung - nächste Seite - -			
Kriterium Nr.	**Gewicht in %**	**Kriterium Nr.**	**Gewicht in %**
15	40	42	30
16	40	43	20
17	20	44	50
	---		---
	100		100
18	40	45	40
19	30	46	20
20	30	47	40
	---		---
	100		100
21	30	48	10
22	40	49	60
23	30		---
	---		100
	100		
		50	80
24	60	51	20
25	20		---
26	20		100

	100		

Abb. 27: Gewichtung der Kriterien der Stufe 3

6.1.6.1.3.   Erfassung von Daten zu den einzelnen Kriterien mit Hilfe von Bewertungsformularen

Jedes der genannten Kriterien muß im Hinblick auf seinen Beitrag zur Zielerreichung bewertet werden. Hierzu müssen Informationen zu den einzelnen Kriterien gesammelt werden.

Eine Möglichkeit zur Darstellung solcher Informationen sind die unten angeführten Bewertungsformulare. Diese Formulare dienen als Hilfe für die Zuordnung des Punktewertes (zwischen 0 und 10) zu den einzelnen Kriterien.

Die Abbildung 28 zeigt die Grundstruktur eines solchen Bewertungsformulars. Erfaßt werden im Hinblick auf das Kriterium eine Reihe von Bewertungshilfsgrößen. Aus dem Gesamtbild dieser Bewertungshilfsgrößen werden dann die Punktewerte für die Kriterien festgelegt.

In den Abbildungen 29 und 30 ist das Bewertungsformular für zwei Kriterien aus dem Demonstrationsbeispiel angeführt. Das erste Bewertungsformular bezieht sich auf das funktionsbezogene Kriterium "Stammdatenverwaltung im Rahmen der Patientenaufnahme". die Meßgröße ist in diesem Fall nominal (ja oder nein). Die Summe der Einzelbeurteilungen ergibt die Punktewerte für die einzelnen Alternativen.

Das zweite Bewertungsformular dient der Festlegung der Punktewerte für das systemtechnische Kriterium "Zuverlässigkeit". Die Meßgrößen sind kardinaler bzw. ordinaler Art. Die Summe je Alternative wird in diesem Beispiel auf den Punktewert zwischen 0 und 10 umgerechnet.

Für alle anderen Kriterien sind gleichfalls Bewertungsformulare zu erstellen. Auf eine Darstellung für jedes Kriterium wird hier verzichtet. Die Ergebnisse aus diesen Bewertungsformularen sind in den Abbildungen 31 und 32 zusammengefaßt.

In der Kopfspalte sind die Kriterien aufgeführt. In den Spalten "A1" bis "A3" sind die für das jeweilige Kriterium ermittelten Punktewerte entsprechend der jeweiligen Alternative erfaßt.

Bewertungsbogen

K r i t e r i u m	Meß-größe	Skalierung optimal erfüllt = Punkte	Anforderung noch erfüllt = Pkt.	Alternativen		
				A1 Ergeb. Pkte	A2 Ergeb. Pkte	A3 Ergeb. Pkte
XXXXXXXXXX						
– Bewertungshilfsgröße 1						
– Bewertungshilfsgröße 2						
⋮						
– Bewertungshilfsgröße n						
Summe						
Punktewert von 0 – 10						

Abb. 28: Bewertungsbogen (allgemein) für die Beurteilung des Zielerreichungsbeitrages der einzelnen Kriterien

Bewertungsbogen

Kriterium **Stammdatenverwaltung im Rahmen der Patientenaufnahme**	Meßgröße	Alternativen		
		A1	A2	A3
	ja = 1 / nein = 0			
– Bildschirmmasken für Erfassung und Änderung der Stammdaten	ja / nein	1	1	1
– Matchcode für Wiederholungspatienten	ja / nein	1	1	1
– Sonderfunktionen für Notaufnahmen	ja / nein	1	1	1
	ja / nein	1	1	1
	ja / nein	1	1	1
	ja / nein	1	1	1
	ja / nein	1	1	1
	ja / nein	1	1	1
– Druck der Stammdaten	ja / nein	1	1	1
– Direkte Übernahme aus dem Ambulanzbereich	ja / nein	1	1	1
Summe		10	10	10

Abb. 29: Bewertungsbogen zur Beurteilung der Stammdatenverwaltung im Rahmen der Patientenverwaltung

Bewertungsbogen

K r i t e r i u m	Meß-größe	Skalierung optimal erfüllt = 4 Punkte	Anforderung noch erfüllt = 1 Pkt.	Alternativen					
				A1		A2		A3	
				Ergeb. Pkte		Ergeb. Pkte		Ergeb. Pkte	
Zuverlässigkeit									
– Vertraglich garantierte Verfügbarkeit	%	– 99	– 95	99	4	97	3	99	4
– Anzahl der Installationen	Anzahl	– 10	– 3	12	4	15	4	8	3
– Novitätsgrad	Zeitpunkt	vor 3 Jahren	vor 1 Jahr	4	4	2,5	3	3,5	4
Summe		max. 12			12		10		11
Punktewert der Skala von 0 – 10					10		8		9

Abb. 30: Bewertungsbogen für die Beurteilung der Zuverlässigkeit

	Kriterien	Alternativen		
		A1	A2	A3
F u n k t i o n s b e z o g e n e r K r i t e r i e n b e r e i c h	Detaillierungsgrad der Daten	5	3	8
	Einbestellungspläne	4	8	7
	Umfang der Daten	7	4	4
	Zeitlicher Bezug	3	1	4
	Belegungspläne	1	6	6
	Druck von Aufnahmeunterlagen	4	3	10
	Verknüpfung zu ander. Bereichen	6	3	7
	Stammdatenverwaltung	10	10	8
	Erfassung von Bewegungsdaten	4	3	10
	Statistiken	6	7	0
	Stammdatenverwaltung	9	5	3
	Belegungsstände	1	2	5
	Differenzermittlung	0	10	3
	Auswertungsmöglichkeiten	5	5	2
	Planleistung	4	2	2
	Detaillierungsgrad der LE	4	4	5
	Schnittstellen	5	4	2
	Terminplanung	3	1	2
	Dokumentation	2	2	4
	Umfang der Leistungsanforder.	2	7	3
	Dokumentation	3	9	7
	Fakturierung	6	1	3
	Statistiken	4	10	3
	Leistungserfassung	2	2	4
	Überwachung	8	4	0
	Erstellung von Unterlagen	7	5	4
	Leistungserfassung	3	4	2
	Statistiken	2	3	3
	Arbeitsablaufplanung	0	3	2

<u>Abb. 31:</u> Punktetabelle zum funktionsbezogenen Kriterienbereich

	Kriterien	Alternativen		
		A1	A2	A3
Systemtechnischer Kriterienbereich	Leistungsfähigkeit	7	7	10
	Dimensionierung	8	8	8
	Zuverlässigkeit	140	8	9
	Benutzerfreundlichkeit	2	6	5
	allgemeiner Aufbau	7	8	6
	Hilfsprogramme	9	4	5
	Stabilität des Betriebssystems	8	8	7
	Datenstrukturen	4	10	7
	Benutzerfreundlichkeit	4	5	2
	Stabilität des DBMS	8	9	2

	Kriterien	Alternativen		
		A1	A2	A3
Daten-sicherheit	Art der Datenschutzmaßnahmen	2	7	8
	Umfang der Datenschutzmaßnah.	3	5	7
	Technische Maßnahmen	7	2	3
	Datenträger	6	9	1
	Umfang der Sicherung	1	2	8

	Kriterien	Alternativen		
		A1	A2	A3
Organisation / Personal	Standardisierung der Abläufe	1	3	1
	Zuordnung der Tätigkeiten	4	4	4
	Belegorganisation	9	5	8
	Zentralisation	6	7	1
	Verfügbarkeit v. Informationen auf verschied. Hierarchiestufen	6	5	4
	Personalabbau	3	2	5
	Ausbildungsunterstützung	1	8	6

__Abb. 32:__ Punktetabellen zum systemtechnischen Kriterienbereich, datensicherheitsbezogenen Kriterienbereich und zum organisations-/personalbezogenen Kriterienbereich

6.1.6.1.4.   Ermittlung des Wertes jeder Alternative (Bewertungstabelle)

Nachdem die Punktewerte für die Kriterien auf der Stufe 3 ermittelt wurden, kann die Berechnung (Ermittlung) des Gesamtwertes jeder Alternative erfolgen. Hierzu kann die in den Abbildungen 33 bis 36 verwendete Bewertungstabelle herangezogen werden.

Die Abbildung ist wie folgt aufgebaut:

In der Kopfspalte sind die Kriterien der Stufen 1, 2 und 3 aufgelistet. In den Spalten "S1","S2" und "S3" sind die dem jeweiligen Kriterium zugeordneten relativen Gewichte angegeben. Für die Kriterien der untersten Stufe (Stufe 3) ergibt sich in der Spalte "ab. Gew." (absolutes Gewicht) das absolute Gewicht durch Multiplikation der Gewichte der Stufe 1, 2 und 3 (ab. Gew. = S1 * S2 * S3).

In den Spalten "PI" und "PG" der Alternativen A1 bis A3 werden die Punktewerte der Kriterien der Stufe 3 eingetragen (PI) und mit dem absoluten Gewicht multipliziert (PG).

In den Zeilen mit der Bezeichnung "Summe" (in der Kopfspalte) sind in den Spalten mit der Bezeichnung "PG" die gewichteten Punktewerte der Kriterien der Stufe 2 erfaßt.

Diese Punktewerte werden durch Aufsummierung der entsprechenden Punktewerte der Stufe 3 ermittelt.

In der Zeile mit der Bezeichnung "Summe funktionsbezogene Kriterien" sind in der Spalte "PG" die gewichteten Punktewerte des funktionsbezogenen Kriterienbereichs ausgewiesen.

Die Punktewerte ergeben sich aus der Aufsummierung der gewichteten Punktewerte aller Kriterien des funktionsbezogenen Kriterienbereiches.

Analog zur Vorgangsweise im funktionsbezogenen Kriterienbereich werden die Punktewerte in den anderen Kriterienbereichen ermittelt (systemtechnische Kriterien, organisations- und personalbezogene Kriterien, datensicherheitsbezogene Kriterien).

Kriterien	relatives Gewicht			absolut. Gewicht	A1		A2		A3	
	S1	S2	S3		P_I	P_G	P_I	P_G	P_I	P_G
Funktionsbezogene Kriterien	33									
Patienteneinbestellung		6								
Detaillierungsgrad d. D.				50	0,99	5	4,95	3	2,97	8	7,92
Einbestellungspläne				50	0,99	4	3,96	8	7,92	7	6,93
Summen				100	1,98		8,91		10,89		14,85
Bettenbelegung		9								
Umfang der Daten				30	0,89	7	6,23	4	3,56	4	3,56
Zeitlicher Bezug				30	0,89	3	2,67	1	0,89	4	3,56
Belegungspläne				40	1,19	1	1,19	6	7,14	6	7,14
Summen				100	2,97		10,09		11,59		14,26
Patientenaufnahme		7								
Druck von A-Unterlagen				40	0,92	4	3,68	3	2,76	10	9,20
Verknüpf. z.a. Bereichen				40	0,92	6	5,52	3	2,76	7	6,44
Stammdatenverwaltung				20	0,46	10	4,6	10	4,60	8	3,68
Summen				100	2,30		13,8		10,12		19,32
Patientenverwaltung		8								
Erfassung der Beweg. Dat.				40	1,06	4	4,24	3	3,18	10	10,6
Statistiken				40	1,06	6	6,36	7	7,42	0	0
Stammdatenverwaltung				20	0,53	9	4,77	5	2,65	3	1,59
Summen				100	2,65		15,37		13,25		12,19
Patientenbestandsverwaltung		7								
Belegungsstände				50	1,15	1	1,15	2	2,30	5	5,75
Differenzenermittlung				20	0,46	0	0	10	4,60	3	1,38
Auswertungsmöglichkeiten				30	0,69	5	3,45	5	3,45	2	1,38
Summen				100	2,30		4,60		10,35		8,51
Leistungsplanung und Leistungserfassung		11								
Planleistungen				40	1,45	4	5,80	2	2,90	2	2,90
Detaillierg. d. LE				40	1,45	4	5,80	4	5,80	5	7,25
Schnittstellen				20	0,73	5	3,65	4	2,90	2	1,46
Summen				100	3,63		15,25		11,6		11,61
Patientensteuerung		10								
Terminplanung				40	1,32	3	3,96	1	1,32	2	2,64
Dokumentation				30	0,99	2	1,98	2	1,98	4	3,96
Umfang d. Leistungsan.				30	0,99	2	1,98	7 ·	6,98	3	2,97
Summen				100	3,30		7,92		10,28		9,57
Entlassung u. Abschluß		10								
Dokumentation				30	0,99	3	2,97	9	8,91	7	6,93
Fakturierung				40	1,32	6	7,92	1	1,32	3	3,96
Statistiken				30	0,99	4	3,96	10	9,90	3	2,97
Summen				100	3,30		14,85		20,13		13,86
Diagnose und Theraphie		16								
Leistungserfassung				60	3,17	2	6,34	2	6,34	4	12,68
Überwachung				20	1,06	8	8,48	4	4,24	0	0
Erstellung von Unterlagen				20	1,06	7	7,42	5	5,30	4	4,24
Summen				100	5,29		22,24		15,88		16,92

<u>Abb. 33:</u> Bewertungstabelle zum funktionsbezogenen Kriterienbereich (Teil 1)

Kriterien	relatives Gewicht			absolut. Gewicht	A1		A2		A3	
	S1	S2	S3		P_I	P_G	P_I	P_G	P_I	P_G
Med. Leistungsstellen		16								
Leistungserfassung			50	2,64	3	7,92	4	10,56	2	5,28
Statistiken			30	1,58	2	3,16	3	4,74	3	4,74
Arbeitsablaufplanung			20	1,06	0	0	3	3,18	2	2,12
Summen			100	5,28		11,08		18,48		12,14
Summe der funktionsbez. Kriterien	100			33,00		124,1		132,57		133,23
Summe/100						1,24		1,33		1,33

Abb. 33: Bewertungstabelle zum funktionsbezogenen Kriterienbereich (Teil 2)

Kriterien	relatives Gewicht			absolut. Gewicht	A1		A2		A3	
	S1	S2	S3		P_I	P_G	P_I	P_G	P_I	P_G
Systemtechnische Kriterien	20									
Hardware		43								
Leistungsfähigkeit			20	1,72	7	12,04	7	12,04	10	17,20
Dimensionierung			10	0,86	8	6,88	8	6,88	8	6,88
Zuverlässigkeit			40	3,44	10	34,40	8	27,52	9	30,96
Benutzerfreundlichkeit			30	2,58	2	5,16	6	15,48	5	12,90
Summen			100	8,60		58,48		62,92		67,94
Systemsoftware		23								
allgemeiner Aufbau			40	1,84	7	12,88	8	14,72	6	11,04
Hilfsprogramme			20	0,92	9	8,28	4	3,68	5	4,60
Stabilität des BS			40	1,84	8	14,72	8	14,72	7	12,88
Summen			100	4,60		35,88		33,12		28,52
Datenbank		34								
Datenstruktur			30	2,04	4	8,16	10	20,4	7	14,28
Benutzerfreundlichkeit			40	2,72	4	10,88	5	13,6	2	5,11
Eigenschaften des DBMS			30	2,04	8	16,32	9	18,36	2	4,08
Summen			100	6,80		85,36		52,36		23,80
Summe der systemtech. Kriterien	100			20		129,72		147,40		120,26
Summe/100						1,30		1,47		1,20

Abb. 34: Bewertungstabelle zum systemtechnischen Kriterienbereich

Kriterien	relatives Gewicht			absolut. Gewicht	A1		A2		A3	
	S1	S2	S3		P_i	P_G	P_i	P_G	P_i	P_G
Datensicherheitsbezog. Kriterien	27									
Datenschutz		50								
Art der DS-Maßnahme			50	6,75	2	13,50	7	47,25	8	54,00
Umfang der DS-Maßnahmen			50	6,75	3	20,25	5	33,75	7	47,25
Summen			100	13,50		33,75		81,00		101,25
Datensicherung		50								
Technische Maßnahmen			30	4,05	7	2835	2	8,10	3	12,15
Datenträger			20	2,70	6	16,20	9	24,30	1	2,70
Umfang der Sicherung			50	6,75	1	6,75	2	13,50	8	54,00
Summen			100	13,50		51,30		45,90		68,85
Summe der datensicher- heitsbezogenen Kriterien		100		27		85,05		126,9		170,1
Summe/100						0,85		1,27		1,70

Abb. 35: Bewertungstabelle zum datensicherheitsbezogenen Kriterienbereich

Kriterien	relatives Gewicht			absolut. Gewicht	A1		A2		A3	
	S1	S2	S3		P_i	P_G	P_i	P_G	P_i	P_G
Organisations- und personal-bezogene Kriterien	20									
Ablauforganisation		50								
Standardisierung der Abläufe			40	4	1	4	3	12	1	4
Zuordnung d. Tätigkeit.			20	2	4	8	4	8	4	8
Belegorganisation			40	4	9	36	5	20	8	32
Summen			100	10		48		40		44
Aufbauorganisation		13								
Zentralisierung			40	1,04	6	6,24	7	7,28	1	1,04
Verfügbarkeit v. Info. a. vers-chiedenen Hierachiestufen			60	1,56	6	9,36	5	7,80	4	6,24
Summen			100	2,60		15,60		15,08		7,28
Personal		37								
Personalabbau			80	5,92	3	17,76	2	11,84	5	29,6
Ausbildungsunterstützung			20	1,48	1	1,48	8	11,84	6	8,88
Summen			100	7,4		19,24		23,68		38,48
Summe der organisations- und personalbezogenen Kriterien		100		20		82,84		78,76		89,76
Summe/100						0,82		0,79		0,90

Abb. 36: Bewertungstabelle zum organisations-/personalbezogenen Kriterienbereich

6.1.6.1.5. Ergebnis der Beurteilung des Wertebereichs

Die Ergebnisse der Bewertungstabelle sollen nun etwas übersichtlicher dargestellt werden. Im Anschluß daran kann die Aussage darüber getroffen werden, welche der Alternativen nach der Durchführung der Analyse des Wertebereichs am vorteilhaftesten erscheint.

Für die einzelnen Kriterien können Rangfolgen der Alternativen entwickelt werden. D.h. es wird bei jedem Kriterium geprüft, welche der zur Verfügung stehenden Lösungsalternativen die "beste", "zweitbeste", usw. ist. Im gegebenen Beispiel sind 3 Alternativen zu bewerten. Somit können 3 Ränge vergeben werden (= Rangzahl 1 bis 3). Die Rangzahl 1 steht dabei für die vorteilhafteste Alternative, die Zahl 3 für die am wenigsten vorteilhafte Alternative.

Aus Gründen der Übersichtlichkeit beginnt die Darstellung der Rangzahlen in diesem Beispiel auf der Stufe 2 des Kriterienschemas. Die Ermittlung solcher Rangzahlen kann aber grundsätzlich auf jeder Stufe erfolgen.

Aufgrund der in der Bewertungstabelle ermittelten Daten ergeben sich die in Abbildung 37 dargestellten Rangfolgen der Alternativen.[301)

Die Abbildung zeigt alle 18 Kriterien der Stufe 2 mit den entsprechenden Rangfolgen der Alternativen.

Rechnet man die Punktewerte der Stufe 2 zu den Kriterien der Stufe 1 hoch, so ergeben sich die in Abbildung 38 zusammengefaßten Punktewerte. Aus den hieraus ableitbaren Rangzahlen der Stufe 1 kann die Gesamtrangfolge der Alternativen unter Berücksichtigung aller Kriterien des Wertebereichs abgeleitet werden. Abbildung 38 zeigt die diesbezügliche Rangfolge in der Zeile "Rangzahl". Im gegebenen Beispiel hat somit die Lösungsalternative A3 den höchsten Gesamtwert; die Alternative 1 diejenige mit dem geringsten.

---

301) Nach dem Kriterium der Patienteneinbestellung ist somit die Alternative 3 die beste, gefolgt von der Alternative 2. Die Alternative 1 hat bei diesem Kriterium den geringsten Punktewert.

Kriterien auf S2	Rangzahl		
	1	2	3
Patienteneinbestellung	A3	A2	A1
Bettenbelegung	A3	A2	A1
Patientenaufnahme	A3	A1	A2
Patientenverwaltung	A1	A2	A3
Patientenbestandsverwaltung	A2	A3	A1
Leistungsplanung und -erfassung	A1	A3	A2
Patientensteuerung	A2	A3	A1
Entlassung und Abschluß	A2	A1	A3
Diagnose und Therapie	A1	A3	A2
Med. Leistungsstellen	A2	A3	A1
Hardware	A3	A2	A1
Systemsoftware	A1	A2	A3
Datenbank	A2	A1	A3
Datenschutz	A3	A2	A1
Datensicherung	A3	A1	A2
Ablauforganisation	A1	A3	A2
Aufbauorganisation	A2	A1	A3
Personal	A3	A2	A1

Abb. 37: Rangfolgen der Alternativen bei den Kriterien der Stufe 2

		Alternativen		
Kriterien	Gewicht in %	A1	A2	A3
Funktionsbezogene Kriterien	33	1,24	1,33	1,33
Systemtechnische Kriterien	20	1,30	1,47	1,20
Datensicherheitsbezogene Kriterien	27	0,85	1,26	1,70
Organisations- u. personalbezogene Kriterien	20	0,83	0,79	0,90
Summe	100	4,22	4,85	5,13
Rangzahl (gesamt)		3	2	1

Abb. 38: Rangfolge der Alternativen auf der Stufe 1

In Abbildung 39 ist der gesamte Bewertungsvorgang nocheinmal graphisch zusammengefaßt.

Die Darstellung ist wie folgt aufgebaut:

Stufennummer, Kriteriennummer der Stufe

relatives Gewicht, absolutes Gewicht

Rangfolge der Alternativen

Aus dieser Graphik kann somit

- die Rangfolge der Alternativen, bei jedem Kriterium, auf jeder Stufe;[302]

- das absolute und relative Gewicht der einzelnen Kriterien;

- das Endergebnis der Beurteilung des Wertebereichs in Form einer Rangfolge (= Rangfolge der Alternativen an der Wurzel des Kriterienbaumes)

abgelesen werden.

---

302) So ist z.B. in diesem Beispiel zu erkennen, daß die im Gesamtergebnis beste Alternative (A3) bei den funktionsbezogenen, datensicherheitsbezogenen und organisations-/personalbezogenen Kriterien an erster Stelle steht, daß sie aber im Hinblick auf system-technische Überlegungen den anderen Alternativen unterlegen ist.

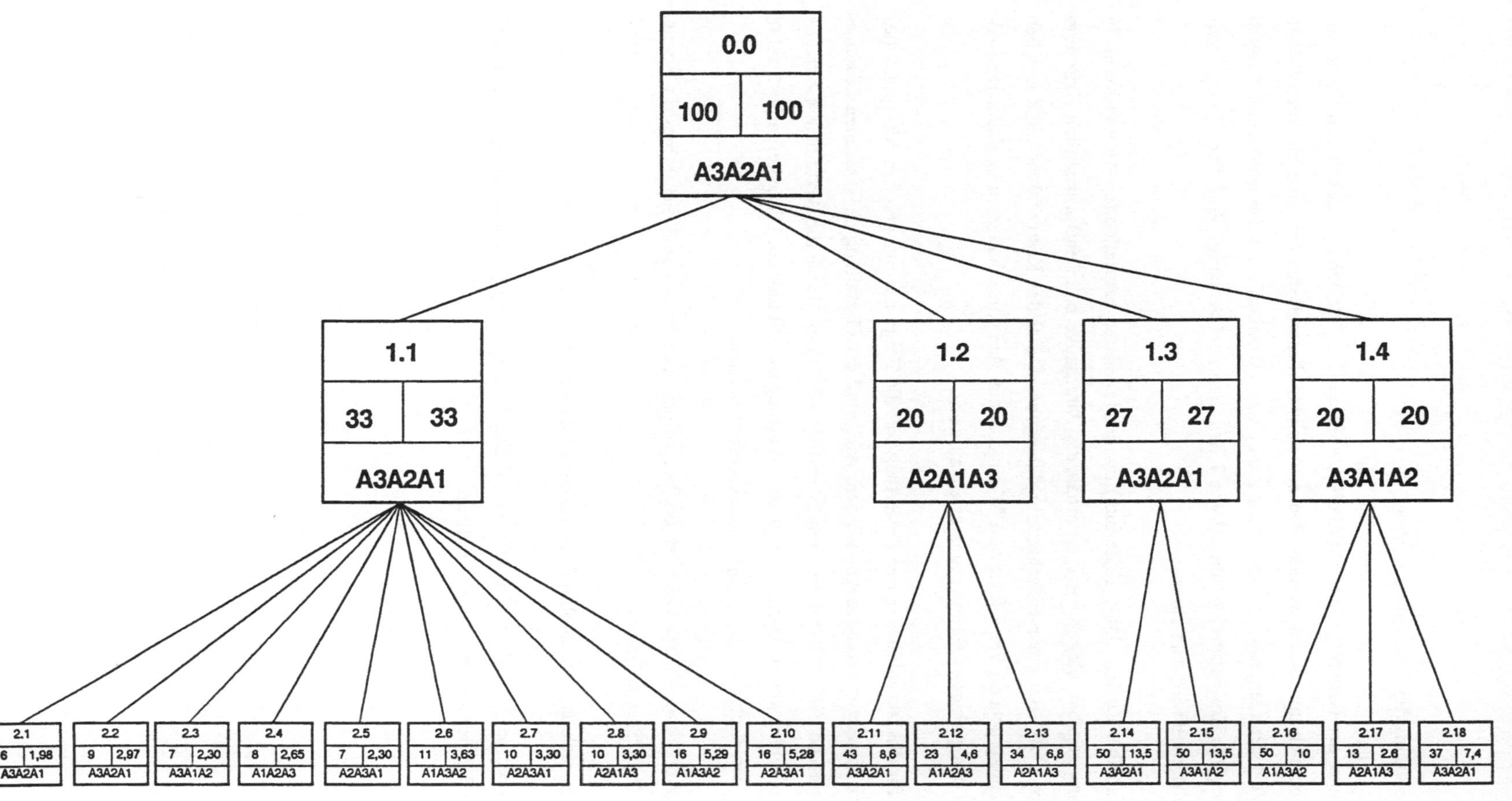

Abb. 39: Werthierarchie des patientenorientierten Subsystems

6.1.6.2. Ermittlung der intangiblen Kosten

Nach Ermittlung der Rangfolge der Alternativen aufgrund des Wertebereichs soll nun der intangible Kostenbereich untersucht werden. Zur Beurteilung dieses Bereiches wird im wesentlichen das gleiche Verfahren angewandt, wie bei der Analyse des Wertbereiches. Im gegebenen Beispiel wird der intangible Kostenbereich anhand von 7 Kriterien berücksichtigt. Auf eine Untergliederung dieser Kriterien wird verzichtet.

Wird der intangible Kostenfaktor (Kriterium) bei der jeweils zu beurteilenden Alternative als in vollem Umfang gegeben eingeschätzt, so erhält die Alternative beim entsprechenden Kriterium den Punktewert "10". Bei einer Einschätzung dahingehend, daß der Kostenfaktor nicht gegeben ist, wird dementsprechend der Punktewert "0" zugeordnet. Am vorteilhaftesten ist daher jene Alternative, die den geringsten Gesamtpunktewert aufweist.

Als Beispiel für die Durchführung der Bewertung soll die Frage der mangelnden Akzeptanz des Systems durch die Ärzte herangezogen werden. Aufgrund der Gestaltung der einzelnen Lösungsalternativen wird bei Alternative 1 eine relativ geringe Akzeptanz durch die Ärzte bzw. ein relativ großer Widerstand erwartet. Daher erfolgt eine Wertung mit 8 Punkten. Die Alternative 3 sollte hingegen von den Ärzten relativ problemlos akzeptiert werden.

Wie aus der Abbildung 40 ersichtlich ist, ergibt sich bei der Alternative 3 die geringste Gesamtpunktezahl (Zeile "Summe").

Die Rangfolge nach den intangiblen Kostenfaktoren lautet daher:

Alternative 3 ist am vorteilhaftesten, die Alternative 1 ist mit den höchsten intangiblen Kosten verbunden und daher am wenigsten vorteilhaft.

Kriterien	Alternativen			
	A1	A2	A3	
Fehler in der Behandlung aus zu großem Vertrauen in die EDV	1	1	1	
mangelnde Flexibilität	8	4	4	
mangelnde Akzeptanz durch die Ärzte	8	6	2	
mangelnde Akzeptanz durch das Pflegepersonal	5	6	4	
mangelnde Akzeptanz durch das sonstige Personal	5	7	3	
Hardwarefehler	2	3	2	
Softwarefehler	3	2	4	
Summe	32	29	20	
Rangzahl	3	2	1	

<u>Abb. 40:</u> Bewertungstabelle der intangiblen Kosten

6.1.6.3. Bestimmung der Kosten- und Nutzengrößen

Für die 3 zur Auswahl stehenden Lösungsmöglichkeiten wurden die in Abbildung 41[303] zusammengefaßten Kosten- und Nutzengrößen ermittelt. Die dargestellten Werte sind Durchschnittswerte pro Jahr. Die Kosten umfassen alle im Rahmen der Anschaffung (Installierung) angefallenen "Nachteile" in Form einer "Abschreibung", die Zinsen für die Kapitalbindung, sowie alle laufenden Kosten in Form eines Durchschnittsbetrages pro Jahr. Der Nutzen resultiert aus Personaleinsparungen, Materialeinsparungen und Einsparungen aus der Nichtinanspruchnahme externer DV-Leistungen. Die geschätzen Werte umfassen alle monetär bewertbaren Konsequenzen aus dem EDV-System. Auf eine Aufgliederung in zahlungswirksame und nicht zahlungswirksame Größen wird verzichtet.

Gleiches gilt für eine Abzinsung der ermittelten Kosten- und Nutzengrößen.

Die Rangfolge[304] der Alternativen nach dem Kosten- bzw. Nutzenbereich ergibt sich somit wie in Abbildung 42 dargestellt. Interessant ist hier außerdem das Kosten/Nutzen-Verhältnis sowie die daraus resultierende Rangfolge.

6.1.6.4. Zusammenfassung der Wert-, intangiblen Kosten-, Kosten- und Nutzenkenngrößen

Unter Berücksichtigung der Rangfolgen aus allen Bewertungsbereichen kann nun die Ermittlung einer endgültigen Reihenfolge durchgeführt werden. Alle Bewertungsbereiche werden als gleichwertig behandelt. Die Rangfolge wird in Punktewerte umgewandelt, und zwar in der Form, daß der erste Rang mit 3 Punkten, der zweite mit 2 Punkten und der dritte mit einem Punkt bewertet wird. Die Alternative mit der höchsten Gesamtpunktezahl ist dann die vorteilhafteste.

Die Bewertung ist in der Abbildung 43 dargestellt. Die Kopfspalte der Matrix zeigt die Bewertungsbereiche, die Kopfzeile die alternativen Lösungsmöglichkeiten.

Die einzelnen Zellen der Matrix geben die Punktewerte entsprechend dem jeweiligen Rang wieder. Die Rangzahl wird aufgrund der in der Zeile "Summe" angegebenen Werte bestimmt. Im gegebenen Beispiel ist die Alternative 3 nach Berücksichtigung aller Bewertungsbereiche die vorteilhafteste. Die Alternative 2 ist im Gesamtbild an zweiter Stelle. Die Alternative 3 wird als letzte gereiht.

---

303) Werte in Mio. ÖS.
304) Die Alternative mit den geringsten Kosten bzw. mit dem höchsten Nutzen erhält jeweils die Rangzahl "1".

Alternativen	Kosten pro Jahr	Nutzen pro Jahr
A1	13,02	9,8
A2	14,53	9,03
A3	16,19	10,74

Abb. 41: Kosten und Nutzen pro Jahr

Alternativen	Rangzahl Kosten pro Jahr	Rangzahl Nutzen pro Jahr
A1	1	2
A2	2	3
A3	3	1

Alternativen	Relation Nutzen/Kosten	Rangzahl der Relation
A1	0,75	1
A2	0,61	3
A3	0.66	2

Abb. 42: Rangfolgen der Alternativen im Kosten/Nutzenbereich

| | Alternativen | | |
Bereiche	A1	A2	A3
Gesamtwert	1	2	3
Intangible Kosten	1	2	3
Nutzen	2	1	3
Kosten	2	3	1
Summe	6	8	10
Rangzahl (gesamt)	3	2	1

Abb. 43: Gesamtbeurteilung des patientenorientierten Subsystems

6.1.7. Zusammenfassung

In diesem Kapitel wurde versucht darzustellen, wie die vergleichende Beurteilung von alternativen Lösungsmöglichkeiten für ein KIS vor der Implementierung des KIS durchgeführt werden kann. Das dargestellte Verfahren birgt eine Vielzahl von Problemen und Unsicherheiten in sich. Die Probleme und Unsicherheiten können sicherlich nicht zur Gänze ausgeschaltet werden. Mittels entsprechend durchgeführter Sensitivitätsanalysen sollten die Unsicherheiten und Probleme bis zu einem gewissen Grad zu bewältigen sein.

Dem Nachteil der auftretenden Unsicherheiten steht der Vorteil einer möglichst umfassenden Beurteilung der Alternativen im Hinblick auf verschiedene Zielsetzungen gegenüber. Die Anwendung eines solchen Verfahrens ist somit sicherlich den klassischen eindimensionalen Bewertungsverfahren vorzuziehen.

6.2. Beurteilung eines KIS während der Implementierungsphase

Die Beurteilung eines KIS während der Implementierungsphase dient hauptsächlich Steuerungs-
und Kontrollzwecken.[305] Grundsatzentscheidungen dahingehend, ob das KIS weiterimplemen-
tiert werden oder der Installationsvorgang abgebrochen werden soll, werden eher der Ausnah-
mefall sein. Trotzdem kann auch dieser Aspekt nicht ganz außer acht gelassen werden.

Die Hauptaufgaben der Evaluation bestehen hiermit in der Überprüfung, ob die im Rahmen der
Pre-Installation-Evaluation geplanten Größen, vor allem die Kostengrößen, tatsächlich eingehal-
ten werden. Die Überprüfung der ermittelten Wertgrößen erscheint zu diesem Zeitpunkt problematisch, da einerseits der Großteil der Nutzeffekte in dieser Entwicklungsphase des Systems
noch gar nicht angefallen ist und andererseits durch die Probleme, die in jeder Umstellung auftreten, die Messung von Nutzeffekten besonders problematisch erscheint. Bezieht man noch die
zeitlichen Überlegungen sowie die Belange der Benutzer in die Evaluationsüberlegungen mit ein,
so ergeben sich die folgenden 3 Betrachtungsebenen:

- Kontrolle der angefallenen Kosten (bzw. des allenfalls zu realisierenden Nutzens);

- Überwachung des Terminplanes;

- Kontrolle der Realisierung der Belange der Endbenutzer.

6.2.1. Kostenkontrolle bzw. Kontrolle des zu realisierenden Nutzens

Das Hauptaugenmerk der zwischenzeitlichen Evaluation liegt auf der Kontrolle der mit der Implementierung des KIS verbundenen Kosten. Zu erfassen sind somit alle durch die Implementierung des KIS verursachten Kosten. Zu unterscheiden ist dabei zwischen Kosten, die durch die
Entscheidung über die Einführung des Krankenhausinformationssystems verursacht wurden und
solchen Kostengrößen, die für die Erreichung der geplanten Ziele notwendig waren. Es wird daher einerseits zwischen Kosten unterschieden, die im Rahmen der Implementierung entstanden

---

305) Vgl. zum Problem der Entwicklung eines KIS u.a.: Gaertner, H.O., Engelbrecht, R., Erfah-
      rungen nach 6 Jahren Computerunterstützung, in: Reichertz, P.L., Schwarz, B. (Hrsg.), In-
      formationssysteme in der medizinischen Versorgung, Ökologie der Systeme: Bericht von
      der 21. Jahrestagung der Deutschen Gesellschaft für medizinische Dokumentation, Infor-
      matik und Statistik e.V., Hannover, 26. - 29. September 1976, Stuttgart 1978, S. 104 ff. Vgl.
      auch: Koeppe, P., Irrwege und Fehlschläge - ignorieren oder publizieren?, a.a.O., S. 111 ff.
      Vgl. auch: Jorgensen, M., Fehler und Gefahren bei der Einführung von EDV in Kranken-
      häusern, Erfahrungen in 10 Jahren im Kreis Kopenhagen, in: Ehlers, C.Th., Klar, R.
      (Hrsg.), Informationsverarbeitung in der Medizin (Wege und Irrwege), 22. Jahrestagung
      der GMDS, Göttingen 3. - 5.10.1977, Heidelberg 1979, S. 21 ff.

sind, und andererseits zwischen Kosten, die der Zielerreichung bis zum gegenwärtigen Zeitpunkt gedient haben. Durch diese Teilung in eine kausale bzw. finale Betrachtung können im Falle einer Nichtübereinstimmung der Größen Rückschlüsse auf nicht der Zielerreichung dienende Nachteile aus dem EDV-System gezogen werden.

Aus den ermittelten Kostengrößen kann dann in Verbindung mit den zum Planungszeitpunkt ermittelten Planwerten eine neuerliche Abschätzung der zukünftigen Entwicklung der Kostengrößen vorgenommen werden. Die so ermittelten Kostengrößen haben somit Entscheidungsrelevanz. Die Erfassung der Kosten ist entsprechend der unterschiedlichen Kostenarten sehr detailliert vorzunehmen, um allfällige Abweichungen von den Planwerten richtig interpretieren zu können. Bei der Erfassung der Kosten ist darauf zu achten, welche Kosten tatsächlich durch das EDV-System verursacht sind, d.h. tatsächlich mit dem EDV-System in Verbindung stehen. Nur solche Kosten bzw. positive Effekte dürfen letztlich bei der Kosten- bzw. Nutzenkontrolle verwendet werden.

Die auftretenden Abweichungen sind hinsichtlich ihrer Mengen- und Wertkomponenten zu untersuchen. Durch eine diesbezügliche Betrachtung wird sichergestellt, daß Abweichungen auf projektbedingte Einflüsse (z.B. Änderungen des ursprünglichen Mengengerüstes, des Projektinhaltes, der Termine) einerseits und projektunabhängige Einflüsse (z.B. Preisveränderungen) andererseits zurückgeführt werden können.

6.2.2. Terminüberwachung und Überwachung der sachlichen Zielerreichung innerhalb der vorgegebenen Zeit

Die Überwachung der Termineinhaltung ist bei so großen Projekten wie einem KIS von grundlegender Bedeutung. Verzögerungen werden bei solchen Großprojekten i.d.R. immer auftreten. Um unnötige Verzögerungen zu vermeiden bzw. das Ausufern von Terminabweichungen zu verhindern, ist eine Kontrolle des plangemäßen Implementierungsvorganges unerläßlich. Die Prüfung bezieht sich dabei nicht nur auf die Einhaltung der geplanten Zeiträume für die Installation, sondern insbesonders darauf, ob eine entsprechende sachliche Zielerreichung innerhalb der gesetzten Termine gegeben ist. Eine diesbezügliche Überprüfung kann eine unnötige Explosion in den Kosten einer Implementierung verhindern. Als Hilfsmittel für die Überwachung können z.B.

Netzpläne[306] und Balkendiagramme eingesetzt werden. Die Ermittlung der zeitlichen Abweichungen ist bei Anwendung dieser Projektüberwachungsmethoden relativ einfach.

Aufgetretene Abweichungen sind wieder hinsichtlich ihrer Ursachen zu untersuchen und notwendige Steuerungsmaßnahmen zu ergreifen.

6.2.3. Berücksichtigung der Belange der Endbenutzer

Auf die Bedeutung der Akzeptanz des Systems durch die Endbenutzer wurde bereits an verschiedenen Stellen hingewiesen. Es gilt daher bei zwischenzeitlichen Evaluationen auch diesen Aspekt soweit als möglich miteinzubeziehen. Die Durchführung einer diesbezüglichen Bewertung ist relativ schwierig. Dies resultiert zum einen aus dem i.d.R. herrschenden allgemeinen Gefühl der Unsicherheit und der daraus resultierenden Abneigung gegenüber von Neuerungen und zum zweiten aus der mangelnden Möglichkeit die Bedürfnisse und Wünsche der Endbenutzer tatsächlich zu erfassen.

Die Befragung der Benutzer, inwieweit ihre Erwartungen an das neue System bereits erfüllt sind, ist eine Möglichkeit, gewisse Hinweise über den Entwicklungsstand des Systems aus Benutzersicht zu erhalten. Allerdings ist diese Beurteilung notwendigerweise durch eine Vielzahl von subjektiven Faktoren gefärbt.

Eine andere Möglichkeit wäre anhand von detaillierten Protokollen, in denen die Benutzerwünsche im Rahmen der Planung festgehalten werden, zu überprüfen, inwieweit die Belange bereits berücksichtigt wurden. Das Problem bei dieser Vorgangsweise ist, daß sich die Anforderungen der Endbenutzer an das System laufend ändern[307] und daher die Gefahr besteht, daß eine Überprüfung hinsichtlich nicht mehr relevanter Belange vorgenommen wird.

---

306) Vgl. u.a.: Fuchs, G., Konzeption eines integrierten Krankenhausinformationssystems als Aufgabe und Bestandteil einer Klinikumsplanung, in: Reichertz, P.L., Schwarz, B. (Hrsg.), Informationssysteme in der medizinischen Versorgung, Ökologie der Systeme: Bericht von der 21. Jahrestagung der Deutschen Gesellschaft für medizinische Dokumentation, Informatik und Statistik e.V., Hannover, 26. - 29. September 1976, Stuttgart 1978, S. 407 ff.

307) Vgl. u.a.: Reichertz, P.L., EDV und das System der Gesundheitsversorgung, in: Reichertz, P.L., Schwarz, B. (Hrsg.), Informationssysteme in der medizinischen Versorgung, Ökologie der Systeme: Bericht von der 21. Jahrestagung der Deutschen Gesellschaft für medizinische Dokumentation, Informatik und Statistik e.V., Hannover, 26. - 29. September 1976, Stuttgart 1978, S. 11 ff.

6.3. Nach-Installations-Evaluation (Post-Installation-Evaluation)

Im Rahmen der nachträglichen Beurteilung eines KIS gilt es einerseits alle Veränderungen im Krankenhaus, die aus der Einführung des KIS resultieren, zu erfassen und andererseits die geplanten Auswirkungen mit den tatsächlich eingetretenen Wirkungen ökonomischer, psychologischer und organisatorischer Art zu vergleichen und allenfalls aufgetretene Abweichungen zu analysieren.[308]

Die Ausrichtung der Evaluation liegt daher entweder auf einer:

- grundsätzlichen Beurteilung des entwickelten Systems;

- Verifizierung des Plankonzeptes für das KIS;

- Erkennung von projektinternen und projektexternen Abweichungen;

- Erkennung der Notwendigkeit einer Um- oder Neukonzeption des Systems aufgrund gravierender Mängel.

Aus der dargestellten Ausrichtung der Nach-Installations-Evaluation erkennt man, daß es sich hier um den Vergleich von Daten zu verschiedenen Zeitpunkten handelt. Daraus läßt sich unmittelbar ableiten, daß es nicht genügt, wenn man mit Überlegungen zur Evaluation des KIS erst nach der Implementierung beginnt. Es müssen vielmehr bereits vor dem Beginn der Implementierung des neuen Systems Daten für die Nach-Installations-Evaluation erhoben werden.

Um zielgerichtet Basisdaten zu erheben, muß das Evaluationskonzept zumindest in groben Zügen bereits vor der Installierung bekannt sein. Werden im Rahmen der Vorbereitung der zukünftigen Evaluation die Basisdaten unzureichend erhoben, so schlägt dies auf die Verwendbarkeit bzw. Richtigkeit der Evaluationsergebnisse durch. Auf die entsprechende Exaktheit bei der Erhebung dieser Basisdaten ist daher besonderes Augenmerk zu legen.

Für eine umfassende Nach-Installations-Evaluation sind in etwa die folgenden Schritte einzuhalten:

- Schritt 1:   Festlegung des grundsätzlichen Evaluationskonzeptes;

- Schritt 2:   Erfassung der benötigten Basisdaten;

---

308) Vgl. auch: Hamilton, J.S., Post installation evaluation of information systems: An empirical investigation of the determinants for use of post installation reviews, Minnesota 1981, S. 30 f.

208

- Schritt 3:   Erfassung von Istdaten aus den zu evaluierenden Bereichen;

- Schritt 4:   Vergleich der Basisdaten mit den Istdaten;

- Schritt 5:   Prüfung der aufgetretenen Abweichungen auf projektinterne und projektex-
                 terne Einflußfaktoren;

- Schritt 6:   Erstellung eines Gesamtberichtes zur Evaluation.

6.3.1. Festlegung des grundsätzlichen Evaluationskonzeptes

Im Rahmen der erstmaligen Überlegungen[309] zur Evaluation geht es vor allem darum zu klären, welche Bereiche einer zukünftigen Evaluation unterzogen werden sollen. Der Umfang der Evaluation richtet sich naturgemäß auch nach den dafür aufzuwendenden sachlichen, personellen und finanziellen Ressourcen. D.h. auch das Evaluationskonzept muß unter Wirtschaftlichkeitsgesichtspunkten betrachtet werden.

Die Planung der Evaluation wird sich daher auf bestimmte Schwerpunkte konzentrieren. Dies können sein:

- die Beurteilung der Auswirkungen auf die Patientenversorgung und/oder;

- die Beurteilung der ökonomischen Konsequenzen und/oder;

- die Beurteilung der Auswirkungen auf den Humanfaktor und/oder;

- die Übertragbarkeit des Systems auf andere Krankenhäuser und/oder;

- die Beurteilung der gewählten Hard- und Softwarekonzeption und/oder;

- die Beurteilung der getroffenen Datensicherheitsmaßnahmen.

Dem jeweiligen Evaluationszweck entsprechend werden die Methodik bzw. die zu erhebenden Basisdaten festgelegt. Da die Festlegung des Grundkonzeptes zu einem relativ frühen Zeitpunkt erfolgen muß, ist ein detailliertes Konzept i.d.R. nicht vorhanden, bzw. sind die Vorstellungen über die zu evaluierenden Bereiche noch nicht sehr ausgeprägt. Es sollte daher eine Form für die Erhebung der Basisdaten gewählt werden, die eine flexible Gestaltung des endgültigen Beurteilungskonzeptes ermöglicht.

---

309) Diese Überlegungen sind vor der Installierung des KIS anzustellen, da ansonsten eine Vielzahl von möglichen Vergleichsdaten nicht mehr erhoben werden können.

6.3.2. Erfassung der Basisdaten

Die Basisdaten sollen bei Durchführung der tatsächlichen Evaluation als Vergleichsgrößen dienen. Basisdaten können sein:

- Daten über Zustände vor dem Planungszeitpunkt (z.B. die durchschnittliche Zeit für die Aufnahme eines stationären Patienten);

- Plandaten, die im Rahmen der KIS-Planung ermittelt werden (z.B. die geplanten Kosten für das Laborinformationssystem).

Basisdaten unterscheiden sich von den Istdaten somit begrifflich durch den Zeitpunkt, auf den sie sich beziehen. Von Istdaten wird hier nur dann gesprochen, wenn es sich um Daten handelt, die sich auf den Evaluationszeitpunkt beziehen.

Welche Daten im Einzelfall erhoben werden, hängt von der Zielsetzung der Evaluation ab.

Die Basisdaten können entweder direkt aus vorhandenen Rechenwerken bzw. Statistiken übernommenen werden, oder müssen eigens für die Evaluation ermittelt werden. Beispiele für die erste Gruppe von Daten sind die Zahl der Pflegekräfte, die durchschnittliche Verweildauer, die Bettenauslastung usw.. Daten, für die spezielle Erhebungsmethoden notwendig sind, sind z.B. die durchschnittliche Wartezeit in den Ambulanzen, die Einstellung des Krankenhauspersonals zum bisherigen Informationssystem, der Zeitbedarf für die Anfertigung und das Wiederauffinden der Dokumentation.

Auf die Vielzahl der möglichen Erhebungsmethoden kann hier nicht eingegangen werden. In der sozialwissenschaftlichen Literatur finden sich umfassende Beschreibungen diesbezüglicher Verfahren.[310] Wichtig ist, daß für den jeweiligen Beurteilungsfall ein geeignetes Verfahren im Hinblick auf die Zielsetzung der künftigen Evaluation ausgewählt wird.

Weiters ist im Rahmen der Basisdatenerhebung der Zeitpunkt der Datenerhebung von erheblicher Bedeutung. Der Zeitpunkt sollte so gewählt werden, daß die bevorstehende Installation des Systems noch keinen Einfluß auf die Daten ausübt. Der Zeitpunkt ist somit recht frühzeitig anzusetzen. Andererseits sollte die Datenerhebung auch wiederum nicht allzufrüh durchgeführt werden, da ansonsten die Gefahr besteht, daß Einflüsse, die zwischen der Basisdatenerhebung und

---

310) Vgl. u.a.: Schmidt, G., Erhebungstechniken, in: Grochla, E. (Hrsg.), HWB der Organisation; 2., völlig neu gestaltete Auflage, Stuttgart 1980, Sp. 660 ff; sowie die dort angegebene Literatur.

dem Beginn der Installation liegen und nicht durch das KIS verursacht sind, in die vergleichende Beurteilung miteingehen.

6.3.3. Erfassung der Istdaten

Nach Abschluß der Implementierung des Systems gilt es den Zeitpunkt festzulegen, zu dem die aus dem neuen System resultierenden Wirkungen auf das gesamte Geschehen im Krankenhaus analysiert werden sollen. Die Festlegung des Zeitpunktes[311] ist wiederum ein etwas kritischer Faktor im Hinblick auf das Evaluationsergebnis. Dies gilt vor allem im Hinblick auf die bereits erfolgte Realisierung des Nutzens aus dem KIS.

Da die Erfassung der Istdaten ein sehr komplexer Vorgang ist, bedarf es einer methodischen Vorgangsweise. Wie konkret vorgegangen wird hängt, wie schon erwähnt, von der Zielsetzung der Evaluation ab.

In der Folge soll nun versucht werden, einige wesentliche Richtlinien für die grundsätzlichen Zielrichtungen einer Evaluation herauszuarbeiten.

6.3.3.1. Patientenversorgung

Die grundsätzlichen Probleme, die sich beim Versuch der Messung der Veränderungen des Gesundheitszustandes von Patienten ergeben, wurden bereits weiter oben diskutiert.

Da der Patient in der Regel keinen direkten Kontakt zum KIS hat und die Messung der Gesundheitszustandsveränderung des Patienten aufgrund konkreter krankenhausbetrieblicher Maßnahmen nicht möglich erscheint, wird die Beurteilung der Beeinflussung der Patientenversorgung durch die Einführung des KIS am ehesten noch durch eine Beurteilung der Veränderungen im Behandlungsprozeß erfolgen können.

In diesen Behandlungsprozeß sind neben dem Patienten selbst, der das Behandlungsobjekt darstellt, vor allem die Pflegekräfte und die Ärzte involviert. Veränderungen im Behandlungsprozeß sind daher einmal aus der Sicht der Ärzte und andererseits aus der Sicht der Pflegekräfte zu sehen. Der Patient selber wird aufgrund mangelnder Vergleichsmöglichkeiten nur seine prinzipielle Zufriedenheit oder Unzufriedenheit über den Behandlungsprozeß äußern können (subjektive Komponente).

---

311) Vgl. u.a.: Schmitz, H.H., Hospital Information Systems, a.a.O., S. 129.

Das KIS sollte dazu beitragen, daß die erforderlichen Leistungen im Bereich der Diagnostik, Therapie und Pflege nach Qualität und Quantität in einer den medizinischen Anforderungen adäquaten Art und Weise erbracht werden. Bei der Evaluation gilt es nun, Daten dahingehend zu erheben, inwieweit sich die Qualität und Quantität erbrachter Leistungen gegenüber dem Zeitpunkt vor der Einführung des KIS verändert haben. Da der Zeitraum zwischen den beiden Erhebungen i.d.R. mehrere Jahre beträgt, ist darauf zu achten, inwieweit Veränderungen in der grundsätzlichen Durchführung von Diagnose, Therapie und Pflege, die auf den allgemeinen medizinischen Fortschritt zurückzuführen sind, zu Veränderungen geführt haben. Diese Veränderungen sind streng von den Wirkungen zu trennen, die auf das KIS zurückzuführen sind.[312]

Weiters können bei der Evaluation bezüglich der Patientenversorgung bestimmte Krankenhauskenngrößen als Indikatoren für die Beeinflussung der Versorgung verwendet werden. Solche Indikatoren[313] könnten sein: Die Verweildauer, die durchschnittliche Wartezeit bei der Beanspruchung von medizinischen Leistungsstellen (z.B. Röntgen), die Schnelligkeit des Zugriffs auf bereits vorhandene Daten über einen Patienten (z.B. durchschnittliche Zugriffszeit auf die Risikofaktoren)[314].

Die ermittelten Istwerte der Kenngrößen sind wiederum auf nicht KIS-bezogene Einflüsse zu untersuchen.

6.3.3.2. Istdaten zum Automationskonzept (Hardware, Software)

Für die gesamte hard- und softwaremäßige Ausstattung wurde ein Plankonzept erarbeitet. Nach der Fertigstellung des Systems ist zu ermitteln, inwieweit die Hardware und Software in ihrem mengen- und leistungsmäßigen Umfang den geplanten Größen entspricht. Zu erheben sind hier z.B. folgende Daten: Die Zahl der Bildschirme, die Zahl der Drucker, die Dimensionierung der Zentraleinheit(en), die gekaufte und selbsterstellte Software.

---

312) Hier wäre eventuell der Einsatz von multivariaten Verfahren denkbar (z.B. Faktorenanalyse, Korrelationsanalyse). Vgl. hiezu u.a.: Böcke, F., in: Tietz, B. (Hrsg.), Multivariatenanalyse und Absatzwirtschaft, in: HWB der Absatzwirtschaft, Stuttgart 1974, Sp. 1534 ff.

313) Zu Indikatoren im Gesundheitswesen vgl. u.a.: Kriedel, Th., Effizienzanalysen von Gesundheitsprojekten, Diskussion und Anwendung auf Epilepsieambulanzen, Heidelberg 1980, S. 30 f.

314) Zu diesbezüglichen Überlegungen vgl. auch: Emlet, H.E., Morris, J.V., Evaluation of a Medical Information System for Appointment Scheduling, in: Anderson, J., Forsythe, J.M. (Hrsg.), Medinfo 74, Proceedings of the First World Conference on Medical Informatics, Stockholm, August 5 - 10, 1974, Amsterdam 1974, S. 1013.

Die leistungsmäßige Komponente bezieht sich einerseits auf technische Größen, andererseits auch auf funktionsbezogene Größen. D.h. neben der Prüfung, inwieweit z.B. adäquate Antwortzeiten erreicht werden, ist insbesonders zu prüfen, ob die installierte Hardware und Software die geforderten Aufgabenstellungen erfüllt. Festzustellen ist daher, welche Aufgaben in welchem Umfang unterstützt werden und inwieweit die Anwendungen integriert sind.

6.3.3.3. Veränderungen im Personalstand bzw. der Personalzusammensetzung

Das KIS wird zu Veränderungen im Personalstand und in der fachlichen Ausrichtung des Personals führen. Die diesbezüglichen Istdaten können i.d.R. aus den in der Personalabteilung geführten Statistiken (Personalplänen) entnommen werden. Dabei ist jedoch zu berücksichtigen, daß allenfalls gehortete Personalreserven aus den Statistiken nicht ersichtlich sind.

Zu Veränderungen wird es vor allem im Pflege- und Verwaltungsbereich kommen. Die Erhebung der Daten sollte detailliert nach Typen von Mitarbeitern (entsprechend dem Tätigkeitsfeld) durchgeführt werden. Eine diesbezügliche Erfassung ermöglicht ein genaues Erkennen der Wirkungen des KIS auf die Zusammensetzung und die Gesamtzahl der Mitarbeiter. Von Interesse kann auch sein, in welchem Umfang das KIS ausschlaggebend für die Notwendigkeit von Umschulungs- und Weiterbildungsmaßnahmen war.

6.3.3.4. Einstellung der Benutzer und Akzeptanz des KIS durch die Benutzer (Ärzte, Pflegepersonal, Funktionspersonal, administratives Personal)

Der Akzeptanz des Systems durch die Benutzer kommt eine zentrale Rolle zu. Dieser Bedeutung ist durch eine entsprechende Erhebung von Daten zur Einstellung und Akzeptanz des Systems durch die im Krankenhaus Tätigen Rechnung zu tragen. Die Erhebung diesbezüglicher Daten wird am zweckmäßigsten durch Interviews erfolgen. Die Interviews sollten dabei in etwa die folgenden Fragenkomplexe abdecken:

- Wie hat der Benutzer die Schulung empfunden und inwieweit ist er in der Lage, das System selbst zu bedienen?

- Wie beurteilt der Benutzer bestimmte technische Aspekte des Systems (z.B. Verfügbarkeit des Systems, Antwortzeiten, Benutzerfreundlichkeit)?

- Wie beurteilen Ärzte und Pflegekräfte die elektronische Krankenaktführung im Hinblick auf Verfügbarkeit, Anschaulichkeit und Organisation der Daten?

- Wie wirkt sich das System auf pflegerische Belange aus (z.B. Dienstpläne, verfügbare Zeit für Pflegeaktivitäten)?

- Wie erfolgt die Verabreichung von Medikamenten jetzt (z.B. Verfügbarkeit der Medikamente, zeitgerechte Verabreichung und Festhaltung in Medikationsprofilen)?

- Wie beurteilt das Personal ganz generell den Einfluß des Systems auf seine Arbeit, auf die Abläufe im Krankenhaus bzw. auf die Betreuung der Patienten?

- Wie hat sich die Ablauforganisation zwischen den Pflegeeinheiten selbst und zwischen den Pflegeeinheiten und den anderen Abteilungen bzw. Leistungsstellen im Krankenhaus verändert?

- Wie beurteilt das medizinische Personal die Möglichkeit Anforderungen bzw. Anordnungen in das System einzugeben bzw. zu gestalten (z.B. Texte für Standardanforderungen, Unterstützung bei der Eingabe)?

- Inwieweit benutzen Ärzte das System?

- In welchem Umfang unterstützt das System die Forschung und tägliche Arbeit der Ärzte?

Mit Hilfe dieser Fragenkomplexe sollte es möglich sein, die im Rahmen des Kapitels "Auswirkungen auf den Humanfaktor im Krankenhaus" besprochenen Auswirkungen auf das Krankenhauspersonal zu erfassen und zu beurteilen. Es können also die Auswirkungen auf die Ausbildung des Krankenhauspersonals, das Tätigkeitsspektrum der einzelnen Personalgruppen, sowie auf die Kommunikation innerhalb des Krankenhauses festgestellt werden. Für eine Beurteilung, inwieweit tatsächlich Veränderungen eingetreten sind, erscheinen vor allem Zeitvergleiche (Vergleich mit dem Zustand vor Einführung des EDV-Systems) geeignet.

6.3.3.5. Istdaten zu den ökonomischen Größen

Die Erfassung der Istdaten zu den ökonomischen Größen umfaßt die Sammlung von Daten aus dem Kosten- und Nutzen(Werte)bereich.

Die Ermittlung der Kosten erfolgt nach vorher zu definierenden Kostenarten. Wichtig ist, daß eine vollständige Erfassung der Kosten erfolgt. Die Erfassung der grundsätzlichen Kosten sollte dabei mit keinen besonderen Problemen behaftet sein. Es handelt sich bei den hier zu ermittelnden Kosten im Gegensatz zur Pre-Installation-Evaluation um bereits realisierte (angefallene) und nicht um lediglich geplante und somit in der Zukunft liegende Größen.

Realisiert heißt, daß die Kosten entweder bereits zahlungswirksame Größen darstellen (Ausgaben, Auszahlungen), oder daß die Kosten bereits verursacht sind, aber noch zu keinen Zahlungsvorgängen geführt haben (innerbetriebliche Schulung der Pflegekräfte).

Der Bereich der intangiblen Kosten bereitet auch bei der Istdatenerfassung Schwierigkeiten. Wurden im Laufe der Implementierung negative Auswirkungen (Effekte) registriert, so sind Kostengrößen dafür anzusetzen. Der Wertansatz muß dabei durch Schätzung ermittelt werden. Da dies offensichtlich mit Problemen verbunden ist, wird man sich in vielen Fällen mit der verbalen Beschreibung allfälliger negativer Effekte begnügen.

Der Bereich der Vorteile (Nutzen, Wert) bereitet große Probleme bei der Erfassung der Istwerte. Relativ einfach ist noch die Erfassung des unmittelbar monetär bewertbaren Teiles (Nutzens) (z.B. Personaleinsparung bei den Pflegekräften). Bei diesen Nutzenarten muß das Hauptaugenmerk auf eine möglichst vollständige Berücksichtigung aller unmittelbar bewertbaren Nutzenarten gelegt werden.

Ein weiterer Teil des Nutzens, und zwar jener Teil des Nutzens, der nur indirekt monetär bewertet werden kann, muß durch Vergleich mit Kostengrößen oder indirekt bzw. direkt quantifizierbaren, monetär bewertbaren Nutzengrößen ermittelt werden.

Mit besonderen Problemen verbunden ist die Miteinbeziehung der weder direkt noch indirekt monetär bewertbaren Vorteile (Wert). Hier bleibt an sich nur die Möglichkeit, entweder diese Art von Vorteilen verbal zu beschreiben oder eventuell über Schätzungen einen quasi monetären Betrag zu ermitteln. Diese quasi monetäre Bewertung ist ersichtlicherweise sehr problematisch und mit einer Vielzahl subjektiver Faktoren behaftet. Trotz dieser manigfaltigen Schwierigkeiten muß versucht werden, ein möglichst klares Bild der eingetretenen Vorteile zu erhalten.

Von besonderer Bedeutung ist bei der Betrachtung der Nutzen- und Wertfaktoren auch die Klärung der Frage, in welchem Umfang die potentiellen Vorteile aus dem KIS bereits realisiert wurden. D.h. es muß geprüft werden, ob nicht ein Großteil des Nutzens erst in naher Zukunft auftritt.

6.3.3.6.   Realisierung der Datensicherheit

Datensicherheit - definiert als Zielsetzung für alle Datenschutz- und Datensicherungsmaßnahmen - ist im Krankenhaus von besonderer Bedeutung. Die Erhebung diesbezüglicher Daten wird daher hier gesondert behandelt und nicht wie bei anderen EDV-Anwendungen unter die Beurteilung des Automationskonzeptes subsummiert.

Zu erfassen sind alle Maßnahmen, die getroffen wurden, um einen unautorisierten Zugriff zu den Anwendungsprogrammen und den Datenbeständen (ev. Datenbank), insbesonders den medizinischen Daten, zu verhindern.

Die prinzipiell möglichen Maßnahmen zur Erreichung der Datensicherheit sind im Rahmen der Systemplanung festzulegen. Die Erfassung des Istzustandes der Datenschutz- und Datensicherungsmaßnahmen kann sich daher an dieser Planung orientieren. Allerdings sollten seit dem Planungszeitpunkt entwickelte neue Verfahren zur Gewährleistung der Datensicherheit bzw. aufgetretene gesetzliche Änderungen im Datenschutzbereich nicht außer acht gelassen werden.

Die eingerichteten Vorkehrungen zur Vermeidung des Verlustes, der Verfälschung und der unautorisierten Einsicht in Daten und Programme sind auf ihre Wirksamkeit hin zu überprüfen. Vor allem bei organisatorischen Maßnahmen ist zu klären, ob die getroffenen Maßnahmen tatsächlich ihren Zweck erreichen oder nur aufgrund der Planvorgaben eingerichtet wurden, von den tatsächlichen Verhältnissen her gesehen aber keinen effektiven Schutz bieten.

6.3.3.7.   Daten im Hinblick auf die Portabilität des Systems auf andere Krankenhäuser

Bei manchen Post-Installation-Evaluationen tritt unter anderem die Frage auf, inwieweit sich das KIS auf andere Krankenhäuser übertragen läßt. Es sollen also Daten im Hinblick auf eine mögliche Übertragung des Systems auf ähnliche Organisationen gesammelt werden.

Die Erfassung unterscheidet sich hier insofern von den obigen Punkten, als es nicht darum geht, Daten für Vergleichszwecke mit Plandaten bzw. Zuständen vor der Installation des KIS zu erfassen.

Die Erhebung der Daten zielt dabei vielmehr auf die Beantwortung folgender Fragenkomplexe ab:

- Welche organisatorischen und technischen Bedingungen müssen gegeben sein, damit das System funktionsfähig ist?

- Ist das System auf einen speziellen Typ von Krankenhäusern (z.B. Universitätskliniken) ausgerichtet oder baut es eher auf Standardanwendungen auf?

- Sind einzelne Teile des Systems für sich funktionsfähig, oder muß zumindest das gesamte Grundkonzept übernommen werden?

- Inwieweit können durch einen modularen Aufbau des Systems bzw. einen modularen und parametrischen Aufbau der Programme Adaptionen leicht vorgenommen werden?

- Besteht eine starke Bindung der Anwendungen an bestimmte Hardware- und Betriebssystemkomponenten?

Die Erfassung von Daten zu den angeschnittenen Problembereichen ist sicherlich nicht einfach. Es sollte jedoch möglich sein, grundsätzliche Aussagen zu den einzelnen Fragenkomplexen zu treffen.[315)]

6.3.4. Vergleich der Istdaten mit den Basisdaten

Der Vergleich der Basisdaten (Plandaten bzw. Beschreibungen von Zuständen vor Installierung des KIS) mit den Istdaten stellt einen Zeitvergleich dar. Durch eine diesbezügliche Analyse können Veränderungen in den untersuchten Bereichen (Größen) festgestellt werden. Diese Veränderungen können als Verbesserungen oder Verschlechterungen gegenüber dem Ausgangszeitpunkt (Installationsbeginn) einerseits und als Abweichung von Plangrößen andererseits interpretiert werden. Hinter diesen Überlegungen steckt somit eine Orientierung an einer Art Sollobjekt. Dieses Sollobjekt ist im Bereich der Plandaten definiert. Im Bereich der übrigen Basisdaten bzw. Istdaten, die nur Zustände vor der Installierung bzw. zum Nachinstallationszeitpunkt erfassen, ist kein klar definiertes Sollobjekt gegeben. Diese Überlegungen gelten insbesondere für die Akzeptanz und Einstellung des Krankenhauspersonals gegenüber dem KIS sowie für die Veränderungen im Rahmen der Patientenversorgung. Für diese Bereiche kann zum gegenwärtigen Zeitpunkt kein Maßstab in der Form vorgegeben werden, daß eine optimale Erreichung eines Sollobjektes möglich wäre. Es kann vielmehr nur die Zielrichtung (gewünschte Entwicklungstendenz) angegeben werden (z.b. Verbesserung der Beziehungen zwischen Pflege- und Verwaltungsbereich).

Die aufgetretenen Abweichungen gegenüber den Plandaten können wert- oder mengenmäßiger Natur sein. Eine Erfassung nach beiden Komponenten und übersichtliche Darstellung der Abweichungen ist für die Interpretation unbedingt erforderlich. Etwas schwierig ist die Gegenüberstellung von erwarteten nichtmonetären Größen mit den realisierten nichtmonetären Größen. So ist es bspw. schwierig festzustellen, um wieviel schneller verfügbar, aktueller und besser verwendbar die Informationen aufgrund der Installierung des Systems geworden sind bzw. ob der Grad der Verbesserung mit dem Erwarteten übereinstimmt. Es kann jedoch versucht werden, diese

---

315) Vgl. hiezu z.B. Bunt, van de, Evaluation of Hospital Information System (ZIS) Leiden, a.a.O., S. 216 ff.

Faktoren zumindest zu quantifizieren, indem Indikatoren für diese Größen gefunden werden (z.B. mittlere Suchzeiten).

6.3.5. Prüfung der aufgetretenen Abweichungen auf projektinterne und projektexterne Einflüsse

Die Implementierung eines KIS stellt ein Großprojekt dar. Für ein solches Projekt sind Verantwortlichkeiten festzulegen. Die Beurteilung des implementierten Systems kann in letzter Konsequenz nicht erfolgen, wenn nicht Klarheit darüber besteht, wodurch die aufgetretenen Abweichungen verursacht wurden.

Grundsätzlich kommen dabei zwei Verursachungsbereiche in Frage. Einmal können projektexterne Einflußgrößen zu Abweichungen führen, die im Rahmen der Planung des Systems nicht absehbar waren und daher nicht berücksichtigt werden konnten. Zum andern können jedoch auch Abweichungen auftreten, die auf die Tätigkeit der für das Projekt Verantwortlichen zurückgeführt werden können.

Wurde das System mit Sorgfalt geplant, so sollte das Ergebnis der Beurteilung zu nicht allzugroßen positiven Abweichungen der Istwerte von Planwerten führen.

Deutliche Abweichungen in diese Richtung weisen entweder auf eine nur globale Abschätzung der Effekte des KIS im Planungszeitpunkt hin oder sind auf positive Einflüsse aus dem projektexternen Bereich zurückzuführen.

Abweichungen in negativer Richtung sind bei solchen Projekten eher der Regelfall (z.B. werden die Kosten der Implementierung und der Zeitbedarf für die Installation häufig unterschätzt). Bei Auftreten diesbezüglicher Abweichungen ist im Detail zu klären, inwieweit diese durch die Projektverantwortlichen zu vermeiden gewesen wären, d.h. projektinterner Natur sind.

In jenem Bereich, wo es nicht um den Vergleich mit Planwerten, sondern um die Erfassung der Veränderungen gegenüber von Basisdaten geht, werden i.d.R. eher positive Entwicklungen erwartet. Das Eintreten dieser positiven Veränderungen ist ja schließlich die Rechtfertigung für die Implementierung des Systems. Sollten gegenüber den Basisdaten negative Abweichungen auftreten (z.B. die Wartezeiten in den Leistungsstellen wurden länger, das Auffinden von Informationen wird schwieriger eingestuft) so sind die genauen Ursachen für diese Abweichungen zu ermitteln. Zielrichtung einer solchen Ermittlung muß sein, allenfalls aufgetretene negative Abweichungen durch gezielte Maßnahmen (z.B. gewisse Umgestaltung des Systems) in weiterer Folge zu beseitigen. Die Evaluation kann in diesem Sinn als Auslöser für einen Regelkreismechanismus verstanden werden. Es erfolgt dann eine laufende Rückkoppelung in Planungs-, Gestaltungs- und Kontrollmaßnahmen.

6.3.6. Abschätzung künftiger Auswirkungen

Die Post-Installation-Evaluation beschäftigt sich zum überwiegenden Maße mit Vergangenheits- bzw. Istdaten. Da die Evaluation in gewissem Sinn eine zeitpunktbezogene Betrachtung darstellt, besteht die Gefahr, daß wesentliche Faktoren für die Bewertung des KIS, nämlich diejenigen, die in der Zukunft liegen, außer Ansatz bleiben.

Bevor eine endgültige Aussage über das KIS getroffen wird, sollte daher die nähere Zukunft in die Betrachtung miteinbezogen werden. Dabei sollten alle in diesem Zeitraum zu erwartenden Ergebnisse aus der Implementierung des KIS mitberücksichtigt werden. Dies gilt insbesonders für im Zeitpunkt der Evaluation bereits erkennbare Nutzeneffekte des KIS bzw. auch für in diesem Zeitpunkt bereits bekannte notwendige Anpassungsmaßnahmen für das KIS.

Die in naher Zukunft eintretenden Auswirkungen aus der Implementierung sollten zumindest aufgelistet werden und in den abschließenden Bericht zur Gesamtbeurteilung des Systems miteinfließen.

6.3.7. Erstellung eines Gesamtberichtes zur Evaluation

Wurden die aufgetretenen Abweichungen registriert und analysiert, sowie die positiven und negativen Veränderungen gegenüber den Basisdaten erfaßt, so ist in einem letzten Schritt ein umfassender Bericht über das neue KIS zu erstellen.

Dieser abschließende Bericht zeigt auf, inwieweit das neue System die in es gesetzten Erwartungen erfüllen konnte bzw. kann, welchen Nutzen das System insgesamt mit sich bringt, welche Abweichungen aufgrund welcher Umstände aufgetreten sind, wo die Verantwortung für die Abweichungen liegt, und enthält somit das Gesamturteil über das KIS und den Implementierungsvorgang des KIS.

Dieser Bericht kann entweder die Plankonzeption verifizieren oder Ausgangspunkt für Überlegungen zur Weiterentwicklung oder Umgestaltung des Systems sein. Außerdem können aus ihm Rückschlüsse für die Gestaltung zukünftiger Projekte gezogen werden.

Falls die Übertragung des KIS auf andere Krankenhäuser geplant ist, liefert der Bericht außerdem die Grundlage für die Entscheidung über die Übernahme des KIS auf diese anderen Organisationen.

7. Abschließende Bemerkungen

In der vorliegenden Arbeit wurde versucht, den Themenkreis Krankenhausinformationssysteme aus einer umfassenden Sicht zu betrachten. Eine solche Betrachtungsweise war erforderlich um alle Aspekte, die letztlich für die Beurteilung von solchen Informationssystemen relevant sind, zu erfassen. Diese Vorgangsweise machte es erforderlich bei einzelnen Teilaspekten auf eine sehr tiefe Darstellung zu verzichten.

Dem Verfasser erscheint noch einmal der Hinweis angebracht, daß Ausgangspunkt jeder Beurteilung Ziele bzw. ein System von Zielen sein muß. Aus den Zielen des Krankenhauses an sich und den daraus resultierenden Zielen des Krankenhausinformationssystems lassen sich, wie gezeigt wurde, je nach Evaluationsanlaß systematische Vorgehensweisen für die Beurteilung des Informationssystems ableiten.

Die Überlegungen in dieser Arbeit orientierten sich an einem krankenhausweiten, integrierten EDV-System zur Unterstützung des Informationswesens. Solche umfassenden Informationssysteme sind heute in den Krankenhäusern noch nicht vorhanden bzw. erst teilweise realisiert oder im Aufbau begriffen. Die Gestaltung dieser Informationssysteme ist vor allem bei großen Krankenhäusern (z.B. Universitätskliniken) ein Großprojekt ersten Ranges. Die Implementierung des EDV-Systems und die Übernahme der einzelnen Applikationen wird daher stufenweise, bzw. in Form von Modulen erfolgen müssen. Wichtig ist, darauf deutet bereits die Bezeichnung Modul hin, daß von Anfang an ein Gesamtkonzept für das Informationssystem bestehen sollte. Durch eine Evaluation der einzelnen Module können bereits im Implementationsstadium eines umfassenderen Systems Verbesserungen für die künftigen Module geschaffen werden.

Die hohen Kosten für ein EDV-System und die erwarteten Auswirkungen auf die Zielerreichung im Krankenhaus in Verbindung mit organisatorischen und psychologischen Aspekten lassen Evaluationen unbedingt erforderlich erscheinen.

Ergebnis der vorliegenden Arbeit ist daher nicht nur eine systematische Erfassung von Aspekten und Überlegungen zur Gestaltung, Wirkung und Beurteilung von Krankenhausinformationssystemen, sondern insbesondere die Erkenntnis, daß Evaluationen unbedingt durchgeführt werden sollten.

MONOGRAPHIEN

Bührens, J., Grundlagen des Rechnungswesens, Königstein/Ts. 1984

Chmielewicz, K., Betriebliches Rechnungswesen 1, Finanzrechnung und Bilanz, 3. Auflage, Opladen 1982

Diebold (Hrsg.) Methoden der "Nutzenbewertung von ADV-Systemen"; Arbeitsgruppenbericht AB 11, o.O., 1977

Dworatschek, S., Management - Informationssysteme, Berlin 1970

Eichhorn, P.,
Friedrich, P., Verwaltungsökonomie I, Methodologie und Management der öffentlichen Verwaltung, Baden-Baden 1976

Eichhorn, S., Krankenhausbetriebslehre, Theorie und Praxis des Krankenhausbetriebes, Bd. I, 3. überarbeitete und erweiterte Auflage, Stuttgart 1975

Eichhorn, S., Krankenhausbetriebslehre, Theorie und Praxis des Krankenhausbetriebes, Bd. II, 3. überarbeitete und erweiterte Auflage, Stuttgart 1976

Eichhorn, S. (Hrsg.), Handbuch Krankenhaus-Rechnungswesen, Grundlagen - Verfahren - Anwendungen, Wiesbaden 1982

Fenna, D., et al., The Stockholm County Medical Information System, Heidelberg 1978

Frömming, N., Management im Krankenhaus aus verhaltenswissenschaftlicher Sicht, Baden Baden 1977

Gall, J.E., et al., Demonstration and Evaluation of a Total Hospital Information System, Final Report to the National Center for Health Services Research, Rockville Maryland 1975

224

Griesser, G.,   Das Klinik-Informationssystem des
Klinikums der Christian-Albrecht-
Universität zu Kiel (Kiel-KIS),
o.O., o.J.

Grochla, E.,
Felicitas, A.,
Rüschmann, F.,   Untersuchungen zur Wirtschaft-
lichkeit alternativer Strukturen der
Automatisierten Datenverarbeitung in
Krankenhäusern im Land Nordrhein-
Westfalen; Teil I: Textband, Köln
1982

Hamilton, J.S.,   Post installation evaluation of information systems: An empirical investigation of the determinants for
use of post installation reviews,
Minnesota 1981

Hansen, H.R.,   Wirtschaftsinformatik I, 4. neubearbeitete und erweiterte Auflage,
Stuttgart 1983

Hauke, P.,   Informationsverarbeitungsprozesse
und Informationsverarbeitung,
München 1984

Hettich, G.,   Struktur, Funktion und Effizienz
betrieblicher Informationssysteme,
Diss., Tübingen 1981

Hill, W.,
Fehlbaum, R.,
Ulrich, P.,   Organisationslehre 1, 3. verbesserte
Auflage, Bern 1981

Hill, W.,
Fehlbaum, R.,
Ulrich, P.,   Organisationslehre 2, 3. verbesserte
Auflage, Bern 1981

Hodge, M.H.,   Medical information systems, a resource for hospitals, Germantown,
Maryland 1977

Hoffmann, M.J.A.,   Betriebliche Informationswirtschaft
und Datenverarbeitungsorganisation,
Analyse und Konzeption von Organisationssystemen, Berlin 1976

Horváth, P.,
Petsch, M.,
Weihe, M.,   Standard-Anwendungssoftware für die
Finanzbuchhaltung und die Kosten-
und Leistungsrechnung, Auswahlkri-
terien, Marktübersicht, Leistungs-
profile von Softwareprodukten,
München 1983

Kathan, N., Wirtschaftlichkeitsanalyse im öffentlichen Krankenhaus, Dissertation, Innsbruck 1987

Kriedel, Th., Effizienzanalysen von Gesundheitsprojekten, Diskussion und Anwendung auf Epilepsieambulanzen, Heidelberg 1980

Köhler, C.O., Ziele, Aufgaben, Realisation eines Krankenhausinformationssystemes, Heidelberg 1982

Lindsay, R.P., Practical Guide to DBMS Selection, New York 1982

Lordieck, W., Reichertz, P.L., Die EDV in den Krankenhäusern der Bundesrepublik Deutschland, Ergebnis einer Umfrage, Heidelberg 1983

Mandl, D., Kostenrechnungshandbuch, 3., erweiterte Auflage, Wien 1984

Meffert, H., Informationssysteme - Grundbegriffe der EDV und Systemanalyse, Tübingen 1975

Mertens, P., Griese, J., Industrielle Datenverarbeitung 2, Informations- und Planungssysteme, 3., völlig neu bearbeitete Auflage, Wiesbaden 1982

Mertens, P., Industrielle Datenverarbeitung 1, Administrations- und Dispositionssysteme, 4., neu bearbeitete Auflage, Wiesbaden 1982

Metzger, R., Datenbanksysteme und Dateisysteme als Alternativen der Datenorganisation kommerzieller Anwendungen, Ein Beitrag zur Wirtschaftlichkeitsanalyse, Frankfurt 1984

Platzer, W., Kros, W., Buchhaltungs- und Bilanzierungshandbuch, 7. überarbeitete Auflage, Wien 1983

Rinza, P., Schmitz, H., Nutzwert-Kosten-Analyse: Eine Entscheidungshilfe, Düsseldorf 1977

Schäfer, H.-Th., Revision bei Datenbanksystemen, Darmstadt 1980

Schmalenbach, E., Kostenrechnung und Preispolitik, 8., erweiterte und verbesserte Auflage, Opladen 1963

Schmitz, P.,
Seibt, P., Einführung in die anwendungsorientierte Informatik, Bd. 1: Systemtechnische Grundlagen, 2., völlig neu bearbeitete Auflage, München 1982

Schmitz, H.H., Hospital Information Systems, Germantown Maryland 1979

Schneider, D., Investition und Finanzierung, Lehrbuch der Investitions-, Finanzierungs- und Ungewißheitstheorie, 5. Auflage, Opladen 1980

Schreier, K., Krankenhäuser und neuere technische Kommunikationsmittel. Zur kommunikationstechnologisch veranlaßten Veränderung der optimalen Betriebsgrößen von Krankenhäusern, Pfaffenweiler 1984

Schweizerische Vereinigung für Datenverarbeitung Evaluation von Informatiklösungen, Verfahren, Methoden, Beispiele, Bern 1985

(SVD)(Hrsg.),
Schweizerisches Krankenhausinstitut (Hrsg.) Wirschaftlichkeitsrechnung für EDV-Projekte im Krankenhauswesen, Aarau 1977

Seicht, G., Investitionsentscheidungen richtig treffen, theoretische Grundlagen und praktische Gestaltung moderner Investitionsrechnungsverfahren, 3. bearbeitete und wesentlich erweiterte Auflage, Wien 1979

Seicht, G., Moderne Kosten- und Leistungsrechnung, Grundlagen und praktische Gestaltung, 3. vollständig überarbeitete und erweiterte Auflage, Wien 1981

Shelly, G.B.,
Cashmann, T.J., Business System Analysis and Design, 5. Auflage, Fullerton - California 1978

Siller, A., Unternehmensführung in systemtheoretischer Sicht, Diss., Innsbruck 1974

Wittmann, W., — Unternehmung und unvollkommene Information - unternehmerische Voraussicht, Ungewißheit und Planung, Köln 1959

Zangemeister, Ch., — Nutzwertanalyse in der Systemtechnik, 4. Auflage, München 1979

BEITRÄGE IN SAMMELWERKEN

Adam, D.,

Krankenhäuser, Rechnungswesen der, in: Kosiol, E., Chmielewicz, K., Schweitzer, M.(Hrsg.), HWB des Rechnungswesens, 2., völlig neu gestaltete Auflage, Stuttgart 1981, Sp. 1126 - 1134.

Alastair, M.G.,

The role of Economics in health care evaluation, in: Grémy, F. .... (Hrsg.), Medical Informatics, Europe 81, Third Congress of the European Federation of Medical Informatics, Proceedings, Toulouse, France, March 9 - 13, 1981, Heidelberg 1981, S. 138 - 142.

Bakker, A.R.,

Dependence of a hospital on its HIS; measures to improve, in: Roger, F.H., ... (Hrsg.), Medical Informatics, Europe 84, Proceedings, Brussels, Belgium, September 10 - 13, 1984, Heidelberg 1984, S. 74 - 82.

Bakker, A.R.,

Hospital information systems, risks for failures and actions to be taken, in: Shannon, R.H.(Hrsg.), Hospital Information Systems, an international perspective on problems and prospects, IFIP working conference on Hospital Information Systems, Capetown, South Africa, 2. - 6. April 1979, Amsterdam 1979, S. 243 - 248.

Bakker, A.R.,

Trends and Limitations in Hospital Information Systems, in: Arbeitsgemeinschaft für Datenverarbeitung (Hrsg.), Chancen und Grenzen der Informationsverarbeitung, 6. internationaler Kongreß, Datenverarbeitung im europäischen Raum, Wien, 17. - 21. März 1980, Bd. 2, S. 241 - 263.

Ball, M.J.,

Medical Information Systems in the U.S.A., 1980, A Selected Review of Current and Future Trends in Medical Information Systems, in: Grémy, F. .... (Hrsg.), Medical Informatics, Europe 81, Third Congress of the European Federation of Medical Informatics, Proceedings, Toulouse, France, March 9 - 13, 1981, Heidelberg 1981, S. 22 - 32.

Barber, B.,

Patients' perspective in hospital information systems, in: Shannon, R.H.(Hrsg.), Hospital Information Systems, an international perspective on problems and prospects, IFIP working conference on Hospital Information Systems, Capetown, South Africa, 2. - 6. April 1979, Amsterdam 1979, S. 31 - 39.

Becker, H.,
Casper, K.,
Schmidt, U.,

Wege und Irrwege der Planung und Entwicklung eines klinischen Informationssystems, in: Ehlers, C.Th., Klar, R.(Hrsg.), Informationsverarbeitung in der Medizin (Wege und Irrwege), 22. Jahrestagung der GMDS, Göttingen 3.10. - 5.10.1977, Heidelberg 1979, S. 62 - 69.

Beckmann, R.,

EDV-unterstützter Einsatz im Haushalts-Kassen-Rechnungswesen, in: Reichertz, P.L., Schwarz, B.(Hrsg.), Informationssysteme in der medizinischen Versorgung, Ökologie der Systeme: Bericht von der 21. Jahrestagung der Deutschen Gesellschaft für medizinische Dokumentation, Informatik und Statistik e.V., Hannover, 26. - 29.September 1976, Stuttgart 1978, S. 194 - 200.

Beer-Gabel, J.,

Use of administrative and financial Hospital Information Systems, in: Shannon, R.H.(Hrsg.), Hospital Information Systems, an international perspective on problems and prospects, IFIP working conference on Hospital Information Systems, Capetown, South Africa, 2. - 6. April 1979, Amsterdam 1979, S. 207 - 217.

Beland, H.,
Ehlers, C.Th.,

The impact of a patient management
System on patient care delivery:
Acceptance of Hospital Staff, in:
Roger, F.H., ... (Hrsg.), Medical
Informatics, Europe 84, Proceedings,
Brussels, Belgium, September 10 -
13, 1984, Heidelberg 1984, S. 671 -
676.

Berthel, J.,

Information, in: Grochla, E.,
Wittmann, W. (Hrsg.), HWB der Betriebswirtschaft, vierte, völlig neu
gestaltete Auflage, Stuttgart 1975,
Sp. 1875 - 1873.

Beuck, H.,
Diederich, H.,

öffentliche Produktion; I: Volkswirtschaftliche und betriebswirtschaftliche Probleme, in: Albers,
W., ...(Hrsg.), HdWW, Bd. 5,
Stuttgart 1981, S. 431 - 457.

Bierfelder, W.,

Personalwesen im öffentlichen
Dienst, in: Gaugler, E., HWB des
Personalwesens, Stuttgart 1975, Sp.
1732 - 1744.

Böcke, F.,

Multivariatenanalyse und Absatzwirtschaft, in: Tietz, B. (Hrsg.), HWB
der Absatzwirtschaft, Stuttgart
1974, Sp. 1534 - 1546.

Boel, A.,
Willems, J.L.,

An integrated Hospital Computer Network at the University of Leuven,
in: Roger, F.H., ... (Hrsg.), Medical Informatics, Europe 84, Proceedings, Brussels, Belgium, September 10 - 13, 1984, Heidelberg 1984,
S. 45 - 50.

Böhm, M.,
Höhne K.H.,

Aufbau eines Datenbanksystems nach
dem Relationenmodell für die
medizinische Anwendung, in: Ehlers,
C.Th., Klar, R.(Hrsg.), Informationsverarbeitung in der Medizin
(Wege und Irrwege), 22. Jahrestagung
der GMDS, Göttingen 3. - 5.10.1977,
Heidelberg 1979, S. 319 - 332.

Bölke, G.,

Leistungsrechnung - Leistungsstatistik, in: Eichorn, S., Handbuch Krankenhaus-Rechnungswesen, Grundlagen -
Verfahren - Anwendungen, Wiesbaden
1982, S. 325 - 351.

Bratschitsch, R.,   Das Krankenhaus als Betrieb, Ein Beitrag zur betriebswirtschaftlichen Problematik der Gemeinwirtschaft, in: Kroeber-Riel, W., Meyer, C.W. (Hrsg.), Wissenschaftliche Betriebsführung und Betriebswirtschaftslehre, Festschrift zum 75. Geburtstag von Schnutenhaus, K., Berlin 1969, S. 119 - 131.

Burgdorf, F.J.,   Datenverarbeitung aus der Sicht der Verwaltung, in: Selbmann, H.K., Überla, K., Greiller, R.(Hrsg.), Alternativen medizinischer Datenverarbeitung, Fachtagung, München-Großhadern, 19. Februar 1976, Heidelberg 1976, S. 28 - 33.

Buser, K.,
Gaertner von, H.O.,
Kaul, U.,   Kostenbewußtsein leitender Mitarbeiter im Gesundheitswesen, in: Reichertz, P.L., Schwarz, B.(Hrsg.), Informationssysteme in der medizinischen Versorgung, Ökologie der Systeme: Bericht von der 21. Jahrestagung der Deutschen Gesellschaft für medizinische Dokumentation, Informatik und Statistik e.V., Hannover, 26. - 29. September 1976, Stuttgart 1978, S. 112 - 126.

Casper, K.,
Becker, H.,
Schmidt, U.,   Methoden, Ergebnisse und Konsequenzen einer Akzeptanzprüfung nach einem Probelauf eines klinischen Kommunikationssystems, in: Ehlers, C.Th., Klar, R. (Hrsg.), Informationsverarbeitung in der Medizin (Wege und Irrwege), 22. Jahrestagung der GMDS, Göttingen 3. - 5.10.1977, Heidelberg 1979, S. 165 - 176.

Clauß, U.,   Das Demonstrations-Datenverarbeitungs-Projekt für das Allgemeine Krankenhaus, in: Reichertz, P.L., Schwarz, B.(Hrsg.), Informationssysteme in der medizinischen Versorgung, Ökologie der Systeme: Bericht von der 21. Jahrestagung der Deutschen Gesellschaft für medizinische Dokumentation, Informatik und Statistik e.V., Hannover, 26. - 29.September 1976, Stuttgart 1978, S. 201 - 209.

232

Collen, M.F.,	General Requirements, in: Collen, M.F.(Hrsg.), Hospital Computer Systems, New York 1974, S. 3 - 23.
Davis, L.S.,	Data Processing Facilities, in: Collen, M.F.(Hrsg.), Hospital Computer Systems, New York 1974, S. 24 - 51.
Dellmann, K.,	Systematik des Rechnungswesens, in: Kosiol, E., Chmielewicz, K., Schweitzer, M., HWB des Rechnungswesens, 2., völlig neu gestaltete Auflage, Stuttgart 1981, Sp. 1415 - 1425.
Delmotte, J.,	Seven year experience with an integrated hospital system, in: Roger, F.H., ... (Hrsg.), Medical Informatics, Europe 84, Proceedings, Brussels, Belgium, September 10 - 13, 1984, Heidelberg 1984, S. 66 - 73.
Dinklo, J.A.,	The impact of computer technology on health care, in: Anderson, J.(Hrsg.), Medical Informatics, Europe 1978, First Congress of the European Federation for Medical Informatics, Proceedings, Cambridge, England, September 4 - 8, 1978, Heidelberg 1978, S. 589 - 596.
Douglass, A.W.,	The Administrative System, in: Collen, F.M.(Hrsg.), Hospital Information Systems, London 1974, S. 80 - 111.
Ehlers, C.Th.,	Einpassung eines EDV-Systems und seiner Planung in das Funktionskonzept eines Großklinikums, in: Reichertz, P.L., Schwarz, B.(Hrsg.), Informationssysteme in der medizinischen Versorgung, Ökologie der Systeme: Bericht von der 21. Jahrestagung der Deutschen Gesellschaft für medizinische Dokumentation, Informatik und Statistik e.V., Hannover, 26. - 29.September 1976, Stuttgart 1978, S. 53 - 69.

Ehlers, C.Th.,
Informationsverarbeitung in der Medizin - Wege und Irrwege aus der Sicht der praktischen Erfahrung - , in: Ehlers, C.Th., Klar, R.(Hrsg.), Informationsverarbeitung in der Medizin (Wege und Irrwege), 22. Jahrestagung der GMDS, Göttingen 3. - 5.10.1977, Heidelberg 1979, S. 1 - 10.

Eichhorn, S.(Hrsg.),
Handbuch Krankenhaus-Rechnungswesen; Grundlagen - Verfahren - Anwendungen, Wiesbaden 1982

Ellinger, T.,
Haupt, R.,
Ablauforganisation, zeitliche Aspekte der, in: Grochla, E. (Hrsg.), HWB der Organisation, zweite, völlig neu gestaltete Auflage, Stuttgart 1980, Sp. 22 - 30.

Emlet, H.E.,
Morris, J.V.,
Evaluation of a Medical Information System for Appointment Scheduling, in: Anderson, J., Forsythe, J.M. (Hrsg.), Medinfo 74, Proceedings of the First World Conference on Medical Informatics, Stockholm, August 5 - 10, 1974, Amsterdam 1974, S. 1013 - 1028.

Engelbrecht, R., et al.,
Änderungen im Verhalten des Gesamtsystems "Krankenhaus" durch Management-Informations-Systeme, in: Reichertz, P.L., Schwarz, B.(Hrsg.), Informationssysteme in der medizinischen Versorgung, Ökologie der Systeme: Bericht von der 21. Jahrestagung der Deutschen Gesellschaft für medizinische Dokumentation, Informatik und Statistik e.V., Hannover, 26. - 29.September 1976, Stuttgart 1978, S. 77 - 90.

Ericsson, U.,
Schneider, W.,
Vogel, K.,
The Problem of Privacy in a Computer Based Integrated Health Care Information System, Requirements of Hardware and Software, in: Anderson, J., Forsythe, J.M.(Hrsg.), Medinfo 74, Proceedings of the First World Conference on Medical Informatics, Stockholm, August 5 - 10, 1974, Amsterdam 1974, S. 649 - 652.

Fäßler, K.,
Kupsch, P.U.,
Dietel, B., — Beschaffungs- und Lagerwirtschaft, in: Heinen, E., Industriebetriebslehre, Entscheidungen im Industriebetrieb, 6. verbesserte Auflage, Wiesbaden 1978, S. 219 - 279.

Fenna, D., — History of evaluation, in: Shannon, R.H.(Hrsg.), Hospital Information Systems, an international perspective on problems and prospects, IFIP working conference on Hospital Information Systems, Capetown, South Africa, 2. - 6. April 1979, Amsterdam 1979, S. 227 - 241.

Flagle, Ch.D., — An overview of evaluation methods, in: Goldman, J. (Hrsg.), Health Technology Evaluation, Proceedings, Columbia, Missouri, November 6. - 7. 1978, Heidelberg 1979, S. 33 - 42.

Fokkens, O., — The Value of Information, in: Roger, F.H., ... (Hrsg.), Medical Informatics, Europe 84, Proceedings, Brussels, Belgium, September 10 - 13, 1984, Heidelberg 1984, S. 622 - 627.

Fuchs, H., — Systemtheorie, in: Grochla, E., Wittmann, W. (Hrsg.), HWB der Betriebswirtschaft, Stuttgart 1976, Sp. 3820 - 3832.

Fuchs, G., — Konzeption eines integrierten Krankenhausinformationssystems als Aufgabe und Bestandteil einer Klinikumsplanung, in: Reichertz, P.L., Schwarz, B.(Hrsg.), Informationssysteme in der medizinischen Versorgung, Ökologie der Systeme: Bericht von der 21. Jahrestagung der Deutschen Gesellschaft für medizinische Dokumentation, Informatik und Statistik e.V., Hannover, 26. - 29.September 1976, Stuttgart 1978, S. 406 - 420.

Gaertner von, H.O.,
Engelbrecht, R.,

Erfahrungen nach 6 Jahren Computer-unterstützung, in: Reichertz, P.L., Schwarz, B.(Hrsg.), Informationssysteme in der medizinischen Versorgung, Ökologie der Systeme: Bericht von der 21. Jahrestagung der Deutschen Gesellschaft für medizinische Dokumentation, Informatik und Statistik e.V., Hannover, 26. - 29.September 1976, Stuttgart 1978, S. 102 - 111.

Gall, J.,

Cost-Benefit Analysis: Total Hospital Information Systems, in: Koza, R.C. (Hrsg.), Health Information Systems Evaluation, Proceedings of the Symposium on Health Information Systems Evaluation, August 15 - 17, 1973, Aspen Colorado 1974, S. 229 - 327.

Geiss, E.,

- EDV für die Arztpraxis - Entscheidungshilfe oder Verwaltungsrationalisierung, in: Ehlers, C.Th., Klar, R.(Hrsg.), Informationsverarbeitung in der Medizin (Wege und Irrwege), 22. Jahrestagung der GMDS, Göttingen 3. - 5.10.1977, Heidelberg 1979, S. 605 - 610.

Giglio, R.J.,

Progress and Prospects for Patient-Controlled Medical Information Systems, in: Grémy, F. .... (Hrsg.), Medical Informatics, Europe 81, Third Congress of the European Federation of Medical Informatics, Proceedings, Toulouse, France, March 9 - 13, 1981, Heidelberg 1981, S. 185 - 192.

Grabner, H.,
Geier, R.,
Marksteiner, A.,

Irrwege bei der Realisierung des Informationssystems WAMIS, in: Ehlers, C.Th., Klar, R.(Hrsg.), Informationsverarbeitung in der Medizin (Wege und Irrwege), 22. Jahrestagung der GMDS, Göttingen 3. - 5.10.1977, Heidelberg 1979, S. 141 - 148.

236

Greiller, R.,	Zentralisierung oder Dezentrali-
sierung der Datenverarbeitung im
Krankenhaus aus der Sicht des Benutzers, in: Ehlers, C.Th., Klar,
R.(Hrsg.), Informationsverarbeitung
in der Medizin (Wege und Irrwege),
22. Jahrestagung der GMDS, Göttingen
3. - 5.10.1977, Heidelberg 1979, S.
531 - 534.

Griesser, G.,	New Criteria for Evaluation of Hos-
pital Information System, in:
Shannon, R.H. (Hrsg.), Hospital Information Systems, An international
perspective on problems and prospects, IFIP working conference on
Hospital Information Systems, Capetown, South Africa, 2. - 6. April
1979, Amsterdam 1979, S. 279 - 301.

Grochla, E.,	Systemtheorie und Organisation, in:
Lehmann, H.,	Grochla, E. (Hrsg.), HWB der
Organisation, zweite, völlig neu
gestaltete Auflage, Stuttgart 1980,
Sp. 2204 - 2216.

Grochla, E.,	Organisation der Anlagenwirtschaft,
in: Grochla, E. (Hrsg.), HWB der
Organisation, Stuttgart 1973, Sp. 65
- 78.

Grosche, J.H.,	Rechnungswesen im Krankenhaus, in:
Selbmann, H.K., Überla, K.,
Greiller, R.(Hrsg.), Alternativen
medizinischer Datenverarbeitung,
Fachtagung, München-Großhadern,
19. Februar 1976, S. 136 - 143.

Grosche, J.H.,	Einführungsstrategien im admini-
strativen Bereich der Kliniken, in:
Ehlers, C.Th., Klar, R.(Hrsg.), Informationsverarbeitung in der Medizin (Wege und Irrwege), 22. Jahrestagung der GMDS, Göttingen 3. -
5.10.1977, Heidelberg 1979, S. 203 -
214.

Gunji, A.,   The strategic analyses and initial implementation of the shared hospital information system, in: Anderson, J.(Hrsg.), Medical Informatics, Europe 1978, First Congress of the European Federation for Medical Informatics, Proceedings, Cambridge, England, September 4 - 8, 1978, Heidelberg 1978, S. 663 - 670.

Haase, M.,   Aufgaben und Organisation der Materialwirtschaft, in: Hildebrand, R. (Hrsg.), Handbuch Krankenhausmanagement, Kapitel 4.1., Beschaffung und Materialwirtschaft, München 1982, S. 1 - 34.

Haase, H.,   Ein Modell für den kostengünstigen
Kampe, D.,   Rechnereinsatz in Krankenhäusern unterschiedlicher Größe unter Berücksichtiung einer zentralen EDV-Betreuung, in: Reichertz, P.L., Schwarz, B.(Hrsg.), Informationssysteme in der medizinischen Versorgung, Ökologie der Systeme: Bericht von der 21. Jahrestagung der Deutschen Gesellschaft für medizinische Dokumentation, Informatik und Statistik e.V., Hannover, 26. - 29.September 1976, Stuttgart 1978, S. 229 - 245.

Hackstein, R.,   Personalinformationssysteme, in:
Koch, G.A.,   Gaugler, E. (Hrsg.), HWB des Personalwesens, Stuttgart 1975, Sp. 1571 - 1582.

Hammon, G.L.,   The Future of Hospital Information systems, Effect on Cost of Patient-Care (Social, Hospital and Medical), in: Shannon, R.H.(Hrsg.), Hospital Information Systems, an international perspective on problems and prospects, IFIP working conference on Hospital Information Systems, Capetown, South Africa, 2. - 6. April 1979, Amsterdam 1979, S. 351 - 359.

238

Hartgerink, M.J.,   The effects of hospital information systems on the patient, in: Shannon, R.H.(Hrsg.), Hospital Information Systems, an international perspective on problems and prospects, IFIP working conference on Hospital Information Systems, Capetown, South Africa, 2. - 6. April 1979, Amsterdam 1979, S. 361 - 367.

Hax, H.,   Kommunikation, in: Grochla, E. (Hrsg.), HWB der Organisation, Stuttgart 1973, Sp. 825 - 831.

Hax, H.,   Optimierung von Organisationsstrukturen, in: Grochla, E. (Hrsg.), HWB der Organisation, Stuttgart 1969, S. 1083 - 1089.

Heinen, E.,   Ziele und Zielsysteme in der Unternehmung, in: Albers, W., ... (Hrsg.), HdWW., Bd. 7, Stuttgart 1981, S. 616 - 623.

Henskes, D.T.,
Kronick, H.E.,   Operator Acceptance of Data Entry Devices in Patient Care Areas of a Hospital, in: Anderson, J., Forsythe, J.M.(Hrsg.), Medinfo 74, Proceedings of the First World Conference on Medical Informatics, Stockholm, August 5 - 10, 1974, Amsterdam 1974, S. 639 - 643.

Hildebrand, R.,   Anlagenwirtschaft - Ziele, Aufbau, institutioneller Rahmen, in: Hildebrand, R. (Hrsg.), Handbuch Krankenhausmanagement, Abschnitt 5.1., München 1982, S. 1 - 28.

Hildebrand, R.,   Datenverarbeitung im Krankenhaus - Bestandsaufnahme und weitere Entwicklung -, in: Hildebrand, R. (Hrsg.), Handbuch Krankenhausmanagement, Abschnitt 6.4., S. 1 - 99.

Hildebrand, R.,   Einführung - Gegenstand und Aufgaben des Krankenhausmanagements, in: Hildebrand, R. (Hrsg.), Handbuch Krankenhausmanagement, Bd. I, Abschnitt 1, München 1982, S. 1 - 157.

Hirel, J-C.,   Future of Hospital information systems, General impact of new technology on health care, in: Shannon, R.H.(Hrsg.), Hospital Information Systems, an international perspective on problems and prospects, IFIP working conference on Hospital Information Systems, Capetown, South Africa, 2. - 6. April 1979, Amsterdam 1979, S. 311 - 330.

Hoffmann, F.,   Organisation, Begriff der, in: Grochla, E. (Hrsg.), HWB der Organisation, zweite, völlig neu gestaltete Auflage, Stuttgart 1980, Sp. 1425 - 1431.

Holland-Cunz, B.,
Holland-Cunz, R.,   EDV-Systeme in Administration und Versorgung - Forderung oder Überforderung des Nutzers, in: Ehlers, C.Th., Klar, R. (Hrsg.), Informationsverarbeitung in der Medizin (Wege und Irrwege), 22. Jahrestagung der GMDS, Göttingen 3. - 5.10.1977, Heidelberg 1979, S. 190 - 193.

Hopperdietzel, W.,   Bewertung der Kosten- und Leistungsfaktoren, in: Grochla, E., Die Wirtschaftlichkeit automatisierter Datenverarbeitungssysteme, Wiesbaden 1972, S. 177 - 198.

Huesing, S.A.,   Hospital information systems, an administrative perspective, in: Shannon, R.H.(Hrsg.), Hospital Information Systems, an international perspective on problems and prospects, IFIP working conference on Hospital Information Systems, Capetown, South Africa, 2. - 6. April 1979, Amsterdam 1979, S. 53 - 61.

Isaacs, H.H.,   Objectives, Criteria, and Techniques for Evaluation, in: Koza, R.C. (Hrsg.), Health Information Systems Evaluation, Proceedings of the Symposium on Health Information Systems Evaluation, August 15. - 17., Aspen Colorado, Denver Colorado 1974, S. 329 - 352.

Jàvor, A.,
Bordás, I.,
Leposa, D.,
Simon, L.,

Development of Medical Information Systems in Hungary, in: Roger, F.H., ... (Hrsg.), Medical Informatics, Europe 84, Proceedings, Brussels, Belgium, September 10 - 13, 1984, Heidelberg 1984, S. 634 - 642.

Jorgensen, M.,

Fehler und Gefahren bei der Einführung von EDV in Krankenhäusern, Erfahrungen in 10 Jahren im Kreis Kopenhagen, in: Ehlers, C.Th., Klar, R.(Hrsg.), Informationsverarbeitung in der Medizin (Wege und Irrwege), 22. Jahrestagung der GMDS, Göttingen 3. - 5.10.1977, Heidelberg 1979, S. 21 - 28.

Juranek, H.,
Black, B.,

Der Abbruch des Menüoptimierungsprojektes im Klinikum Tübingen nach 1 1/2-jähriger Realisierungsphase. Technische oder menschliche Ursachen, in: Ehlers, C.Th., Klar, R.(Hrsg.), Informationsverarbeitung in der Medizin (Wege und Irrwege),

22. Jahrestagung der GMDS, Göttingen 3. - 5.10.1977, Heidelberg 1979, S. 194 - 201.

Kern, W.,

Ablauforganisation, räumliche Aspekte der, in: Grochla, E. (Hrsg.), HWB der Organisation, zweite, völlig neu gestaltete Auflage, Stuttgart 1980, Sp. 8 - 21.

Kernler, H.,

Datenbankprobleme, in: Heilmann, H., ...(Hrsg.), Handbuch der modernen Datenverarbeitung, Heft 118 - Datenbanken, 1984, S. 3 - 4.

Klar, R.,

Workshop: Anwenderbezogene Probleme, Zusammenfassung der Diskussion und Ergebnisse, in: Ehlers, C.Th., Klar, R.(Hrsg.), Informationsverarbeitung in der Medizin (Wege und Irrwege), 22. Jahrestagung der GMDS, Göttingen 3. - 5.10.1977, Heidelberg 1979, S. 771 - 773.

Klar, R.,   Hierarchische strukurierte Datenbanken in der Medizin, in: Reichertz, P.L., Schwarz, B.(Hrsg.), Informationssysteme in der medizinischen Versorgung, Ökologie der Systeme: Bericht von der 21. Jahrestagung der Deutschen Gesellschaft für medizinische Dokumentation, Informatik und Statistik e.V., Hannover, 26. - 29.September 1976, Stuttgart 1978, S. 326 - 339.

Koeppe, P.,   Irrwege und Fehlschläge - ignorieren oder publizieren?, in: Ehlers, C.Th., Klar, R.(Hrsg.), Informationsverarbeitung in der Medizin (Wege und Irrwege), 22. Jahrestagung der GMDS, Göttingen 3. - 5.10.1977, Heidelberg 1979, S. 111 - 126.

Kosiol, E.,   Ablauforganisation, Grundprobleme der, in: Grochla, E. (Hrsg.), HWB der Organisation, zweite, völlig neu gestaltete Auflage, Stuttgart 1980, Sp. 1 - 8.

Kunz, A.,   Erfahrungen mit dem Einsatz von EDV im Krankenhaus aus der Sicht des Anwenders, in: Meyer, M.(Hrsg.), Krankenhausplanung, Stuttgart 1979, S. 31 - 48.

Kutschera, J.,
Glass, P.,
Wagner, A.,   Ein Computerprogramm zur Aufstellung von Dienstplänen für Kliniken, in: Schlegel, B. (Hrsg.), Verhandlungen der Deutschen Gesellschaft für Innere Medizin, Achtzigster Kongress, Wiesbaden 21. - 25. 4. 1974, München 1974, S. 946 - 949.

Landersdorfer, T.,   Personalverwaltung, in: Selbmann, H.K., Überla, K., Greiller, R. (Hrsg.), Alternativen medizinischer Datenverarbeitung, Fachtagung, München-Großhadern, 19. Februar 1976, Heidelberg 1976, S. 128 - 131.

Laux, H.,   Organisation, II. Aufbau und Ablauf, in: Albers, W., ...(Hrsg.), HdWW, Bd. 6, Stuttgart 1981, S. 15 - 25.

242

Le Beux, P.J.,
Henley, R.R.,
Blois, M.S.,

Implementation of a Frame Selection
System for a Modular Hospital Infor-
mation System, in: Anderson, J.,
Forsythe, J.M.(Hrsg.), Medinfo 74,
Proceedings of the First World Con-
ference on Medical Informatics,
Stockholm, August 5 - 10, 1974,
Amsterdam 1974, S. 625 - 631.

Lewis, Th.L.,
Macks, G.C,

GAPS: Present Criteria for the
Evaluation of Medical Information
Systems, an international perspective on problems and prospects, IFIP
working conference on Hospital Information Systems, Capetown, South
Africa, 2. - 6. April 1979, Amsterdam 1979, S. 249 - 280.

Lexa, H.,

Bewertung, kalkulatorische, in:
Grochla, E. (Hrsg.), HWB der Betriebswirtschaft, 4., völlig neu
gestaltete Auflage, Stuttgart 1974,
Sp. 833 - 839.

Liedtke, R.P.,

Probleme bei verteilten Datenbanken,
in: Heilmann, H., ...(Hrsg.), Handbuch der modernen Datenverarbeitung,
Heft 118 - Datenbanken, 1984, S. 17
- 26.

Lindberg, D.A.B.,

The status of Medical Information
Systems technology, in: Shannon,
R.H. (Hrsg.), Hospital Information
Systems, an international perspective on problems and prospects, IFIP
working conference on Hospital Information Systems, Capetown, South
Africa, 2. - 6. April 1979, Amsterdam 1979, S. 19 - 28.

Lindner, H.,

Patientendatenbank in Routine, in:
Selbmann, H.K., Überla, K.,
Greiller, R.(Hrsg.), Alternativen
medizinischer Datenverarbeitung,
Fachtagung, München-Großhadern, 19.
Februar 1976, Heidelberg 1976, S.
110 - 114.

Louwerse, C.P.,
Van der Zanden, H.G.M.,

Impact of a Hospital Information System on Hospital Organisation, in: Roger, F.H., ... (Hrsg.), Medical Informatics, Europe 84, Proceedings, Brussels, Belgium, September 10 - 13, 1984, Heidelberg 1984, S. 693 - 698.

Lovrek, V.,
Madjaric, M.,

Hospital information system development under conditions of limited hardware resources, in: Roger, F.H., ... (Hrsg.), Medical Informatics, Europe 84, Proceedings, Brussels, Belgium, September 10 - 13, 1984, Heidelberg 1984, S. 51 - 55.

Löffelholz, J.,

Wirtschaftlichkeit und Rentabilität, in: Grochla, E., Wittmann, W. (Hrsg.), HWB der Betriebswirtschaft, vierte, völlig neu gestaltete Auflage, Stuttgart 1975, Sp. 4461 - 4467.

Merz, W.A.,

Wirtschaftlichkeitsrechnungen für EDV-Projekte im Krankenhauswesen: Richtlinien und Beispiele, in: Ehlers, C.Th., Klar, R.(Hrsg.), Informationsverarbeitung in der Medizin (Wege und Irrwege), 22. Jahrestagung der GMDS, Göttingen 3. - 5.10.1977, Heidelberg 1979, S. 245 - 252.

Meyer-Bender, B.,

Das Patientenaufnahmesystem, in: Selbmann, H.K., Überla, K., Greiller, R.(Hrsg.), Alternativen medizinischer Datenverarbeitung, Fachtagung, München-Großhadern, 19. Februar 1976, S. 115 -127.

Molteno, B.W.H.,

A new approach to evaluation in the NHS experimental computer programme, in: Anderson, J.(Hrsg.), Medical Informatics, Europe 1978, First Congress of the European Federation for Medical Informatics, Proceedings, Cambridge, England, September 4 - 8, 1978, Heidelberg 1978, S. 691 - 700.

244

Möhr, J.R., Sawinski, R., Kluge, A., Alle, W.,	On Selecting Commercial (Laboratory) Information Systems, in: Roger, F.H., ... (Hrsg.), Medical Informatics, Europe 84, Proceedings, Brussels, Belgium, September 10 - 13, 1984, Heidelberg 1984, S. 686 - 692.
Peterson, H.,	A Password Oriented Privacy System for Stockholm County, in: Anderson, J., Forsythe, J.M.(Hrsg.), Medinfo 74, Proceedings of the First World Conference on Medical Informatics, Stockholm, August 5 - 10, 1974, Amsterdam 1974, S. 645 - 648.
Petsch, M., Weihe, M.,	Software für das Rechnungswesen, Teil 1: Vorgehensweise und grundlegende Auswahlaspekte, in: Praxis des Rechnungswesens, Buchführung, Bilanzierung, Betriebsabrechnung, Datenverarbeitung, Gruppe 12 - Datenverarbeitung, 1985, S. 927 - 956.
Pfeiffer, C., et al.,	Anpassung der Kommunikation mit einem Informationssystem an die Anforderungen eines Universitätskrankenhauses, in: Reichertz, P.L., Schwarz, B.(Hrsg.), Informationssysteme in der medizinischen Versorgung, Ökologie der Systeme: Bericht von der 21. Jahrestagung der Deutschen Gesellschaft für medizinische Dokumentation, Informatik und Statistik e.V., Hannover, 26. - 29.September 1976, Stuttgart 1978, S. 308 - 316.
Pfeuffer, B.,	Die Verknüpfung der patientengebundenen Verwaltung mit dem Betriebsablauf eines Großklinikums, in: Reichertz, P.L., Schwarz, B.(Hrsg.), Informationssysteme in der medizinischen Versorgung, Ökologie der Systeme: Bericht von der 21. Jahrestagung der Deutschen Gesellschaft für medizinische Dokumentation, Informatik und Statistik e.V., Hannover, 26. - 29.September 1976, Stuttgart 1978, S. 246 - 251.

Pfeuffer, B.,

"Anwendungsbezogene Probleme bei der Konzipierung, Entwicklung und Einführung eines EDV-Systems für die patientengebundene Verwaltung", in: Ehlers, C.Th., Klar, R.(Hrsg.), Informationsverarbeitung in der Medizin (Wege und Irrwege), 22. Jahrestagung der GMDS, Göttingen 3. - 5.10.1977, Heidelberg 1979, S. 177 - 180.

Pietrzyk, P.,

Optimierung von Patientendatenbanken, in: Reichertz, P.L., Schwarz, B.(Hrsg.), Informationssysteme in der medizinischen Versorgung, Ökologie der Systeme: Bericht von der 21. Jahrestagung der Deutschen Gesellschaft für medizinische Dokumentation, Informatik und Statistik e.V., Hannover, 26. - 29.September 1976, Stuttgart 1978, S. 280 - 290.

Pudenz, W.,
Voss, J.D.,

Einsatz und Entwicklung eines administrativen Informationssystems für das Klinikum der Universität Kiel, in: Reichertz, P.L., Schwarz, B.(Hrsg.), Informationssysteme in der medizinischen Versorgung, Ökologie der Systeme: Bericht von der 21. Jahrestagung der Deutschen Gesellschaft für medizinische Dokumentation, Informatik und Statistik e.V., Hannover, 26. - 29.September 1976, Stuttgart 1978, S. 246 - 251.

Rector, A.L.,
Metcalfe, D.H.H.,
Hallam, L.,
Clayden, A.D.,

A survey of developments in medical records and information, in: Anderson, J.(Hrsg.), Medical Informatics, Europe 1978, First Congress of the European Federation for Medical Informatics, Proceedings, Cambridge, England, September 4 - 8, 1978, Heidelberg 1978, S. 91 - 99.

246

Reichertz, P.L.,   Structure and content of information
                                    Systems in the Hospital Environment,
                                    in: Shannon, R.H.(Hrsg.), Hospital
                                    Information Systems, an inter-
                                    national perspective on problems and
                                    prospects, IFIP working conference
                                    on Hospital Information Systems,
                                    Capetown, South Africa, 2. - 6.
                                    April 1979, Amsterdam 1979, S. 83 -
                                    98.

Reichertz, P.L.,   EDV und das System der Gesundheits-
                                    versorgung, in: Reichertz, P.L.,
                                    Schwarz, B.(Hrsg.), Informations-
                                    systeme in der medizinischen Ver-
                                    sorgung, Ökologie der Systeme: Be-
                                    richt von der 21. Jahrestagung der
                                    Deutschen Gesellschaft für medizini-
                                    sche Dokumentation, Informatik und
                                    Statistik e.V., Hannover, 26. -
                                    29.September 1976, Stuttgart 1978,
                                    S. 1 - 13.

Reichertz, P.L.,   Das Medizinische System Hannover -
                                    Erreichtes und Erfahrenes - , in:
                                    Ehlers, C.Th., Klar, R.(Hrsg.),
                                    Informationsverarbeitung in der
                                    Medizin (Wege und Irrwege), 22.
                                    Jahrestagung der GMDS, Göttingen 3.
                                    - 5.10.1977, Heidelberg 1979, S. 40
                                    - 61.

Reinermann, H.,   Kosten/Nutzen-Analyse, in: Kosiol,
                                    E., ... (Hrsg.), HWB des Rechnungs-
                                    wesens, 2., völlig neu gestaltete
                                    Auflage, Stuttgart 1981, Sp. 1051 -
                                    1061.

Rienhoff, O.,   Ein Ansatz zur Optimierung des
                                    benutzerseitigen Systemdesigns mit-
                                    tels des semantischen Differentials,
                                    in: Ehlers, C.Th., Klar, R.(Hrsg.),
                                    Informationsverarbeitung in der Me-
                                    dizin (Wege und Irrwege), 22. Jahres-
                                    tagung der GMDS, Göttingen 3.- 5. 10.
                                    1977, Heidelberg 1979, S. 486 - 497.

Rystrom, L.,   A Man-Machine Communication System
Damgaard, A.J.,   for the Clinical Environment, in:
Larsen I.A.,   Anderson, J., Forsythe, J.M.(Hrsg.),
                                    Medinfo 74, Proceedings of the First
                                    World Conference on Medical Informa-
                                    tics, Stockholm, August 5 - 10,
                                    1974, Amsterdam 1974, S. 633 - 637.

Sauter, K.,   Datenbankaspekte - Informatikprobleme, Eine Einführung, in:
Reichertz, P.L., Schwarz, B.(Hrsg.),
Informationssysteme in der medizinischen Versorgung, Ökologie der Systeme: Bericht von der 21. Jahrestagung der Deutschen Gesellschaft für
medizinische Dokumentation, Informatik und Statistik e.V., Hannover,
26. - 29.September 1976, Stuttgart
1978, S. 261 - 263.

Sauter, K., et al.,   Datenbankgestütztes Patienteninformationssystem für ein Universi-
tätsklinikum - Analyse einer sechsjährigen Erfahrung, in: Ehlers,
C.Th., Klar, R. (Hrsg.), Informationsverarbeitung in der Medizin
(Wege und Irrwege), 22. Jahrestagung
der GMDS, Göttingen 3. - 5.10.1977,
Heidelberg 1979, S. 127 - 139.

Schach E.,   Gesundheitssysteme und Informationssysteme, in: Reichertz, P.L.,
Schwarz, B.(Hrsg.), Informationssysteme in der medizinischen Versorgung, Ökologie der Systeme:
Bericht von der 21. Jahrestagung der
Deutschen Gesellschaft für medizinische Dokumentation, Informatik und
Statistik e.V., Hannover, 26. -
29.September 1976, Stuttgart 1978,
S. 363 - 370.

Schaller, H.D.,
Daxberger, W.,
Hempen, C.H.,   Patientenverwaltung, in: Selbmann,
H.K., Überla, K., Greiller,
R.(Hrsg.), Alternativen medizi-
nischer Datenverarbeitung, Fach-
tagung, München-Großhadern, 19.
Februar 1976, S. 122 - 127.

Scherrer, J.R.,
Brisebarre, A.,
Depuis, E.,   Hospital information system
integrated laboratories, in: Roger,
F.H., ... (Hrsg.), Medical
Informatics, Europe 84, Proceedings,
Brussels, Belgium, September 10 -
13, 1984, Heidelberg 1984, S. 84 -
90.

Schmeetz, D.,
Engelbrecht, R.,
Reichertz, P.L.,
Implementation und Einsatz von Industriesoftware im administrativen Bereich eines Universitätskrankenhauses, in: Ehlers, C.Th., Klar, R.(Hrsg.), Informationsverarbeitung in der Medizin (Wege und Irrwege), 22. Jahrestagung der GMDS, Göttingen 3. - 5.10.1977, Heidelberg 1979, S. 286 - 291.

Schmeetz, D.,
Engelbrecht, R.,
Zuverlässigkeit von Informationssystemen als Wechselwirkung zwischen Benutzer- und Systemverhalten, in: Reichertz, P.L., Schwarz, B.(Hrsg.), Informationssysteme in der medizinischen Versorgung, Ökologie der Systeme: Bericht von der 21. Jahrestagung der Deutschen Gesellschaft für medizinische Dokumentation, Informatik und Statistik e.V., Hannover, 26. - 29.September 1976, Stuttgart 1978, S. 246 - 251.

Schmidt, G.,
Erhebungstechniken, in: Grochla, E. (Hrsg.), HWB der Organisation, zweite, völlig neu gestaltete Auflage, Stuttgart 1980, Sp. 660 - 672.

Schneider, W.,
Experiences with databanks in medicine, in: Ehlers, C.Th., Klar, R.(Hrsg.), Informationsverarbeitung in der Medizin (Wege und Irrwege), 22. Jahrestagung der GMDS, Göttingen 3. - 5.10.1977, Heidelberg 1979, S. 29 - 39.

Schulze, H.H.,
Voraussetzungen für eine ursachengerechte DV-Kostenrechnung, in: Heilmann, H., ...(Hrsg.), Handbuch der modernen Datenverarbeitung, Heft 107, Wiesbaden 1982, S. 115 - 125.

Shannon, R.H.,
Systems evolution and Hospital Information Systems, in: Shannon, R.H.(Hrsg.), Hospital Information Systems, an international perspective on problems and prospects, IFIP working conference on Hospital Information Systems, Capetown, South Africa, 2. - 6. April 1979, Amsterdam 1979, S. 377 - 387.

Sieben, G.,
Löcherbach, G.,
Matschke, M.J.,

Bewertungstheorie, in: Grochla, E., Wittmann, W. (Hrsg.), HWB der Betriebswirtschaft, vierte, völlig neu gestaltete Auflage, Stuttgart 1975, Sp. 839 - 851.

Sommerlatte, T.W.H.A.,

Information und Kommunikation, in: Hildebrand, R. (Hrsg.), Handbuch Krankenhausmanagement, Abschnitt 6.1., München 1978, S. 1 - 28.

Stiege, G.,

Ein neues Verfahren der Datenverarbeitung in Hard- und Software: Suchrechner und Assoziativspeicher, in: Ehlers, C.Th., Klar, R.(Hrsg.), Informationsverarbeitung in der Medizin (Wege und Irrwege), 22. Jahrestagung der GMDS, Göttingen 3. - 5. 10. 1977, Heidelberg 1979, S. 506 - 517.

Straach, H.P.,

Rückkoppelung des Benutzerverhaltens, aufgezeigt am Kiel KIS, in: Reichertz, P.L., Schwarz, B.(Hrsg.), Informationssysteme in der medizinischen Versorgung, Ökologie der Systeme: Bericht von der 21. Jahrestagung der Deutschen Gesellschaft für medizinische Dokumentation, Informatik und Statistik e.V., Hannover, 26. - 29.September 1976, Stuttgart 1978, S. 95 - 101.

Stülpnagel, A.,

Data Dictionary, in: Heilmann, H., ...(Hrsg.), Handbuch der modernen Datenverarbeitung, Heft 118 - Datenbanken, 1984, S. 59 - 70.

Szyperski, N.,

Informationsbedarf, in: Grochla, E. (Hrsg.), HWB der Organisation, zweite, völlig neu gestaltete Auflage, Stuttgart 1980, Sp. 904 - 913.

Szyperski, N.,

Informationssysteme, computergestüzte, in: HWB der Organisation, zweite, völlig neu gestaltete Auflage, Stuttgart 1980, Sp. 920 - 933.

Szyperski, N.,

Rechnungswesen als Informationssystem, in: Kosiol, E., ...(Hrsg.), HWB des Rechnungswesens, 2. völlig neu gestaltete Auflage, Stuttgart 1981, Sp. 1425 - 1439.

250

Überla, K.,

The uses of Hospital Information Systems in the total health care systems, in: Shannon, R.H.(Hrsg.), Hospital Information Systems, an international perspective on problems and prospects, IFIP working conference on Hospital Information Systems, Capetown, South Africa, 2. - 6. April 1979, Amsterdam 1979, S. 123 - 129.

Überla, K.,

Informationsverarbeitung in der Medizin: - Wege und Irrwege aus der Sicht des Methodikers - , in: Ehlers, C.Th., Klar, R.(Hrsg.), Informationsverarbeitung in der Medizin (Wege und Irrwege), 22. Jahrestagung der GMDS, Göttingen 3. - 5.10.1977, Heidelberg 1979, S. 11 - 20.

Van de Velde, R.,

Development of a Datamodel for a University Hospital, in: Anderson, J., Forsythe, J.M.(Hrsg.), Medinfo 74, Proceedings of the First World Conference on Medical Informatics, Stockholm, August 5 - 10, 1974, Amsterdam 1974, S. 89 - 93.

Van Brunt, E.,

Methodology of Evaluating Health Information Systems, in: Anderson, J., Forsythe, J.M.(Hrsg.), Medinfo 74, Proceedings of the First World Conference on Medical Informatics, Stockholm, August 5 - 10, 1974, Amsterdam 1974, S. 1009 - 1012.

Van der Werff, A.,

Implementation Considerations of Hospital Information Systems: Organizational Factors, in: Shannon, R.H.(Hrsg.), Hospital Information Systems, an international perspective on problems and prospects, IFIP working conference on Hospital Information Systems, Capetown, South Africa, 2. - 6. April 1979, Amsterdam 1979, S. 99 - 106.

Van der Zanden, H.G.M., Bakker, A.R.,

Trends in costs of a hospital information system, in: Roger, F.H., ... (Hrsg.), Medical Informatics, Europe 84, Proceedings, Brussels, Belgium, September 10 - 13, 1984, Heidelberg 1984, S. 61 - 65.

Vodrazka, K.,
Zu den Zusammenhängen zwischen Kosten-, Ausgaben- und Aufwandsrechnung, in: Bratschitsch, R., Vodrazka, K. (Hrsg.), Gedanken zu aktuellen Problemen der Betriebswirtschaftlehre in Österreich, Festgabe für Bouffier, W., zur Vollendung des 65. Lebensjahres, Innsbruck 1968, S. 91 - 122.

Voss, D.J.,
Kosten-Nutzen-Überlegungen bei der Implementierung und Anpassung von "Standardsoftware" und EDV-Entwicklungen, in: Ehlers, C.Th., Klar, R.(Hrsg.), Informationsverarbeitung in der Medizin (Wege und Irrwege), 22. Jahrestagung der GMDS, Göttingen 3. - 5.10.1977, Heidelberg 1979, S. 300 - 310.

Voss, D.J.,
Abrechnung stationärer Behandlungsfälle im Klinikum der Christian-Albrecht-Universität Kiel, in: Ehlers, C.Th., Klar, R.(Hrsg.), Informationsverarbeitung in der Medizin (Wege und Irrwege), 22. Jahrestagung der GMDS, Göttingen 3. - 5.10.1977, Heidelberg 1979, S. 181 - 189.

Wiesner, H.,
Auswirkungen des Datenschutzes auf Krankenanstalten, in: Leitgeb, H., Wiesner H. (Hrsg.), Technische Organisationsmittel im Krankenhaus, 2. ADV-Fachtagung, Salzburg 1981, S. 231 - 239.

Wilde, E.,
EDV-Einsatz am Beispiel des Zentralklinikums Augsburg, in: Hildebrand, R.(Hrsg.), Handbuch Krankenhausmanagement, Abschnitt 6.3., München 1982, S. 1 - 30.

Wilde, E.,
Beobachtungen zur Übergangsfunktion des Systems Krankenhaus, in: Reichertz, P.L., Schwarz, B.(Hrsg.), Informationssysteme in der medizinischen Versorgung, Ökologie der Systeme: Bericht von der 21. Jahrestagung der Deutschen Gesellschaft für medizinische Dokumentation, Informatik und Statistik e.V., Hannover, 26. - 29.September 1976, Stuttgart 1978, S. 91 - 100.

252

Wildgruber, E.,

Wiederholungsgruppe, in: Schneider, H.J. (Hrsg.), Lexikon der Informatik und Datenverarbeitung, München 1983, S. 596.

Willems, J.S.,

Cost-Effectiveness Analysis of Medical Technologies as an aid to policymakers, in: Goldman, J. (Hrsg.), Health Technology Evaluation, Proceedings, Columbia, Missouri, November 6. - 7. 1978, Heidelberg 1979, S. 43 - 55.

Winter, M.,

Der Wirtschafts-, Verwaltungs- und technische Dienst, in: Müller, H.-W., Führungsaufgaben im modernen Krankenhaus, Stuttgart 1980, S. 267 - 311.

Wolters, E.,
Spormann, V.,

Datengesteuerter Aufbau interaktiver Applikationssysteme, in: Reichertz, P.L., Schwarz, B.(Hrsg.), Informationssysteme in der medizinischen Versorgung, Ökologie der Systeme: Bericht von der 21. Jahrestagung der Deutschen Gesellschaft für medizinische Dokumentation, Informatik und Statistik e.V., Hannover, 26. - 29.September 1976, Stuttgart 1978, S. 264 - 273.

Zierer, J.,
Simon, H.,

Apotheke und Wirtschaftsverwaltung, in: Selbmann, H.K., Überla, K., Greiller, R.(Hrsg.), Alternativen medizinischer Datenverarbeitung, Fachtagung, München-Großhadern, 19. Februar 1976, Heidelberg 1976, S. 132 - 135.

Ziegler-Jung, B.,

Datenschutz im Krankenhaus, in: Hildebrand, R. (Hrsg.), Handbuch Krankenhausmanagement, Abschnitt 6.2., München 1982, S. 1 - 22.

ZEITSCHRIFTEN

Abdelhak, M.,   Hospital information systems applications and potentials: a literature review, in: Topics in health record management, September 1982, S. 8 - 18.

Barber, B.,   Summery of Group 3: The role of computers and data processing in improving hospital efficiency, in: World Hospitals, Vol. XIX, No. 4, 1983, S. 31 - 33.

Bartoniczek, H.,   Ist KIBITZ das Kommunikationssystem der Zukunft?, in: Krankenhaus-Umschau 9, 1983, S 667 - 671.

Bisbee, G.E.,   Integration of clinical and financial data in hospital decision-making, in: World Hospitals, November 1983, S. 20 - 22.

Bodendorf, F.,
Salm, R.,
Peterson, K.-G.,   Übermittlung von Informationen mit EDV-Unterstützung in der Klinikroutine, in: Das Krankenhaus, 11/1984, S. 490 - 494.

Brusil, P.J.,   Protocols for unifying distributed systems in hospitals, in: Journal of Medical Systems, Vol. 7. No. 4, 1983, S. 333 - 348.

Cyris, B.,   Entwicklungsstand des Projekts Patient Care System am Stadt- und Kreiskrankenhaus Kulmbach, in: Krankenhausumschau 1, 1984, S. 21 - 22.

Dienes, H.,   Probleme der Gebarungsprüfung von Krankenanstalten, in: ÖGZ, Nr. 1, 1985, S. 2 - 7.

Dowling, A.F., Jr.,   Toward task support for hospital operations, in: Hospital material management quaterly, November 1983, S. 32 - 40.

254

Ehlers, C.-Th.,

Die Verantwortung nie auf ein KIS übertragen, in: Computerwoche, 7. Dezember 1984 - Kommunale Datenverarbeitung, S. 28 - 30.

Eichhorn, P.,

Krankenhäuser als Unternehmen, in: ZögU, Beiheft 2, Krankenhäuser als Unternehmen, 1979, S. 1 - 11.

Eichhorn, S.,

Das Krankenhaus als Dienstleistungsbetrieb - Probleme der Krankenhausökonomie - , in: BfuP, 2/1977, S. 120 - 135.

Eichhorn, S.,

Betriebswirtschaftliche Ansätze zu einer Theorie des Krankenhauses, in: ZfB, 1979, S. 173 - 191.

Frischknecht, W.,

Ein Kalkulationsschema für diagnostische und therapeutische Leistungen in der Medizin, in: Das Schweizer Spital, Nr. 2, 1979, S. 63 - 67.

Gebhardt, M.,

Eine überregionale EDV-Lösung für Krankenhäuser, - Stand nach 6-jähriger Anwendung -, in: Krankenhaus-Umschau 4, 1977, S. 208 - 214.

Goetzke, W.,

Die Nutzung DV-gestützter Informationssysteme für die Betriebssteuerung im Krankenhaus, in: BfuP, 2/1982, Betriebswirtschaftliche Informationssysteme im Krankenhaus, S. 137 - 147.

Goodhart, M.D.,

Selecting a computerized information system, in: Hospitals, Dezember 1, 1983, S. 66 - 74.

Güntert, B., Probst, G.,

Das integrierte Informationssystem, Möglichkeiten und Grenzen, in: Schweizer Spital, Nr. 3/1984, S. 19 - 24.

Hansen, K.,

Entscheidungsorientiertes Rechnungswesen im Krankenhaus, in: Krankenhaus-Umschau 1, 1984, S. 22 - 23.

Hügli, E.,

VESKA-Studienreise in den USA mit Schwerpunkt Spital-EDV, in: Das Schweizer Spital, Nr. 2, 1979, S. 60 - 72.

Ingruber, H.,
Schrenk, A.,

Ein Personalinformationssystem auf
EDV-Basis für die Krankenpflegeschule, in: Österreichische Kranken-
haus-Zeitung 24, 1983, S. 748 -752.

Kampe, D.M.,
Kracht, P.J.,

Unternehmen Krankenhaus (I); Vom
Hospital zum modernen Dienstleistungsbetrieb, in: Blick durch
die Wirtschaft, 18.3.1985, S. 3.

Kampe, D.M.,
Kracht, P.J.,

Unternehmen Krankenhaus (III); Von
der Verwaltung zum Management, in:
Blick durch die Wirtschaft,
25.3.1985, S. 3.

Kampe, D.M.,
Kracht, P.J.,

Unternehmen Krankenhaus (V);
Kontrolle ist kein Selbstzweck, in:
Blick durch die Wirtschaft,
1.4.1985, S. 3.

Kampe, D.M.,
Kracht, P.J.,

Unternehmen Krankenhaus (VI);
Steuerungsinstrumente für das Krankenhaus, in: Blick durch die Wirtschaft, 4.4.1985, S. 3.

Kampe, D.M.,
Kracht, P.J.,

Unternehmen Krankenhaus (VIII); Die
Datenverarbeitung im Gesundheitswesen, in: Blick durch die Wirtschaft, 15.4.1985, S. 3.

Kampe, D.M.,
Kracht, P.J.,

Unternehmen Krankenhaus (IX); Wie
sieht die richtige Datenverarbeitung
aus?, in: Blick durch die Wirtschaft, 18.4.1985, S. 3.

Kampe, D.M.,
Kracht, P.J.,

Unternehmen Krankenhaus (XI);
Computer, der Helfer von Ärzten und
Patient, in: Blick durch die
Wirtschaft, 25.4.1985, S. 3.

Kampe, D.M.,
Kracht, P.J.,

Unternehmen Krankenhaus (XIV);
Externe Wirtschaftlichkeitsprüfungen, in: Blick durch die Wirtschaft,
4.5.1985, S. 3.

Kampe, D.M.,
Kracht, D.M.,

Unternehmen Krankenhaus (XVI); Das
amerikanische Gesundheitswesen - ein
Überblick, in: Blick durch die Wirtschaft, 7.6.1985, S. 3.

Kampe, D.M.,
Kracht, P.J.,

Unternehmen Krankenhaus (XVII);
Entwicklungstendenzen im Gesund-
heitswesen, in: Blick durch die
Wirtschaft, 14.6.1985, S. 3.

Kampe, D.M.,
Kracht, P.J.,

Unternehmen Krankenhaus(XVIII); Anforderungen an das Krankenhaus-Management, in: Blick durch die Wirtschaft, 21.6.1985, S. 3.

Keldenich, K.,

Krankenhausstruktur, in: Zeitschrift für Organisation, Heft 3, 1975, S 5 - 165.

Kettner, K.H.,
Scharmann, K.G.,

Wirtschaftlichkeitsbeurteilung von Datenverarbeitungsprojekten, in: ZfB 1982, Beiträge zum Kontaktstudium, S. 1002 - 1014.

Kleeberg, G.,

Dialogsystem eines Krankenhauses, in: Das Krankenhaus, 3/1984, S. 118 - 121.

Klein, R.,

EDV im Pflegebereich - Einsatz von Terminals auf den Krankenstationen, in: Krankenhaus-Umschau 8, 1984, S. 594 - 596.

Kloster, W.,
Obelode, G.,

Verfahren zur Beurteilung der Wirtschaftlikeit von EDV-Projekten und ihre Anwendungsprobleme in der Praxis, in: Zfbf, Kontaktstudium 1982, S. 83 - 90.

Knop, J.,
Stichtenoth, H.,
Grätz, S.,

ADV-Einsatz an den UNI-Kliniken nahezu komplett, in: Das Krankenhaus, 7/1984, S. 304 - 306.

Kracht, P.J.,

Die Problematik der Leistungsmessung und Leistungsbeurteilung im Krankenhaus unter Berücksichtigung von Möglichkeiten der internen und externen Steuerung der Leistungserbringung, in: BFuP, Betriebswirtschaftliche Informationssysteme im Krankenhaus, 1982, S. 121 - 136.

Krah, M.,
Türk, W.,
Birkner, W.,

Erhöhte Effizienz im Betriebsablauf einer Krankenhausapotheke bei Einsatz eines EDV-Systems, in: Krankenhaus-Umschau 11, 1983, S. 792 - 799.

Lange, S.,
Prestel, J.,

Autonomes Krankenhausinformationssystem, Übersicht Software, Teil I, in: Das Krankenhaus, 1984, S. 24 - 27.

Lange, S.,
Prestel, J.,

Autonomes Krankenhausinformations-system, Übersicht Software, Teil II, in: Das Krankenhaus, 1984, S. 66 - 69.

Lexa, H.,

Kostenrechnung im Bankbetrieb, in: Österr. Forschungsinstitut für Sparkassenwesen, Vierteljahres-Schriftenreihe, Heft 4/1980, S. 7 - 25.

Matschke, M.J.,

Wirtschaftlichkeit im Krankenhaus, Grundlagen, Wirtschaftlichkeitsprüfungen, Einigungsverhandlungen, in: Die Ortskrankenkasse, 19/1981, S. 776 - 788.

Mecklenburg, G.A.,

Types and uses of hospital information systems expand, in: Hospitals, April 1/1981, S. 112 - 117.

Merz, W.,

Der Computer im Spital - Auswirkungen auf die Pflegeberufe?, in: Zeitschrift für Krankenpflege, Revué suisse des infirmières, 11/1974, S. 403 - 407.

Mildner, R.,
Schröder, M.,

Erweiterte Wirtschaftlichkeitsprüfung durch Effizienzbeurteilung, in: Das Krankenhaus, 7/1983, S. 298 - 303.

Mildner, R.,

Kosten-Nutzen-Kommunikation-Entscheidungen, in: Das Krankenhaus, 6/1984, S. 259 - 262.

Mildner, R.,

Kosten-Wirksamkeits-Analysen im Gesundheitswesen, in: Das Krankenhaus, 3/1983, S. 106 - 116.

Nowak, R.,

Datenschutz ist nicht identisch mit Datensicherheit, in: Die Wirtschaftsprüfung, Nr.6, 1984, S. 153 - 158.

O.V.,

Apotheken bestellen mit APODAT, in: micro 10, 1984, S. 14 - 17.

O.V.,

Data processing in the health services - a new direction - , in: New Zealand Hospital, October 1983, S. 17 - 21.

Pauley, P.A.,
Choban, M.C.,
Yarbrough, W.J.,

A systematic approach to increasing use of management-oriented program evaluation data, in: Evaluation and Program Planning, Vol. 5, 1982, S. 123 - 131.

Peter, G.,

Information und Kommunikation im Krankenhaus, in: Österreichische Krankenhauszeitung 12, 1981, S. 620 - 627.

Potter, J.G.,
Terill, T.E.,
Brown, J.H.,

Health information networks: a coming trend?, in: Hospitals, January 1, 1981, S. 65 - 68.

Raschen, G.,
Vetter, V.,

FINK, KOLK, MAIK, Ein Erfahrungsbericht über die Einführung von ADV-Verfahren des Rechnungswesens in den kommunalen Krankenhäusern Bremens, in: Krankenhaus-Umschau 8, 1980, S. 651 - 654.

Reichertz, P.L.,
Lordieck, W.,

EDV-Einsatz in Krankenhäusern: Ergebnisse einer Umfrage, in: Das Krankenhaus, 9/1984, S. 390 - 395.

Reichertz, P.L.,
Lordieck, W.,

EDV-Einsatz in Krankenhäusern: Hardware/Software, (1. Fortsetzung), in: Das Krankenhaus, 10/1984, S. 443 - 449.

Reichertz, P.L.,
Lordieck, W.,

EDV-Einsatz in Krankenhäusern: Online-Verfahren und Großkliniken, (2. Fortsetzung) in: Das Krankenhaus, 11/1984, S. 494 - 498.

Reichertz, P.L.,
Lordieck, W.,

EDV-Einsatz in Krankenhäusern: Erfahrungen und Ausblick, (4. Fortsetzung), in: Das Krankenhaus, 1/1985, S. 22 - 27.

Rikli, A.E., et al.,

"Study Suggests Value of Shared Computers", in: Modern Hospitals, May 1966, S. 95 - 104.

Scherrer, J.R.,

The integrated real-time hospital system: DIOGENE, in: World Hospitals, November 1983, S. 8 - 11.

Schmidt, H.,

Entwicklungsstand des Projektes Patient Care System am Stadt- und Kreiskrankenhaus Kulmbach, in: Krankenhaus-Umschau 1, 1984, S. 19 - 20.

<table>
<tr><td>Schmitz, H.H.,</td><td>Hospital information systems: Know what you are looking for, in: Hospitals, April 1, 1982, S. 93 - 97.</td></tr>
<tr><td>Scholer, A.,</td><td>Die EDV im klinischen-chemischen Laboratorium des Kantonsspitals Basel, in: Österreichische Krankenhaus-Zeitung 25, 1984, S 517 - 524.</td></tr>
<tr><td>Seelos, H.-J.,</td><td>Untersuchungen zur Wirtschaftlichkeit von ADV-Strukturen im Krankenhauswesen, in: Das Krankenhaus, 1/1985, S. 30 - 33.</td></tr>
<tr><td>Sekita, Y., Kawasaki, S., et al.,</td><td>A data base approach to a common utilisation system of hospital information in Osaka, in: World Hospitals, Vol. XIX, No. 4, 1983, S. 16 - 19.</td></tr>
<tr><td>Senn, E.,</td><td>EDV im Gesundheitswesen, in: Das Schweizer Spital, Nr. 2, 1979, S. 81 - 83.</td></tr>
<tr><td>Siebig, J.,</td><td>Wirtschaftlichkeit: ein relativer Begriff, in: Zfbf 1980, S. 631 - 645.</td></tr>
<tr><td>Skrzipek, M.,</td><td>Management im Krankenhaus, in: ÖGZ, 2/1985, S. 2 - 6.</td></tr>
<tr><td>Strebel, H.,</td><td>Das betriebliche Rechnungswesen als Objekt von Nutzen-Kosten-Untersuchungen, in: DBW 2/1982, S. 279 - 294.</td></tr>
<tr><td>Thiel, S., Trill, R.,</td><td>Kommunikationssystem des Pflegebereichs, - Ergebnis einer empirischen Untersuchung -, in: Das Krankenhaus 2, 1984, S. 61 - 65.</td></tr>
<tr><td>Thies, P.J.,</td><td>Hospital Personell and Computer-Based-Systems: A Study of Attitudes and Perceptions, in: Hospital Administration 20, 1975, S. 21 - 29.</td></tr>
<tr><td>Wernick, W.,</td><td>EDV im Krankenhaus - Überblick und Entscheidungshilfe -, in: Die Privatkrankenanstalt 80, 1978, S. 117 - 119.</td></tr>
</table>

260

Wood, Ch.T.,

Relate hospital charges to use of services, A new system links rates to productivity and benefits patients, insurers, and the institution themselves, in: Havard Business Review, March-April 1982, S. 123 - 130.

Young, D.W.,
Saltman, R.B.,

Preventive medicine for hospital costs, incorporating doctors into the management control system is the key to cost-containment efforts, in: Havard Business Review, January-February 1983, S. 126 - 133.

SONSTIGE QUELLEN

Aktiengesetz vom 31. 3. 1965 BGBl 98 idgF

Bundesabgabenordnung vom 28. 6. 1961 BGBl 194 idgF

Bundespflegsatzverordnung vom 25. 4. 1973 DBGBl I S. 333.

Datenschutzgesetz vom 18. 10. 1978 BGBl 565 idgF

DIN Deutsches Institut für Normung e. V.; Gliederung des Krankenhauses in
Funktionsbereiche und Funktionsstellen, DIN 13 080, Juni 1987.

Einkommensteuergesetz vom 24. 11. 1972 BGBl 440 idgF

GmbH-Gesetz vom 6. 3. 1906 RGBl 58 bzw. GmbHG-Novelle vom 2. 7. 1980 BGBl 320 idgF

Handelsgesetzbuch vom 10. 5. 1987 DRGBl 219 idfÖgF

Krankenanstaltenkostenrechnungsverordnung (KVR) vom 30. 6. 1977 BGBl 328

Krankenanstaltengesetz vom 18. 11. 1956 BGBl 1/1957 und KAG-Novelle vom 30. 6. 1978
BGBl 456 idgF

Krankenhausbuchführungsverordnung vom 10. 04. 1978 DBGBl I S. 473

Krankenhausgesetz des Landes Nordrhein Westfalen - KHG - NW vom 27. 2. 1975 GV.NW. S
210

Körperschaftssteuergesetz vom 6. 7. 1966 BGBl 156

Landeskrankenhausgesetz (LKG) Berlin vom 13. 12. 1974 GVBl S. 2810

Umsatzsteuergesetz 15. 6. 1972 BGBl 223

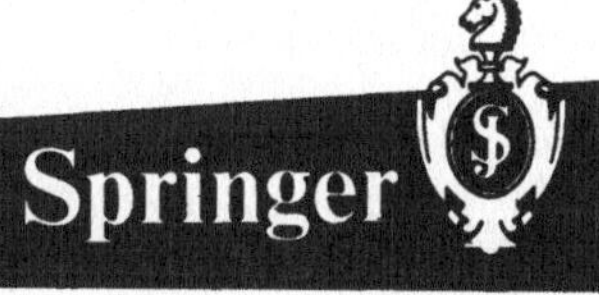

Springer

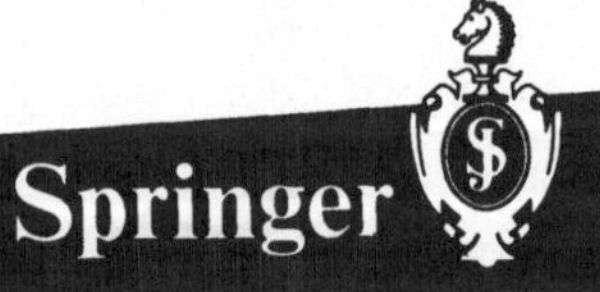